PRINCIPES ÉLÉMENTAIRES

DE

PHARMACEUTIQUE,

OU

EXPOSITION

DU SYSTÈME DES CONNAISSANCES RELATIVES À L'ART DU PHARMACIEN.

Par **P.-A. CAP,**

Pharmacien, Membre de l'Académie royale de Médecine, des Sociétés de Médecine de Paris, Lyon, Marseille, Nîmes; de l'Académie royale des Sciences de Lyon, des Sociétés de Pharmacie de Paris et de Lyon, des Sociétés Linnéennes et d'Agriculture de Paris, Lyon, Mâcon, du Calvados, etc.; l'un des Rédacteurs du *Journal de Pharmacie.*

A PARIS,

CHEZ J.-B. BAILLIÈRE,

LIBRAIRE DE L'ACADÉMIE ROYALE DE MÉDECINE,

RUE DE L'ÉCOLE DE MÉDECINE, N° 13 BIS.

A LONDRES, MÊME MAISON, 219, REGENT-STREET.

1837

PRINCIPES ÉLÉMENTAIRES

DE

PHARMACEUTIQUE.

IMPRIMERIE DE TERZUOLO, RUE DE VAUGIRARD, N° 11.

PRINCIPES ÉLÉMENTAIRES

DE

PHARMACEUTIQUE,

OU

EXPOSITION

DU SYSTÈME DES CONNAISSANCES RELATIVES A L'ART DU PHARMACIEN.

PAR P.-A. CAP,

PHARMACIEN, MEMBRE CORRESPONDANT DE L'ACADÉMIE ROYALE DE MÉDECINE,
DES SOCIÉTÉS DE MÉDECINE DE PARIS, LYON, MARSEILLE, NÎMES ;
DE L'ACADÉMIE ROYALE DES SCIENCES DE LYON,
DES SOCIÉTÉS DE PHARMACIE DE PARIS ET DE LYON,
DES SOCIÉTÉS LINNÉENNES ET D'AGRICULTURE DE PARIS, LYON,
MACON, DU CALVADOS, ETC. ;
L'UN DES RÉDACTEURS DU JOURNAL DE PHARMACIE.

> ... Rappeler à l'homme instruit tous les faits dont
> se compose la science qu'il cultive, et donner à
> celui qui cherche l'instruction une notion suffisante
> de la carrière qu'il doit parcourir.
>
> (FOURCROY, *Philosoph. Chimique*, VII.)

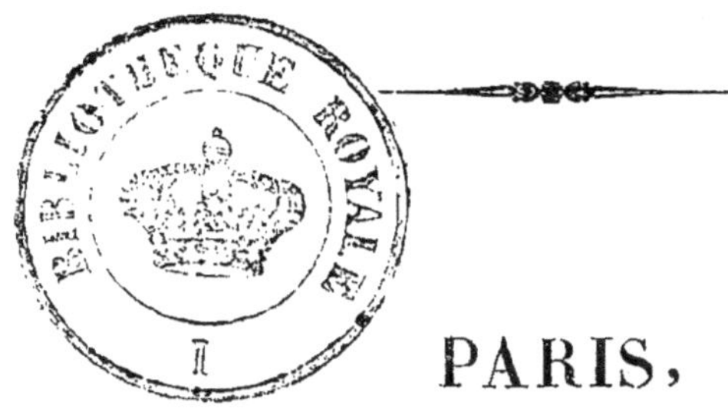

PARIS,

CHEZ J.-B. BAILLIÈRE,

LIBRAIRE DE L'ACADÉMIE ROYALE DE MÉDECINE,
RUE DE L'ÉCOLE DE MÉDECINE, N° 13 BIS.
A LONDRES, MÊME MAISON, 219, REGENT-STREET.

1837.

A MONSIEUR

Le Docteur Mermet,

De Lyon,

Chevalier de la Légion-d'Honneur ;
ancien Médecin du Grand Hôpital ; Président honoraire
de la Société de Médecine ;
Membre du Conseil de Salubrité, du Comité de Vaccine, du Conseil municipal
de Lyon, du Conseil général du Rhône ;
Associé correspondant
de l'Académie royale de Médecine de Berlin, etc.

*Comme un témoignage du plus vif
et du plus respectueux attachement.*

P.-A. Cap.

PRÉFACE.

L'Essai que je livre au jugement de mes confrères et du public n'est que le cadre d'un ouvrage plus étendu, qui eût renfermé le système général des connaissances relatives à l'art de préparer les médicaments et les principales données de toutes les sciences accessoires : sorte d'Encyclopédie Pharmaceutique que j'avais résolu d'entreprendre, et à laquelle les circonstances m'ont forcé de renoncer. Cependant, la pharmacie s'étant enrichie depuis peu d'années de plusieurs Traités importants relatifs à ses diverses branches, et qui n'attestent pas moins les progrès remarquables de l'art, que le zèle et le talent de leurs auteurs, j'ai cru le moment arrivé de lier entre elles toutes ces parties isolées d'une même science, d'esquisser une classification de toutes les études qui s'y rapportent, et de réunir par des vues d'ensemble les principes généraux sur lesquels se fonde l'art du pharmacien.

Il existe bien peu de bons livres élémentaires. En cherchant à combler cette lacune pour la pharmacie, j'ai compris les causes de cette disette, comme j'ai

apprécié toutes les difficultés d'une pareille entreprise. La première, sans doute, consiste dans la nécessité de généraliser des faits qui ne sont pas censés
connus de ceux à qui l'on s'adresse. Les aphorismes,
dans les sciences, sont comme les sentences en mo-
rale : on ne les comprend bien, on n'en tire quelque
fruit, que lorsqu'on en peut faire immédiatement l'application, ou que l'on possède par expérience une
masse d'observations dont ils forment le lien commun.
Dans certaines sciences, les mathématiques, par
exemple, tout s'enchaîne, et l'on peut commencer par
le premier anneau : mais dans les sciences physiques,
il faut supposer beaucoup de choses connues, ou bien
revenir sans cesse sur ses pas, et intervertir à chaque
instant l'ordre naturel des démonstrations. L'art
consiste donc ici à trouver la marche la plus rationnelle du connu à l'inconnu, sans transitions trop
brusques, sans redites inutiles, et sans omissions
importantes. Pour écrire des éléments, il faut aussi
posséder une certaine habileté dans l'art d'enseigner,
beaucoup de logique et de clarté dans l'énonciation ;
il faut envisager la science de très-haut, et néanmoins
savoir descendre à la portée de ceux qui l'ignorent ;
choisir, parmi ses vérités fondamentales, les plus générales et les plus fécondes ; enfin, disposer tous ces
matériaux avec assez de méthode pour qu'on en sai-

sisse facilement l'ensemble , et avec assez de détails pour que chaque démonstration donne une idée , sinon complète, du moins précise et satisfaisante de son objet.

Ces conditions, qui , heureusement pour moi , ne sont pas toutes indispensables, sont déjà assez difficiles à réunir; mais d'autres motifs, sans doute, éloignent aussi les écrivains de ce genre de travail. Un livre élémentaire n'est pas destiné à faire beaucoup d'honneur à celui qui le compose. Les savants, qui n'y trouvent rien de nouveau à apprendre, le rangent volontiers dans la classe des travaux de compilation; et les élèves , pour qui il est écrit, n'en apprécient pas toujours les difficultés et l'importance. Il faut donc, en l'entreprenant, borner toute son ambition à un succès d'estime, et s'arrêter à l'idée qu'un pareil travail consciencieusement exécuté, s'il ne sert pas directement aux progrès de l'art, peut du moins être fort utile à son enseignement.

C'est là, en effet, que s'arrêtent mes vœux. Ce livre fut d'abord rédigé pour l'instruction de quelques élèves particuliers. J'ai voulu, en le publiant, témoigner de mon zèle pour leurs progrès. Quel que soit donc le sort de cet ouvrage, leurs succès dans la carrière pharmaceutique m'auront indemnisé de tous mes soins.

Je n'ai pas osé donner à ces éléments le titre un peu ambitieux de PHILOSOPHIE PHARMACEUTIQUE, bien que ce soit là peut-être leur titre véritable, et qu'un auteur espagnol, Gregorio Bañarès, ait déjà réuni ces deux mots pour les placer à la tête d'un traité de pharmacie publié en 1804, et qui, dans le fond comme dans la forme, n'a rien de bien philosophique. J'ai fait un emprunt plus réel à un autre savant de la même nation, le vénérable Carbonnell, dont j'ai adopté les vues principales sur la classification des médicaments. Quant aux données fondamentales relatives aux diverses parties de la science, je les ai puisées, pour la plupart, dans les traités spéciaux, les meilleurs et les plus récents. Je me suis appliqué à coordonner toutes ces généralités éparses, à établir un certain ordre dans la série des études pharmaceutiques ; j'ai cherché, en un mot, à rendre plus faciles les abords de notre profession, par le soin que j'ai mis à en disposer les principes avec méthode, et à les définir avec précision et clarté.

On a beaucoup écrit pour la pharmacie considérée comme science, et fort peu pour la pharmacie appliquée, c'est-à-dire, pour la profession. La cause en est due, sans doute, à ce que les hommes voués à l'étude des théories ou à l'enseignement, perdent de vue, ou dédaignent trop souvent les détails de la pratique, tandis que les praticiens ont rarement le loisir ou le goût d'écrire. Le point de vue pratique de la pharmacie n'est pas d'ailleurs le plus séduisant. Le haut intérêt que présentent les spéculations de la science, laisse bien loin en arrière les détails techniques, les calculs froids et souvent routiniers de la profession. Aussi voit-on les jeunes élèves s'appliquer avec assez d'ardeur à l'étude de la chimie et de la physique, beaucoup moins à celle de l'histoire naturelle, et moins encore à la lecture des pharmacopées. N'y aurait-il pas quelque avantage à ramener l'attention des jeunes pharmaciens sur la pratique de l'art, qui, après tout, est l'objet essentiel, le but final de toutes leurs études, et à faire qu'ils attachent un peu plus d'importance à leurs travaux d'officine, quelque fastidieux qu'ils semblent être? C'est ce que j'ai tenté de faire en disposant ces principes généraux dans l'ordre des études successives de la profession, et en traçant aux élèves quelques préceptes applicables aux diverses périodes de leur éducation pharmaceutique. La pharmacie appliquée assujettit celui qui l'exerce à certains devoirs qui font une partie essentielle de la profession, et qui pourtant ne sont enseignés nulle part. A la vérité, durant le stage officinal, l'exemple des condisciples, les avis multipliés du chef, et même les exigences du service public, finissent à la longue par imprimer les habitudes morales de la profession. J'ai cru, toutefois, utile de les réduire en préceptes : ce sont des conseils de bon patronnage, qu'un assez long exercice comme praticien me donne peut-être le droit de présenter aux jeunes gens, et que les pharmaciens eux-mêmes me sauront sans doute quelque gré d'avoir formulés.

Il m'eût été plus facile d'augmenter l'étendue de ces Éléments que de la restreindre. Conçus d'abord sur un plan assez large, les voilà, après beaucoup de soins, réduits à un mince volume. Si, éclairé par la critique et encouragé par l'accueil de mes confrères, je dois bientôt revoir mon ouvrage, il est probable qu'au lieu de l'étendre, je m'efforcerai de le restreindre encore.

Paris, 20 avril 1837.

DIVISION DE L'OUVRAGE

ET

SOMMAIRE DES CHAPITRES.

LIVRE PREMIER.

Période officinale. — 1re Époque.

LIVRE III.

Période Scolaire.

PRINCIPES ÉLÉMENTAIRES

DE

PHARMACEUTIQUE[1].

INTRODUCTION.

§ Ier. Généralités. — Ordre, Durée des études pharmaceutiques.

1. L'art de préparer les médicaments, étudié avec tant de soin dans ses moindres détails, n'a jamais été présenté dans les écoles, ni dans les livres, réuni en un corps de doctrine. L'homme du monde étranger aux connaissances et aux talents qu'il exige, le médecin que des études plus étendues réclament et absorbent tout entier, le pharmacien lui-même, livré à une profession dont il ne connaît pas les vraies limites, ou renfermé dans un cercle qui n'a d'autres bornes que sa propre capacité, n'accordent à cet art ni l'intérêt, ni l'importance, ni la considération qu'il mérite. Le jeune homme qui se destine à cette profession ne trouve nulle part un guide assuré dans la série

---

[1] Pharmaceutique, s. f., partie de la médecine qui traite de la composition des médicaments et de leur emploi.

(*Dictionn. de l'Académie.*)

1

des études qu'il doit parcourir pour s'y rendre habile. J'ai le dessein, dans cet ouvrage, de déterminer d'une manière précise l'objet et les moyens de cette branche de l'art de guérir; d'indiquer les points par lesquels elle se lie avec les autres sciences et ceux qui l'en séparent; de montrer dans quel ordre les diverses connaissances dont elles se composent doivent être étudiées; enfin, d'exposer les données fondamentales de l'art pharmaceutique, ainsi que des sciences sur lesquelles il s'appuie, afin d'offrir aux élèves des points fixes auxquels ils puissent rapporter toutes les connaissances qu'ils doivent acquérir successivement, dans le cours des études relatives à leur profession.

2. J'ai dit que la Pharmaceutique était l'une des branches de l'art de guérir, parce qu'il est certain que cet art ne saurait, dans la plupart des cas, se passer de l'emploi des médicaments, que, dans le principe, la médecine, la chirurgie et la pharmacie furent exercées par le même homme, et que l'impossibilité seule de posséder à la fois toutes les parties de l'art médical a motivé sa division en plusieurs branches. En effet, de toutes les sciences, il n'en est aucune qui repose sur une série de connaissances plus étendue et plus variée: l'étude de l'homme physique, celle de la force qui préside aux phénomènes de la vie, au jeu de nos organes; les causes qui peuvent influer sur l'harmonie des fonctions, l'histoire et la classification des affections morbides, la connaissance des moyens propres à les combattre, l'art de mettre en œuvre ces matériaux et de les appliquer à l'économie vivante : tant d'objets de

recherches et de méditations dépassaient le terme de la capacité d'un seul homme. Il fallut donc attribuer l'exercice de la médecine à des professions diverses, et partager entre elles tout ce qui se rattache à l'art de conserver ou de rétablir la santé.

3. Dans ce partage, la connaissance et la préparation des moyens matériels destinés à la guérison des maladies, devinrent l'objet particulier de la profession du pharmacien. L'Histoire des corps naturels qui, tous, sont plus ou moins propres à former des médicaments ; la Physique, qui s'occupe des propriétés générales de ces corps considérés dans leurs masses ; la Chimie, qui observe les résultats de l'action moléculaire qu'ils exercent les uns sur les autres ; enfin, la Pharmacie proprement dite, qui modifie, mêle ou combine les corps naturels de manière à les rendre applicables à l'organisme, formèrent une série de connaissances à laquelle on donna le nom de PHARMACEUTIQUE.

4. Tout cet ensemble d'études relatives à l'art de préparer les médicaments peut se diviser en trois catégories, savoir :

A. Les études préparatoires, ou celles qui forment la base de toute bonne éducation : les langues anciennes et modernes, l'histoire, la géographie, les mathématiques, les éléments des sciences physiques et naturelles, l'art d'écrire et la philosophie.

B. La pharmacie proprement dite, ou la pratique des procédés opératoires relatifs à la préparation des médicaments, éclairée par la théorie des principaux phénomènes qui les accompagnent. Cette connaissance ne peut s'acquérir qu'en se livrant tour-à-tour au service public et aux travaux du laboratoire, dans une officine, seule école où l'on puisse se familiariser complètement avec les nombreux détails dont cette partie de l'art se compose.

C. Les connaissances théoriques, qui consistent, soit dans l'étude régulière de toutes les parties de l'histoire naturelle, soit dans celle des phénomènes qui sont du ressort de la physique ou de la chimie. Cette dernière série de connaissances, ainsi que la pratique des hautes manipulations chimiques, ne peut s'acquérir qu'à l'aide de l'enseignement méthodique des écoles spéciales.

5. Cet ordre est aussi celui que nous suivrons dans l'exposition des principes généraux qui forment l'objet de ce travail. Nous parcourrons successivement les trois catégories d'études que nous venons d'indiquer, attachant à chacune d'elles l'importance relative qu'elle nous semble mériter, nous appliquant surtout à présenter nettement les données essentielles qui s'y rapportent, et ne négligeant que les détails qui trouvent plus naturellement leur place dans les traités spéciaux relatifs au diverses parties de ces études.

Mais avant d'aborder cette partie fondamentale de notre travail, il est nécessaire de déterminer l'ordre, l'étendue et la durée des études relatives à la profession de pharmacien. Si nous nous écartons en cela, jusqu'à certain point, de l'ordre de choses encore en usage au moment où nous écrivons, nous pensons devancer de fort peu l'établissement d'une réforme jugée indispensable dans l'enseignement pharmaceutique, et qui, déjà consentie par les écoles, l'académie royale de médecine et l'opinion générale, n'attend plus que la sanction législative pour être adoptée définitivement.

6. Les études préparatoires terminées, la durée totale de l'enseignement pharmaceutique serait au moins de six années. Cet espace de temps serait divisé en deux périodes: l'une de quatre ans, consacrée à l'étude pratique de l'art, et à laquelle on donnerait le nom de *Période Officinale;* l'autre de deux années, que l'élève passerait près des écoles, qui seraient consacrées à la théorie, et que l'on nommerait *Période Scolaire.*

Dans la première période, qui aurait pour objet spécial l'art de préparer, de confectionner les médicaments, l'élève s'exercerait à la pratique des opérations qui constituent la pharmacie proprement dite; il s'appliquerait à exécuter tous les procédés, toutes les manipulations qui se rapportent au service public d'une officine. Cette première période serait elle-même divisée en deux époques, chacune de deux années entières et consécutives. Durant la première époque, le jeune homme, admis dans l'officine d'un pharmacien, sous le titre d'élève de deuxième classe, et aux conditions qui constituent ce que l'on nommait autrefois l'apprentissage, ne sortirait de cette classe, pour passer dans la suivante, qu'après avoir subi, soit dans une école, soit devant un conseil médical de département, un examen de capacité, lequel porterait sur les

principes des nomenclatures botanique, chimique, pharmaceutique, et sur les premiers éléments de la pharmacie. Pendant les deux années suivantes, devenu élève de première
classe, il passerait successivement des travaux du laboratoire à ceux de l'officine, et il s'appliquerait spécialement à
l'étude de cette partie de l'art relative à l'exécution des
formules médicales, et que l'on pourrait nommer la pharmacie *magistrale* ou *extemporanée*.

Les deux années de la période scolaire seraient consacrées à l'étude méthodique des diverses sciences qui doivent compléter l'ensemble de l'éducation pharmaceutique.
Ces connaissances consistent dans l'étude des diverses
branches de l'histoire naturelle (minéralogie, botanique
et zoologie), de la physique, de la chimie, de la toxicologie, de l'histoire des drogues, enfin, dans l'exercice des
manipulations chimiques et pharmaceutiques les plus délicates, lesquelles ne peuvent guère se pratiquer que dans
de vastes laboratoires et sous les yeux mêmes d'habiles
professeurs.

7. La priorité que nous donnons ici à la pratique,
relativement à la théorie, dans le cours des études pharmaceutiques, est non-seulement fondée sur l'usage, mais
elle peut aussi s'appuyer sur de puissants motifs. Il est
certain que, lorsqu'une profession comporte plus de considérations scientifiques que de détails positifs ou d'application, c'est à la théorie qu'il faut d'abord se livrer, afin
d'accoutumer l'esprit des jeunes gens à conserver l'élévation des vues et le génie propre qui caractérise la

science. Mais s'il s'agit d'un art qui ait pour objet l'*application*, plutôt que l'*étude* des données scientifiques, c'est par la pratique, au contraire, qu'il faut commencer, afin d'assujettir de bonne heure les élèves aux détails matériels de cet art, et de les mettre en garde contre les séductions d'une carrière toute spéculative, à laquelle ils ne sont pas destinés. (Voy. *note* A, *à la fin du volume.*) Toutefois, il ne s'agit pas d'admettre l'un de ces moyens à l'exclusion de l'autre; il faudrait, au contraire, qu'ils pussent marcher d'un pas égal. Ainsi, tout en s'adonnant à la pratique des opérations manuelles, on doit s'exercer à chaque instant à les éclairer par la théorie; mais il est évident que la connaissance des faits doit précéder leur explication, et que l'enseignement théorique n'aurait aucun résultat, si chaque principe ne trouvait un point d'appui dans le souvenir des faits qui lui servent de texte et de fondement.

8. Au commencement de la deuxième période de l'éducation pharmaceutique, au moment où l'élève, déjà habile dans la pratique de l'art, viendrait prendre sa première inscription scolaire, il serait assujetti à présenter son diplôme de bachelier ès-lettres. Dans le cours de cette période et à des intervalles déterminés, il subirait dans une école les divers examens prescrits par la loi et les réglements universitaires. Enfin, pour couronner toute la série des actes probatoires, et avant de recevoir la *licence* d'exercer la pharmacie, il aurait à présenter et à soutenir une thèse, ou dissertation inaugurale, sur l'un des points capitaux de la profession, ou sur une proposition relative

à l'une des sciences dont se compose la PHARMACEUTIQUE.

Tel serait, à l'envisager d'un point de vue général, l'ensemble des conditions et des épreuves auxquelles serait assujetti tout candidat qui aspirerait à exercer la profession de pharmacien.

§ II. Études Préparatoires.

9. On s'est plaint quelquefois de ce que l'éducation de collége était trop exclusivement littéraire, et qu'elle retenait trop long-temps les élèves appliqués à des études souvent inutiles pour l'exercice de certaines professions. Ce reproche, s'il est fondé dans quelques cas, ne l'est pas sans doute dans ce qui regarde les professions médicales. Il est évident que le pharmacien, dont l'art repose sur une vaste série d'études scientifiques, doit y préluder par celles qui forment la base de toute éducation libérale, de toute profession savante. L'influence des bonnes études s'étend loin dans la vie; leur défaut, au contraire, se fait vivement sentir dans toutes les situations, car le moment une fois passé de les faire avec suite et avec fruit, l'occasion ne s'en retrouve plus. Notre profession a des abords difficiles, arides, rebutants; elle exige de la part des parents qui y destinent leur fils, un véritable parti pris, et du côté de l'élève, un dévouement réel, une résolution soutenue. Immédiatement au sortir du collége, il faudra qu'il s'exerce à la pratique de l'art, et cette période, si elle n'est pas entièrement perdue pour les spéculations de la théorie, lui permettra rarement de revenir sur ses

études classiques. Les détails multipliés d'une officine,
l'attrait des objets nouveaux qu'il aura sous les yeux, le
merveilleux des opérations de la physique et de la chimie,
l'occuperont sans relâche et le captiveront tout entier. Il
faut donc qu'avant de s'y livrer complétement, il se soit
appliqué avec goût et persévérance à ses études de collége, et que des maîtres prévoyants les aient dirigées dans
le sens le plus favorable à ses progrès futurs dans les sciences qui servent de fondement à la pharmaceutique.

10. Il devra s'adonner de bonne heure à l'étude des
langues grecque et latine, parce qu'elles forment la base
de toutes les langues scientifiques, et même de sa langue
maternelle ; parce qu'en les étudiant il se familiarisera avec
les écrivains modèles de l'antiquité, et qu'enfin, d'excel-
lents ouvrages relatifs à son art, écrits dans ces deux langues, méritent d'être lus dans l'original, ou n'ont jamais
été traduits. L'étude des langues ne réussit bien que dans
la première jeunesse, surtout celle des langues anciennes, pour l'intelligence desquelles le secours des
dictionnaires ne suffit point. Or, tous les termes des
sciences médicales ont une origine grecque ; toutes les dénominations d'histoire naturelle sont latines ; toutes les
Pharmacopées sont écrites en latin. Si l'on se contente
d'une connaissance superficielle de cette dernière langue,
on s'expose à de graves et perpétuelles erreurs dans l'exécution des formules ; car si une étude approfondie du latin est nécessaire à celui qui l'écrit, elle ne l'est pas moins
sans doute à celui qui l'interprète, et, dans ce cas, comme

dans beaucoup d'autres, une ignorance absolue serait peut-être préférable au demi-savoir, qui ne doute jamais.

11. La connaissance des langues vivantes lui permettra de suivre les progrès des sciences chez les nations contemporaines. L'histoire, en l'éclairant sur le passé, lui apprendra plus tard à rapporter les fastes de la science aux diverses époques de l'histoire générale du monde. La géographie lui fera mieux connaître l'origine de tous les corps naturels, et les différences qu'établit souvent entre eux la diversité des climats qui les produisent.

Qu'il se livre avec application à l'étude des mathématiques. Soit qu'il s'occupe de la pratique de son art, soit qu'il l'étudie dans les écoles, il ne saurait faire un pas dans l'étude de la physique et de la chimie, sans une connaissance étendue de cette science. L'arithmétique le familiarisera avec les calculs de proportion, avec les systèmes de pondération et de mesure; l'algèbre l'exercera à l'art de représenter par des signes les quantités et les nombres; la géométrie le préparera à l'étude des formes qu'affectent les substances minérales et les matières salines dans leurs cristallisations. Qu'il ne néglige point non plus d'acquérir les notions élémentaires de physique, de chimie et d'histoire naturelle, qui font partie aujourd'hui de l'éducation classique; elles suffiront pour lui inspirer le goût de ces belles sciences, et le préparer à l'étude plus approfondie qu'il doit en faire par la suite.

12. Qu'il s'attache à devenir habile dans l'art de parler et d'écrire; qu'il s'accoutume à revêtir sa pensée de for-

mes heureuses, à s'exprimer avec clarté, précision, et même avec élégance. Quelque jour il devra former aussi des élèves ; il peut occuper une chaire, remplir de hautes fonctions, tenir sa place parmi les savants et les illustres ; ou, à l'exemple de tant de pharmaciens célèbres, doter la science du fruit de ses veilles. *«Le style est tout l'homme,»* a dit Buffon ; on en peut dire autant du langage : la netteté de l'expression caractérise en général celle de la pensée, et le talent d'écrire ou de parler est le véritable cachet d'une bonne éducation. Quant à la philosophie, son étude ne saurait être inutile à celui qui tient dans ses mains des armes si puissantes, à qui sont confiées la santé et la vie des hommes. Son titre sera quelque jour la garantie de son savoir ; mais où sera celle de sa probité, si, par une étude sérieuse de ses devoirs envers Dieu, la société et lui-même, il n'a appris à se mettre en garde contre les séductions de la cupidité, plus dangereuses peut-être que les méprises de l'ignorance ? Formons d'abord l'honnête homme, nous tâcherons plus tard de former le savant ; et si, dans cette profession, suivant l'expression de Cabanis, la probité n'a d'autre surveillant qu'elle-même, que la conscience de celui qui l'exerce devienne ce surveillant sévère, et sa réputation de probité provoquera la confiance du public, mieux que ne le ferait peut-être une haute renommée de science et d'habileté.

Et d'ailleurs, pourquoi cette branche d'un art unique dans son principe comme dans son objet, resterait-elle en arrière des autres, sous les rapports littéraire et philo-

sophique ? Nous sommes loin de penser qu'il faille, pour
pratiquer dignement la pharmacie, moins d'années d'é-
tude, moins de capacité, d'intelligence, d'adresse, de
savoir, de probité, que pour exercer toute autre branche
de l'art de guérir. L'un des meilleurs résultats des bonnes
études est évidemment cette faculté de toujours apprendre, qui est l'un des caractères des intelligences supérieures ; tandis que celui des esprits médiocres est de
rester stationnaires. Or, cette faculté est indispensable dans
la culture des sciences, parce que celles-ci sont toujours
en progrès. Les lettres et les sciences ont plus de points
de contact qu'on ne le suppose généralement. Enfin, il
y va de l'honneur comme des intérêts du pharmacien,
de rehausser, dans l'opinion publique, l'importance et la
dignité de son art. Il y réussira, non-seulement avec des
connaissances spéciales, mais encore en se montrant,
par l'étendue et la variété de son éducation, l'égal de tous
les hommes qui exercent des professions scientifiques, et
en figurant comme eux parmi les classes les plus éclairées
de la société.

§ III. Définitions.

13. La Pharmaceutique est le système complet des connaissances qui se rapportent à l'art de préparer les médicaments.

La Pharmacie est l'art de préparer les médicaments ; elle
comprend l'ensemble des faits et des principes que l'art
emprunte à diverses sciences, ou qu'il tire de son propre

fonds, pour les appliquer à la préparation des médicaments.

Cette distinction entre la pharmaceutique et la pharmacie nécessite peut-être quelques explications. La première est une science, ou plutôt une série de sciences; la
seconde est seulement un art. La pharmacie n'est proprement qu'une partie de la pharmaceutique, car celle-ci
comprend, non-seulement les faits et les théories empruntés à diverses sciences, qui se rapportent à la préparation
des médicaments, mais encore ces sciences elles-mêmes
dans toute leur étendue. Ainsi, on ne peut pas dire que
l'histoire naturelle, la physique et la chimie, sont des
branches de la pharmacie; mais ces sciences sont évidemment des parties de la pharmaceutique. Le pharmacien,
pour obtenir son titre légal, peut, à la rigueur, ne connaître de ces sciences que les parties applicables à la préparation des médicaments; mais le professeur, celui qui se
consacre à l'enseignement et aux progrès de l'art pharmaceutique, doit posséder les sciences sur lesquelles cet
art s'appuie, dans leurs détails les plus explicites. C'est
dans ce sens que l'on a émis l'opinion d'ériger en Facultés
les écoles de pharmacie, ou du moins d'exiger que les professeurs, au lieu du grade de docteurs ès-sciences, prissent,
dans l'Université, celui de docteurs en pharmaceutique.

14. On appelle *Médicament* toute substance naturelle
modifiée par l'art, tout mélange ou combinaison destiné
à être pris intérieurement, ou appliqué à l'extérieur, dans
le but de combattre une maladie.

Les substances destinées à l'usage de la médecine, lors-qu'elles n'ont point encore subi la modification qui les constitue médicaments, se nomment *Drogues*, ou *Sub stances Médicinales*.

La Pharmacie se compose, en conséquence, de deux parties :

1° La CONNAISSANCE des substances médicinales ; 2° la PRÉPARATION des médicaments.

A cette dernière partie se joignent deux parties accessoires : l'une préliminaire, et l'autre consécutive. La première est le *Choix*, ou la *Collection* des substances médicinales ; la seconde est la *Conservation* des médicaments.

15. La *Connaissance* des substances médicinales s'acquiert d'abord par l'habitude de les voir, de les toucher, de les observer sous divers aspects ; puis en étudiant leur histoire, après les avoir rapportées aux différentes parties de l'histoire naturelle auxquelles elles appartiennent. Cette étude s'opère d'une manière incomplète et irrégulière, durant la période pratique ; mais elle s'achève et se régularise pendant la période scolaire. L'histoire des drogues, ou des substances usitées en médecine, se nomme *Histoire naturelle médicinale*.

La *Préparation* des médicaments s'opère par quatre modes principaux : la *Division*, l'*Extraction*, la *Mixtion* ou le mélange, et la *Combinaison* ou l'action chimique ; en sorte que les produits peuvent être partagés en quatre ordres généraux : Médicaments *Divisés*, *Extraits*, *Mixtes* et *Combinés*.

Ces deux derniers ordres avaient jadis reçu d'autres noms : les mixtes s'appelaient médicaments *galéniques*, et les combinés médicaments *chimiques*.

On divise encore les médicaments en *Simples* et en *Composés*, suivant qu'ils sont formés d'une seule ou de plusieurs substances.

Enfin, une autre division générale se rapporte à leur durée : on les nomme *Officinaux*, quand ils peuvent être préparés à l'avance, et lorsqu'ils sont peu susceptibles de s'altérer avec le temps ; et *Magistraux*, quand ils se conservent mal, ou doivent être préparés extemporanément, sur la prescription du médecin.

Nous aurons l'occasion de revenir plus d'une fois sur ces divisions, et de discuter ce qu'elles peuvent avoir de rationnel, d'arbitraire ou de suranné.

TABLEAU

Présentant l'ensemble des connaissances pharmaceutiques et l'ordre dans lequel elles doivent être étudiées.

Études pharmaceutiques.

Période officinale.

1re époque.

- Nomenclature et classification des médicaments.
- Opérations du 1er ordre. — CHOIX ou COLLECTION des substances médicinales. — Médicaments obtenus par DIVISION.
- Opérations du 2e ordre. — Médicaments obtenus par EXTRACTION.

2e époque.

- Médicaments du 3e ordre, ou obtenus par MIXTION. — Opérations et produits.
- Travaux du laboratoire. — CONSERVATION des médicaments.
- Médicaments du 4e ordre, ou obtenus par COMBINAISON. — Opérations et produits. — Pharmacotechnie magistrale.

Période scolaire.

- Histoire naturelle.
  - Minéralogie.
  - Botanique.
  - Zoologie.
- Physique générale.
- Chimie.
  - Chimie générale.
  - Toxicologie. Analyse.
  - Manipulations chimiques.
- Histoire naturelle des drogues.

LIVRE PREMIER.

CHAPITRE PREMIER.

Entrée dans une officine. — Soins généraux. — Nomenclature et classification des Médicaments.

> Ce n'est pas en lisant qu'on apprend la Chimie et la Pharmacie; c'est en voyant opérer et en opérant soi-même, en familiarisant ses yeux et ses mains avec les objets des opérations, et avec les instruments dont on y fait usage.
>
> (CABANIS, *Révolutions de la Médecine*, 388.)

Tout est nouveau pour le jeune élève qui entre pour la première fois dans une officine. Le nombre infini des objets qui vont frapper ses sens et occuper son esprit, exige qu'il procède avec ordre à leur investigation. Il s'agit, dans cette première période, de l'étude pratique d'un art qui a pour objet l'application des données qu'il emprunte aux sciences physiques et naturelles; or, ces sciences elles-mêmes s'appuient, avant tout, sur des faits dont l'observation dépend d'abord des sens, et plus tard du raisonnement. Il faut surtout que, prenant son parti, dès le principe, sur ce que peuvent avoir de pénible, de rebutant, les pratiques manuelles de la profession, il se résigne à tout faire avec le même zèle, le même désir d'apprendre, le même sentiment de ses devoirs. Les soins de propreté, par exemple, qui doivent se renouveler sans cesse, exigent qu'il s'accoutume de bonne heure à les pratiquer, et à ne s'en rebuter jamais; plus tard, il devra les indiquer à d'autres et tenir la main à leur exécution; il doit donc commencer par se rompre à tous ces détails, qui, insensiblement, se convertiront en habitude et cesseront bientôt de préoccuper son esprit. Le goût de la propreté est l'une des premières qualités que doive acquérir un élève. Ce goût donnera naissance à celui de l'ordre, qui, lui-même, inspirera le soin, l'exactitude, l'application, en un mot, ce sentiment du *bien faire* qui doit passer tout-à fait dans les mœurs du pharmacien. Je ne saurais trop insister sur l'importance de s'attacher, dès le début, à ce que j'appellerai de bonnes habitudes pharmaceutiques. Ces soins minutieux et recherchés qui semblent ne s'appliquer qu'à des choses puériles, le fini, la perfection des moindres objets qui sortent de ses mains, caractérisent non-seulement le bon élève, mais contribueront plus tard, presque autant qu'une instruction étendue, à former le maître habile, le praticien distingué. « *Optimum elige*, a dit Bacon, *suave et facile illud faciet consuetudo.* »

L'élève doit d'abord se familiariser avec les noms et l'usage des ustensiles, des meubles de toute espèce qui garnissent l'officine, et des vases de toute nature qui contiennent les médicaments. Dernier venu dans la maison, il faut qu'il se rende utile à tout le monde et qu'il puise son instruction à toutes les sources; qu'il apprenne des élèves du laboratoire à monder les plantes, à piler et ta-

miser, à couper les racines, à allumer un fourneau, à net-
toyer les vases et les ustensiles; des élèves de l'officine,
à connaître les poids et les mesures, l'usage des balances,
des instruments divers, et tous les menus détails qui con-
cernent le service publie. Les soins d'ordre, d'arrangement et de propreté étant spécialement de son ressort,
il mettra ce travail à profit pour examiner chaque objet
qui tombera sous sa main, étudier l'étiquette de chaque
vase et la substance qu'il renferme, fixer dans sa mémoire
la place que chacun d'eux occupe dans l'officine. Il s'appliquera à voir beaucoup, à observer chaque chose sous
plusieurs faces, dans divers états, à retenir le plus de mots
possible. Quand il commencera à sentir le besoin de mettre de l'ordre dans toutes ces choses, il y parviendra en
étudiant les classifications et les nomenclatures.

« On appelle *Nomenclature* l'ensemble des noms que
portent les objets dont s'occupe une science ou un art. »

« On donne le nom de *Classification* à l'ordre que l'on
établit entre ces mêmes objets, en les distribuant suivant
l'analogie de leurs principaux caractères. »

La nomenclature et la classification des médicaments
sont donc les deux parties de l'art à l'étude desquelles l'é-
lève doit d'abord s'appliquer durant la première époque
de son éducation pratique. La multitude des objets que
la pharmacie embrasse a rendu la langue pharmaceutique
très-compliquée. Chaque temps, chaque école, chaque
système scientifique, a imposé aux mêmes objets des noms
différents. La même substance, étudiée sous divers rap-

ports et suivant les attributions de chaque science qui s'en occupe, porte souvent des dénominations différentes. La gravité des moindres erreurs, dans la pratique de notre art, fera comprendre aux jeunes élèves la nécessité de se livrer à cette étude avec une application toute spéciale.

Nous avons établi ailleurs une distinction entre les *substances médicinales* et les *médicaments;* mais cette distinction n'existe que sous le rapport scientifique; et comme les substances médicamenteuses que contient une officine sont déjà *disposées* pour l'usage médical, il est juste de les comprendre parmi les médicaments. Ainsi donc, on divise l'ensemble des moyens que la pharmacie tient à la disposition de la médecine, en médicaments *simples* et *composés.*

Le *médicament simple* est, tantôt le corps naturel, ou l'une de ses parties, *disposé* pour l'usage médical; tantôt le résultat d'une opération pratiquée sur une substance naturelle, dans le but de la *Diviser* ou d'en *Extraire* les principes actifs.

Le *médicament composé* est le produit, soit du *Mélange,* soit de la *Combinaison* d'un certain nombre de substances naturelles.

Toutes les substances ou préparations médicamenteuses que renferme une officine appartiennent conséquemment à l'une des quatre *classes* suivantes :

A. Les *substances médicinales simples,* dont la nomenclature est empruntée aux divers systèmes des sciences naturelles. (Ex. *rosa gallica,* rose de Provins, *meloë vesicatorius,* cantharide.)

B. Les *médicaments simples* proprement dits, dont la dénomination se compose du nom du corps naturel qui en est la base ou dont il est tiré, et du procédé opératoire par lequel on l'obtient. (Ex. Pulpe de tamarins, extrait de ciguë.)

C. Les *médicaments composés* par *mélange* ou *mixtion*, dont le nom se forme de celui du corps naturel qui en est la base principale, et du nom de la substance dans laquelle il est dissous ou mêlé, et que l'on nomme *excipient*. (Ex. Oximellite scillitique, sirop de digitale.)

D. Les *médicaments chimiques* ou *composés par combinaison*, dont la nomenclature est celle de la chimie elle-même.

L'élève, pour se familiariser avec ces dénominations variées qui l'arrêteraient à chaque pas dans l'étude des objets qu'elles représentent, doit avant tout prendre une idée exacte des systèmes de nomenclature auxquels ces quatre classes de médicaments sont assujetties, selon les sciences diverses auxquelles elles se rapportent.

L'histoire naturelle, qui se divise en trois branches : la minéralogie, la botanique et la zoologie, a adopté, pour la dénomination de tous les objets dont elle s'occupe, une nomenclature uniforme. La classification de tous les corps naturels se fonde sur un système de divisions et de sous-divisions, qui forment autant de cadres dans lesquels les objets viennent se ranger, suivant les caractères qui leur sont propres. Ainsi, chacune de ces sciences partage d'abord tous les corps qui font l'objet de son étude en *classes*, d'après les caractères les plus importants, et qui sont communs au plus grand nombre. Les *classes* se divisent en *ordres*, et les ordres en *familles*. Chaque famille comprend un certain nombre de *genres*, et chaque genre est lui-même divisé en *espèces*, parmi lesquelles ont distingue encore des *variétés*. Cependant; il fallait, pour chaque corps, se borner à une dénomination courte et qui, néanmoins, pût servir à déterminer la place qu'il occupe dans la classification, comme à le reconnaître lui-même. Cette dénomination se compose donc seulement de deux mots. Le premier, qui est toujours un substantif, est le *nom générique*, le nom du *genre*. Comme il s'applique à un groupe parfois assez nombreux d'êtres analogues, ce nom suffit déjà pour faire connaître la *famille* à laquelle ce genre appartient, comme le nom de la famille, pour rappeler *l'ordre* et la *classe* qui la renferment. Le second mot, qui est ordinairement un adjectif, est le *nom spécifique*, c'est-à-dire qu'il désigne *l'espèce* du genre d'abord indiqué. Ces deux mots suffisent pour déterminer un être naturel quelconque, car les *variétés*, qui d'ailleurs ne sont jamais nombreuses, se fondent sur des caractères de peu d'importance et faciles à reconnaître. Donnons pour exemple de cette nomenclature le nom scientifique de la rose de Provins, *rosa gallica*. Le mot *Rosa* est ici le nom du genre. Or, tous les ouvrages de botanique apprendront à l'élève que le genre *rosa* appartient à la famille des *rosacées*, qui, elle-même, fait partie du dixième *ordre* et de la quatorzième *classe*, suivant la méthode naturelle. Le mot *gallica*, qui est le nom de *l'espèce*, sert à la distinguer de tous les individus qui font partie du même genre. Quant aux *variétés* de l'espèce, comme elles ne diffèrent entre elles que par la couleur des fleurs, ou par la taille des individus, il ne sera pas difficile d'en faire la distinction ; en sorte qu'au moyen des deux mots dont se compose cette dénomination, il ne peut rester aucun doute sur la plante à laquelle elle s'applique.

La minéralogie et la zoologie ayant adopté un système de nomenclature analogue, l'élève n'aura pas de peine à reconnaître un médicament de la première classe, c'est-à-dire une substance médicinale simple ou l'une de ses parties, lorsque l'étiquette du vase qui la renferme portera une dénomination de la même nature. Toutefois, pour arriver plus facilement à la connaissance des substances simples employées en médecine, et auxquelles seules on devrait réserver le nom de *Matière Médicale*, il devra étudier les méthodes de classification relatives aux trois branches de l'histoire naturelle, et dont nous avons présenté les notions élémentaires dans le troisième livre de cet ouvrage. Il pourra s'en tenir d'abord à ces premiers éléments, et il lui suffira de bien connaître ces cadres méthodiques, dans lesquels viendront se ranger successivement tous les êtres naturels qui se présenteront à son observation. Le moment n'est pas venu pour lui de chercher à remplir ces cadres et à les compléter.

Les médicaments de la deuxième et de la troisième classe sont les seuls qui soient assujettis à une nomenclature pharmaceutique spéciale, puisque ceux de la première classe empruntent leur dénomination aux sciences naturelles, et que ceux de la quatrième sont soumis à la nomenclature chimique. Malheureusement, la multiplicité de ces médicaments, ainsi que la variété de leurs formes et de leur composition, ont fait jusqu'ici de leur classification, comme de leur nomenclature, un problème assez difficile à résoudre. Cependant, d'ingénieux efforts tentés à diverses époques, ont déjà beaucoup éclairé cette matière. Les réformes opérées pendant le cours du dernier siècle dans la langue de plusieurs sciences, faisaient, depuis long-temps, désirer de les pouvoir étendre jusqu'à l'art pharmaceutique. Déjà d'habiles pharmacologistes, et les auteurs du *Codex de* 1818, avaient indiqué quelques changements avantageux, lorsque M. Chéreau soumit au public le plan de la réforme générale qu'il avait imaginée. Fondée sur la classification la plus rationnelle, et appuyée sur des considérations très-judicieuses, sa nomenclature renfermait d'heureuses innovations, dont une grande partie a déjà passé dans la science. Plus récemment, M. Béral a publié sur le même sujet un travail étendu, dans lequel de nouvelles dénominations remplacent quelques-unes de celles déjà proposées, ou s'appliquent à un plus grand nombre de termes anciens. Tel est, au moment où nous écrivons, l'état de cette partie de la nomenclature des médicaments; état transitoire, peu favorable à son étude, et qui appelle nécessairement une réforme complète et définitive. Quoi qu'il en soit, nous allons essayer de diriger l'élève dans ce dédale de synonymie, et d'abréger pour lui ce travail, en le simplifiant.

Les *médicaments simples* de la deuxième classe, étant le
résultat d'une opération pratiquée sur une substance naturelle, dans le but de la *diviser* ou d'en *extraire* les principes actifs, on a réparti tous les médicaments de cette
classe en deux *ordres*, suivant qu'ils sont le produit de l'un
ou l'autre de ces modes opératoires : la *Division* ou l'*Extraction*. Procédant ensuite comme dans les sciences naturelles, chaque ordre a été partagé en *genres*, et chaque
genre en *espèces*. La forme du produit a fourni le nom *générique*, et la substance naturelle sur laquelle on a opéré
a donné le nom *spécifique*. Ainsi, les mots : *pulpe de tamarins*, expliquent assez bien que ce médicament est le résultat de la *pulpation* du fruit du *Tamarindus indica*. Sa-
chant d'ailleurs que les pulpes s'obtiennent en *divisant*
les corps qui les fournissent, on en conclut que ce produit
se rapporte à l'ordre de ceux obtenus par la *Divison* ; enfin, le nom spécifique n'indiquant qu'une seule base, on en
tire cette conséquence qu'il fait partie de la classe des *médicaments simples*. Les mots : *extrait de ciguë*, s'interpréte-
ront de la même manière ; seulement, comme l'*Extraction*
peut avoir lieu par plusieurs procédés, ou au moyen de plusieurs intermèdes, il sera nécessaire d'indiquer celui dont
on se sera servi, par une addition au nom générique. Ainsi,
les mots : *extrait* alcoolique *de Ratanhia*, *extrait* aqueux
de Belladone, *extrait* opolique *de Ciguë*, exprimeront que
le premier a été obtenu par l'action de l'*alcool*, le deuxième
par l'intermède de l'*eau*, et que pour le troisième on a
opéré sur le *sus* exprimé de la plante récente.

On a suivi d'autres principes pour la nomenclature des médicaments de la troisième classe ; mais avant de les exposer, nous dirons quelques mots sur la nécessité où l'on s'est vu d'établir une distinction entre les médicaments composés par *mélange*, et ceux qui sont le résultat d'une *combinaison*. Bien qu'il soit hors de doute que les phénomènes qui se passent dans la préparation des uns et des autres aient la plus grande analogie, il existe néanmoins entre eux plus d'une différence remarquable. Ces différences ont servi autrefois de fondement à la division des médicaments en *galéniques* et *chimiques* ; et même de nos jours, il est presque impossible de ne pas s'arrêter à quelque chose de semblable dans leur classification. Il est évident, en effet, que dans les médicaments *combinés* ou chimiques, qui forment la quatrième classe, il s'opère, au moment même du contact entre les corps qui les constituent, une *combinaison*, ce qui veut dire que ces corps perdent aussitôt les propriétés particulières qui les caractérisent, et que le produit qui en résulte acquiert des propriétés nouvelles qui lui sont spéciales. Il est certain aussi que des changements analogues s'opèrent, à la longue, dans les médicaments composés par *mélange* ; mais ces changements sont loin d'être aussi prompts, aussi caractérisés, et, long-temps après le contact des corps qui entrent dans leur composition, on y reconnaît les propriétés particulières des composants, lesquels paraissent simplement réunis ou associés, sans échange ni altération notable de leurs principes respectifs. C'est ordinairement ce qui a lieu dans les préparations qui ont pour base des substances végétales ou animales; aussi, cette distinction a-t-elle suffi, à défaut de meilleure, pour partager en deux grandes classes toute la série des médicaments composés. Revenons à leur nomenclature.

Les médicaments composés par *mélange*, ou de la troisième classe, ont ordinairement pour base une ou plusieurs substances simples, dont les principes actifs se trouvent dissous, suspendus ou enveloppés dans un autre corps que l'on nomme *excipient*, tel que l'eau, l'alcool, l'huile, la graisse, le miel, etc. L'excipient, dans ce cas, fournit au médicament son nom générique, et la base principale son nom spécifique. Ainsi, les mots : *vin d'absinthe*, *mellite de roses*, expriment que les principes médicamenteux de l'absinthe sont dissous dans le vin, ou que ceux des roses sont divisés dans du miel. Cependant il arrive parfois que, dans un médicament de cette classe, l'excipient ne domine point ou même manque tout-à-fait; dans ce cas, on prend pour type du genre, la forme, la consistance, quelquefois même le mode d'emploi du médicament (Ex. : *pilules, conserve, cataplasme*). Quoi qu'il en soit, la substance la plus énergique, celle dont la propriété domine l'ensemble du composé, fournit toujours le nom spécifique. On y ajoute parfois le nom de quelque substance secondaire qui entre dans sa composition (Ex. : *teinture de rhubarbe* vineuse), ou seulement le mot *composé* (*Polyamique* de M. Chéreau), pour montrer qu'il en contient encore plusieurs autres. C'est ainsi que la série très-nombreuse des médicaments auxquels l'eau, le sucre, le vin, l'alcool, l'éther, le vinaigre, la bière, l'huile, l'axonge, le miel ou l'amidon, servent d'excipient, forment autant de genres qui, quelquefois, sont divisés en sous-genres, selon le procédé opératoire par lequel ils sont préparés. Cette sous-division s'exprime au moyen d'un simple changement dans la désinence (*alcoolé, alcoolat*) ; d'autres fois le sous-genre prend un nom particulier qui, pour plus de simplicité, se substitue à celui du genre (*sirop, tablettes, pastilles*). Ce système est sans contredit le plus rationnel qui puisse être suivi pour cette classe de médicaments. Il n'offre plus d'autre difficulté aujourd'hui que la diversité des noms proposés par les auteurs des réformes nouvelles ; mais provisoirement, et jusqu'à ce que l'assentiment général ait consacré les dénominations qui doivent prévaloir, il est très-convenable de se conformer à cette classification, tout en employant, pour désigner les genres et les espèces, les mots les plus simples et les plus justes de l'ancienne nomenclature. La pratique mettra bientôt l'élève au courant de cette synonymie, et de tous les détails qui s'y rattachent.

Nous avons dit que les médicaments composés *par combinaison*, ou médicaments chimiques, empruntaient leur nomenclature à la chimie elle-même. Or, cette nomenclature, de simple et facile qu'elle était dans l'origine, est devenue, avec les progrès de la science, difficile et compliquée. Comme parmi les combinaisons de cette nature, les plus nombreuses s'exercent entre deux corps simples ou élémentaires, on était convenu, dans le principe, de tirer de l'un d'eux le nom du genre, et de l'autre celui de l'espèce. Cependant, le premier, qui jouait le rôle d'*acide*, étant composé lui-même, on dut chercher à exprimer cette composition; et comme il variait quelquefois dans les proportions de ses éléments, on imagina, pour les désigner, de créer des sous-divisions dans les genres, en modifiant la terminaison des noms génériques. Mais bientôt on reconnut que les corps qui faisaient fonction de *base* étaient aussi fort souvent composés, et l'on se vit obligé d'indiquer la nature de leurs éléments; puis il fallut exprimer aussi les proportions variables de ces corps élémentaires; puis on remarqua que les uns et les autres changeaient parfois de rôle : nouvelles sources de modifications successives. Enfin, M. Berzélius a cherché récemment à ramener à un système plus simple les règles de la nomenclature, en l'appuyant sur la théorie des phénomènes électro-chimiques. Mais cette doctrine, encore toute nouvelle, est à peine généralement admise dans la science, à plus forte raison dans le langage pharmaceutique. Quoi qu'il en soit, les nombreux changements qu'a subis la dénomination de chaque composé chimique, à mesure que la science a fait de nouveaux progrès, ont dû en entraver l'étude, et n'ont pas été sans quelque danger dans la pratique de l'art médical. Peut-être serait-il convenable, jusqu'au moment où la nomenclature aura acquis toute la perfection et la fixité désirables, de s'en tenir, pour la pratique de la pharmacie, au système primitif de la réforme Guytonnienne, qui se bornait à indiquer le genre et l'espèce de la combinaison, sans chercher à déterminer les proportions relatives des composants. Plus tard, l'élève apprendrait à désigner ces mêmes composés avec plus d'exactitude et dans un langage plus scientifique, lorsqu'il étudierait la chimie d'une manière spéciale et indépendante de son application à l'art de guérir.

C'est en effet de cette manière que sont désignés les médicaments de la quatrième classe dans la plupart des officines. L'élève sera donc bientôt familiarisé avec cette partie de la nomenclature pharmaceutique. Il lui suffira de noter soigneusement dans sa mémoire : que les genres et les sous-genres de cette classe n'ont que quatre sortes de terminaisons : en *ide*, en *ure*, en *ite* et en *ate* (oxide, chlorure, sulfite, carbonate) ; que les deux premières indiquent que le corps générique (électro-négatif) appartient à la classe des métalloïdes ; la troisième et la quatrième, que le même corps a été préalablement soumis à une combinaison qui l'a rendu acide, mais à des degrés différents. Il saura que le nom spécifique est toujours tiré de la *base* du composé ou du corps électro-positif (sulfate de *potasse*, carbonate de *baryte*). Il apprendra facilement la signification des augmentatifs et des diminutifs qui servent à indiquer les rapports de proportion du genre et de l'espèce (*bi-tartrate* de soude, *sous-acétate* de plomb). Mais comme le moment n'est pas arrivé pour lui de pénétrer plus avant dans la science des combinaisons chimiques, ces premières notions lui suffiront pour ne jamais confondre entre elles les substances de cette nature, et pour lui rappeler surtout que les médicaments de cette classe étant les plus énergiques et par conséquent les plus dangereux, il doit, en les employant, redoubler de circonspection, d'exactitude et de prudence.

Ainsi donc, à la simple lecture de l'étiquette, l'élève connaîtra la classe de médicaments à laquelle appartient la substance qu'il examine. Le nom du genre lui rappellera aussitôt les divisions principales de la science et celle de ces divisions à laquelle le médicament se rapporte, en même temps que le nom spécifique lui fera connaître sa base. Mais cette étude ne doit point lui suffire. Il faut encore qu'il s'applique à connaître tous les noms qu'a portés à différentes époques, chaque substance et chaque préparation, synonymie qui devrait être toujours exactement rappelée dans la contre-étiquette du vase qui les renferme. Cette connaissance ne peut s'acquérir que par une longue habitude, attendu qu'elle échappe, par sa nature même, à une étude régulière. Les médecins, suivant l'époque de leurs études et l'école à laquelle ils appartiennent, désignent les mêmes substances par des noms différents qu'il faut tous connaître. Un répertoire général des dénominations diverses qu'ont reçues les médicaments, serait un ouvrage précieux qui manque encore à notre art. Jusque là, c'est dans la mémoire des pharmaciens érudits qu'est déposé cet immense et bizarre catalogue, qu'un long exercice apprend seul à connaître, et que rien ne peut suppléer.

Tout ce que nous avons dit jusqu'ici sur la nomenclature pharmaceutique ne se rapporte qu'aux médicaments *officinaux*, c'est-à-dire à ceux qui se conservent tout préparés dans les officines. Mais il en est d'autres que le pharmacien prépare à l'instant même où le médecin les prescrit, et où ils sont nécessaires au malade. On a donné à ceux-ci le nom de *magistraux*. M. Chéreau a imaginé pour eux une dénomination plus rationnelle, en ce qu'elle indique le véritable caractère qui les distingue des précédents ; il les a nommés *achronizoïques,* parce qu'en général ils ne sont pas durables ; à ce nom, un peu dur à prononcer, je propose de substituer celui d'*extemporanés*, parce qu'ils se préparent au moment du besoin, et par opposition avec les médicaments officinaux, qui sont faciles à conserver, qui se préparent en temps opportun, et qui prendraient le nom de *temporanés*.

Quoi qu'il en soit, l'extrême variété des médicaments magistraux, qui ne diffèrent souvent entre eux que par la forme, le volume, la consistance ou le mode de leur application, fait qu'ils se prêtent difficilement à un système régulier de dénominations. L'usage en apprendra plus à cet égard que ne le ferait une étude méthodique ; car la plupart des mots dont se compose cette partie de la nomenclature pharmaceutique a passé dans le langage vulgaire, en sorte que leur signification est assez généralement connue. Nous ne nous arrêterons donc pas plus longtemps sur ce sujet ; nous y reviendrons à une époque plus avancée des études de cette période.

NOMENCLATURE ET CLASSIFICATION PHARMACEUTIQUES,

par M. CHEREAU (1825).

	CLASSES.	SERIES.	EXCIPIENTS ET NOMS PRIMORDIAUX.	ORDRES.	GENRES.		NOMS GÉNÉRIQUES.	NOMS SPÉCIFIQUES NOUVEAUX.	NOMS SPÉCIFIQUES ANCIENS.
MÉDICAMENTS	CHRONIZOÏQUES (officinaux)	AVEC EXCIPIENT.	Eau, Hydrool.	Hydrooliques.	Hydruolés.		Eaux (officinales, par solution).	Hydrolé de chaux.	Eau de chaux.
					Hydroolats.		Eaux (officinales, par distillation).	Hydrolat de fleurs d'oranger.	Eau distillée de fleurs d'oranger.
			Sucre, Saccharol.	Saccharoliques.	Saccharolés.	Liquides.	Sirops.	Saccharolé liquide de violettes.	Sirop de violettes.
						Mous.	Conserves, gelées, pâtes.	Saccharolé mou de cynorrhodon.	Conserve de cynorrhodon.
						Solides.	Pastilles, tablettes.	Saccharolé solide d'Ipécacuanha.	Pastilles d'ipécacuanha.
					Saccharidés.	Mous.	Electuaires.	Saccharidé mou de rhubarbe (polyamique)(1).	Catholicum double.
						Solides.	Pilules.	Saccharidé solide de cynoglosse (polyamique).	Pilules de cynoglosse.
					Oléo-saccharolés		Oléo-sacchara.	Oléo-saccharolé de citron.	Oléo-saccharum de citron.
			Vin, Œnol.	Œnoliques.	Œnolés.		Vins médicinaux.	Œnolé de quinquina.	Vin de quinquina.
			Esprit, Alcool.	Alcooliques.	Alcoolés.		Teintures.	Alcoolé de cannelle.	Teinture de cannelle.
					Alcoholats.		Esprits distillés.	Alcoolat de mélisse (polyamique).	Eau de mélisse spiritueuse.
					Alcoolats.	Saccharidés.	Ratafiat.	Alcoolat saccharidé d'anis.	Ratafia d'anis.
			Éther, Éthérol.	Éthéroliques.	Éthérolés.		Teintures éthérées.	Éthérolé de castoreum.	Teinture éthérée de castoreum.
					Éthérolats.		Éthers chargés de principes aromatiques.	Éthérolat de menthe.	Éther de menthe poivrée.
			Bière, Brutol.	Brutoliques.	Brutolés.		Bières médicinales.	Brutolé de raifort (polyamique).	Bière antiscorbutique.
			Vinaigre, Oxéol.	Oxéoliques.	Oxéolés.		Vinaigres médicinaux.	Oxéolé d'ail (polyamique).	Vinaigre prophylactique.
			Huile, Oléol.	Oléoliques.	Oléols.	Liquides.	Huiles fixes liquides.	Oléol d'amandes douces.	Huile d'amandes douces.
						Solides.	Beurres médicinaux.	Oléol solide de cacao.	Beurre de cacao.
					Oléolés.		Huiles médicinales.	Oléolé de camomille.	Huile de camomille.
					Oléolats.	Liquides.	Huiles volatiles liquides.	Oléolat d'anis.	Huile volatile, ou essence d'anis.
						Solides.	Huiles volatiles concrètes.	Oléolat solide de roses.	Huile volatile, ou essence de roses.
						Pyrogénés.	Huiles volatiles empyreumatiques.	Oléolat pyrogéné de corne de cerf.	Huile empyreumatique de corne de cerf.
					Oléo-célorés.		Cérats.	Oléocérolé mou.	Cérat blanc.
					Oléo-cérolés.	Résineux.	Onguents.	Oléo-cérolé résineux de térébe. et de mucilage.	Onguent d'althaea.
			Graisse, Stéarol.	Stéaroliques.	Stéarolés.	Mous.	Pommades.	Stéarolé du concombre.	Pommade du concombre.
						Solides.	Emplâtres (par mélange).	Stéarolé solide de ciguë.	Emplâtre de ciguë.
					Stéarates (Oléo-margarates).		Emplâtres (par combinaison).	Stéarate de protoxide de plomb.	Emplâtre simple.
		SANS EXCIPIENT.	Suc, Opol.	Opoliques.	Opolés.		Sucs (officinaux).	Opolé de citrons.	Suc de citrons.
					Opostolés.	Mous.	Extraits mous.	Opostolé de gentiane.	Extrait de gentiane.
						Secs.	Extraits secs.	Opostolé sec de quinquina.	Extrait sec de quinquina.
			Fécula, Amidol.	Amidoliques.	Amidolés.		Fécules.	Amidolé de bryone.	Fécule de bryone.
			Poudre, Pulvérol.	Pulvéroliques.	Pulvérolés.		Poudres.	Pulvérolé dentifrice.	Poudre dentifrice.
			Espèce, Spéciol.	Spécioliques.	Spéciolés.		Espèces.	Spéciolés pectoraux.	Espèces pectorales.
	ACHRONIZOÏQUES (magistraux)	AVEC EXCIPIENT.	Eau, Hydrool.	Hydroolitiques.	Hydrolites.		Eaux (magistrales, par solution).	Hydrolite amer.	Décoctum amer du Codex.
			Sucre, Saccharol.	Saccharolitiques.	Saccharolites.		Préparations (magistrales) avec le sucre.	Saccharolite amande.	Émulsion.
			Mucilage, Mucol.	Mucolitiques.	Mucolites.		Mucilage.	Mucolite de lin.	Mucilage de lin.
		SANS EXCIPIENT.	Suc, Opol.	Opolitiques.	Opolites.		Sucs (magistraux).	Opolite de cresson.	Suc de cresson.
			Pulpe, Pulpol.	Pulpolitiques.	Pulpolites.		Pulpes.	Pulpolite de casse.	Pulpe de casse.

Les genres *Saccharolés* et *Saccharidés* (Sirops, Conserves, Pastilles, Electuaires, Pilules, Oléo-sacchara) sont accolés de la mention : Préparat. officinales avec le sucre.

(1) Le terme polyamique répond au terme composé.

NOMENCLATURE ET CLASSIFICATION DES MÉDICAMENTS

DE MM. HENRY ET GUIBOURT (1828).

LES MÉDICAMENTS peuvent être préparés par :

1°. DIVISION
- Poudres simples.
- Pulpes.

2°. EXTRACTION
- Fécules.
- Sucs aqueux.
- —— huileux et graisseux.
- Extraits.
- Résines.
- Huiles volatiles.
- Menstrues et sels purifiés.

3°. MIXTION

- sans excipient
  - Espèces.
  - Poudres composées.
- avec excipient variable ou nul
  - Pilules.
  - Trochisques.
- avec excipient déterminé
  - le sucre ou le miel
    - Saccharolés solides.
    - ———— mous.
    - ———— liquides.
  - l'eau — par distillation : Hydrolats.
  - l'eau — par solution : Hydrolés.
  - le vin : OEnolés.
  - la bière : Brutolés.
  - le vinaigre : Oxéolés.
  - l'alcool — par distillation : Alcoolats.
  - l'alcool — par solution : Alcoolés.
  - l'éther : Ethérolés.
  - l'huile volatile : Myrolés.
  - l'huile fixe : Élœolés.
  - la graisse : Liparolés.
  - la résine : Rétinolés.
  - l'oléo-stéarate de plomb : Stéaralés.

4°. COMBINAISON ou ACTION CHIMIQUE.

- Corps simples élémentaires : Métalloïdes et métaux.
- Corps binaires
  - Oxiques.
  - Chloriques.
  - Iodiques.
  - Sulfuriques.
  - Azotiques.
- Corps ternaires
  - Azocarbiques ou cyaniques.
  - Oxides doubles.
  - Acides végétaux.
  - Ethers.
- Corps quaternaires ou quinaires
  - Sels acides végétaux.
  - Alcalis végétaux.
  - Produits pyrogénés organiques.

NOMENCLATURE ET CLASSIFICATION

DE M. BÉRAL (1830).

TABLEAU REVU PAR L'AUTEUR, EN 1837.

EXCIPIENTS GÉNÉRAUX PRIS POUR BASE DE LA CLASSIFICATION.		CLASSES.	GENRES.	ESPÈCES.	
				NOMS GÉNÉRIQUES.	NOMS SPÉCIFIQUES.
Eau,	Hydrol.	1. Hydroliques.	1. Hydrolés (a).	Hydrolé	de camphre.
			Hydrols.	Hydrol	de seltz.
			2. Hydrolats.	Hydrolat	de valériane.
			3. Hydrolatures (b).	Hydrolature	de camomille.
			Bouillons.	Bouillon	de tortue.
			4. Emulsions.	Emulsion	d'amandes.
			5. Limonades.	Limonade	de groseilles.
			6. Tisanes.	Tisane	de salsepareille.
			7. Potions.	Potion	de Garus.
			8. Mixtures.	Mixture	de Bennet.
			9. Loochs.	Looch	de copahu.
			Laitages.	Lait	émulsionné.
			Hydrolotifs.	Hydrolotif	d'acétate de plomb.
Esprit,	Alcool.	2. Alcooliques.	10. Alcoolés.	Alcoolé	d'acide sulfurique.
			11. Alcoolats.	Alcoolat	de castoréum
			12. Alcoolatures.	Alcoolature	de coriandre.
			13. Elixirs.	Elixir	d'anis.
			14. Ratafias.	Ratafia	d'anis.
			Alcoolotifs.	Alcoolotif	de camphre.
Ether,	Ethérol.	3. Éthéroliques.	15. Ethérolés.	Ethérolé	de phosphore.
			16. Ethérolats.	Ethérolat	de valériane.
			17. Ethérolatures.	Ethérolature	de digitale.
			Ethérolotifs.	Ethérolotif	de cantharides.
Vinaigre,	Acétol.	4. Acétoliques.	18. Acétolés.	Acétolé	de camphre.
			19. Acétolats.	Acétolat	de sauge.
			20. Acétolatures.	Acétolature	de scille.
			Acétolotifs.	Acétolotif	de roses rouges.
Vin,	Œnol.	5. Œnoliques.	21. Œnolés.	Œnolé	de sucre.
			22. Œnolatures.	Œnolature	de quinquina.
			Œnolotifs.	Œnolotif	de sureau.
Bière,	Brytol.	6. Brytoliques.	23. Brytolés.	Brytolé	de sulfate de quinine.
			24. Brytolatures.	Brytolature	de gingembre.
Huile,	Elæol.	7. Elæoliques.	25. Elæolés.	Elæolé	de camphre.
Oléule,	Oléul.	8. Oléuliques.	26. Oléulés.	Oléulé	de tolu au carvi.
			Campholéules.	Campholéule	de camomille.
			Pholéules.	Phospholéule	de lavande.
			Sulpholéules.	Sulpholéule	de térébenthine.
Graisse,	Liparol.	9. Liparoliques.	27. Liparolés (c).	Liparolé	de soufre.
			28. Liparoïdés (d).	Liparoïdé	de sabine.
Résine,	Rétinol.	10. Rétinoliques.	29. Rétinolés.	Térébenthine	camphrée.
			30. Rétinoïdés.	Rétinoïdé	de ciguë.
Stéarate,	Stéaratol.	11. Stéaratoliques.	31. Stéaratés.	Stéaraté	d'assa fœtida.
			32. Saponés.	Saponé	d'hydriodate de potasse.
			33. Saponures.	Saponure	de térébenthine.
			34. Saponulés.	Saponulé	de lavande.
Sucre,	Saccharol.	12. Saccharoliques.	35. Candis.	Candis	à la menthe.
			36. Glacés.	Glacés	à l'anis.
			37. Condits.	Condit	d'angélique.
			38. Saccharolés.	Saccharolé	de jalap.
			39. Saccharures.	Saccharure	de muscades.
			40. Grains.	Grains	de cachou.
			41. Tablettes.	Tablettes	d'ipécacuanha.
			42. Pastilles.	Pastilles	à la vanille.
			43. Pâtes.	Pâte	de jujubes.
			44. Gelées.	Gelée	de lichen.
			Crèmes.	Crème	à la fleur d'orange.
			45. Conserves.	Conserve	de cynorrhodon.
			46. Electuaires.	Electuaire	de Desportes.
			47. Sirops.	Sirop	d'hydrolat de menthe.
Miel,	Melléol.	13. Melléoliques.	48. Melléolés.	Melléolé	de réglisse.
			49. Hydromellés.	Hydromellés	d'extrait de scille.
			50. Alcoomellés.	Alcoomellé	d'extrait de rhubarbe.
			51. Acétomellés.	Acétomellé	d'extrait de quinquina.
			52. Œnomellés.	Œnomellé	d'extrait de genièvre.
Fécule,	Amidol.	14. Amidoliques.	53. Pâtes.	Pâte	de farine d'orge.
			54. Colles.	Colle	de farine de froment.
			Bouillies.	Bouillie	d'arrowroot.

APPENDICE. **MÉDICAMENTS** SANS EXCIPIENT OU AVEC EXCIPIENT VARIABLE.			55. Espèces.	Espèces	de Smith.
			56. Poudres.	Poudre	de Dower.
			Torréfacts.	Rhubarbe	torréfiée.
			57. Pulpes.	Pulpe	de tamarins.
			58. Extraits.	Extrait	de suc de belladone.
			59. Pilules.	Pilules	de Fuller.
			60. Masticatoires.	Masticatoire	de Roland.
			61. Cataplasmes.	Cataplasme	de farine de lin.
			62. Suppositoires.	Suppositoire	de beurre de cacao.
			63. Fumigations.	Mélange fumigatoire	de Mazurier.
			64. Escharotiques.	Escharotique	de Rousselot.
			65. Bougies.	Bougie	de cire.
			66. Sparadraps.	Sparadrap	de stéaraté de ciguë.
			67. Sachets.	Sachet	de Morand.

(a) La terminaison en é s'applique aux solutions qui ne donnent pas d'extrait par évaporation.

(b) La terminaison ature caractérise les solutions qui, par l'évaporation, donnent un extrait.

(c) Les saccharures sont des mélanges de sucre et d'une teinture alcoolique que l'on fait sécher à l'étuve.

(d) Les liparolés sont des pommades à excipient simple, et les liparoïdés des pommades à excipient composé.

CHAPITRE II.

Opérations du 1ᵉʳ ordre. —Opérations du 2ᵉ ordre. —Produits
du 1ᵉʳ et du 2ᵉ ordre.

Qui nisi sint veri (sensus), ratio quoque falsa fit omnis.
(Lucret., Liv. iv, v. 487.)

En même temps qu'il se familiarisera avec les caractères extérieurs et les dénominations qui se rapportent à
tous les objets qui l'entourent, l'élève devra s'appliquer à
l'étude des principales opérations de la pharmacie pratique. Si cette étude pouvait se faire d'une manière régulière et suivie, la marche en serait toute tracée, en procédant, comme dans toutes les sciences, du connu à l'inconnu, du simple au composé. Mais il ne peut en être
ainsi : le service public d'une officine est si varié, si pressant, qu'il faut, avant tout, satisfaire à ses exigences; en
sorte que, pendant cette première période de leur éducation, l'étude, pour les élèves, doit passer après le travail
obligé. Je fais à dessein cette remarque, parce que les
jeunes gens s'y trompent trop fréquemment. Les uns, au
sortir du collége, s'imaginent qu'en entrant dans une officine, ils n'auront qu'à continuer des études régulières et
à faire simplement un *cours* de pharmacie. Ils se prêtent
avec répugnance à des travaux manuels dont ils ne comprennent pas d'abord toute l'utilité. La répétition journa-

lière de certaines opérations les fatigue et les ennuie; ils dédaignent ce qui n'a pas la couleur scientifique, ou ce qu'un simple ouvrier, à leur avis, exécuterait aussi bien qu'eux. D'autres, au contraire, peu pénétrés de la nécessité de faire marcher de pair la théorie et la pratique de l'art, attendent uniquement du temps et de l'habitude des connaissances qu'ils acquerraient bien plus vite et plus sûrement s'ils se décidaient à ouvrir un livre. C'est au chef qui les dirige à montrer aux élèves l'un ou l'autre de ces écueils. D'ailleurs, toutes les officines ne contiennent pas la série complète des substances simples ou composées qui font partie de la matière médicale; toutes les opérations, tous les procédés manipulatoires ne s'exécutent pas non plus dans un espace de temps donné. Il faut donc se borner parfois à prendre de toutes ces choses une première idée, en attendant l'occasion d'étudier les unes et de pratiquer les autres, soit à une autre époque du stage officinal, soit lorsqu'on fréquentera les écoles. Or, quel que soit l'ordre dans lequel ces diverses connaissances arrivent à l'élève, il faut qu'il les admette toutes, sauf à les rapporter plus tard à une classification rationnelle. Il est clair aussi qu'on ne l'exercera point dès le début à des opérations compliquées ou trop délicates, et que son travail, malgré sa variété, sera toujours dans un certain rapport avec l'ordre naturel et progressif de toutes les autres études.

Nous avons dit précédemment que la PRÉPARATION des médicaments, c'est-à-dire la connaissance et la pratique des procédés opératoires qui y sont relatifs, était accompagnée de circonstances accessoires et qui se rapportent, les unes au *choix*, et à la disposition préalable des matériaux qui servent à les confectionner; les autres aux soins nécessaires à leur *conservation*. Ces deux parties de l'art pharmaceutique se bornent à un petit nombre de préceptes qu'il serait difficile, à cause de leur extrême variété, de réunir en principes généraux. Elles comprennent en effet une foule de détails que les livres n'enseignent qu'imparfaitement, mais que l'usage apprend sans peine, et qu'il grave bien plus sûrement dans la mémoire. C'est particulièrement dans la première époque du stage officinal, que l'élève doit s'attacher à connaître ces soins *préliminaires* et *consécutifs* à la préparation des médicaments.

Dans la première série, on place le choix ou la collection des substances médicinales.

Dans la deuxième, la conservation et la reposition des médicaments.

« Le choix consiste à distinguer avec soin les substances ou les parties de ces substances qui présentent les caractères d'une bonne conservation, et réunissent au plus haut degré les propriétés qu'y recherche l'art de guérir. »

Un très-grand nombre de substances médicinales sont étrangères à notre climat (*exotiques*), et nous sont fournies par le commerce. Il faut, non-seulement reconnaître à leur apparence extérieure celles qui méritent d'être préférées, mais encore il faut souvent les purifier. Quant aux drogues qui sont originaires de nos contrées (*indigè nes*), après s'être assuré que leur production a été accompagnée des circonstances les plus favorables au développement de leurs principes actifs, il faut les *monder*, c'est-à-dire en séparer les meilleurs parties et rejeter les mauvaises, puis chercher les moyens de les conserver à l'abri des altérations. Le plus usité de ces moyens est la *dessiccation*, qui consiste à les priver, à l'aide de la chaleur, de la plus grande partie de leur humidité, en les exposant soit au séchoir, soit à l'étuve. Enfin, quelques substances exigent qu'avant de les employer, on les soumette à une *purification* qui les amène à un degré de pureté indispensable : telles sont la *clarification* et la *filtration* des sucs végétaux, opérations que nous aurons plus tard l'occasion de décrire.

Tous ces détails préparatoires appartiennent à la première série des circonstances *préliminaires* à la préparation des médicaments; ceux de la deuxième série, qui lui sont *consécutifs*, seront rappelés à la fin de cette première époque, et feront partie des préceptes et des attributions spéciales qui se rattachent aux travaux du laboratoire.

La *Préparation* des médicaments s'opère à l'aide de quatre modes principaux d'opérations, savoir : la *Division*, l'*Extraction*, le *Mélange* et la *Combinaison*. Tous ces procédés opératoires sont par conséquent groupés en quatre ordres qui se rapportent aux modes généraux que nous

venons d'énoncer. Quoi qu'il y puisse avoir de trop absolu
dans cette manière de classer et de séparer des opérations
qui souvent se compliquent entre elles, se réunissent ou
se convertissent les unes dans les autres, on ne saurait
s'empêcher de reconnaître que cette distribution, qui fut
imaginée par Carbonell, est ingénieuse et commode pour
l'étude régulière des procédés pharmaceutiques et des
produits qui en résultent. Aussi est-elle généralement
suivie aujourd'hui dans les traités spéciaux, comme dans
l'enseignement des écoles de pharmacie.

§ 1. Le premier ordre comprend toutes les opérations
pratiquées sur les substances médicinales, dans le but de
diviser leurs particules, soit pour les rendre plus propres à
agir sur l'organisme, en les répandant sur une plus grande
surface, soit pour les soumettre plus facilement à un mélange ou à une combinaison ultérieures.

«La DIVISION consiste dans l'action de réduire les particules intégrantes d'une substance quelconque en particules plus fines, au moyen d'une force mécanique. » Les procédés employés à cet effet varient nécessairement en raison de la forme, de la consistance, de la texture des corps
qui y sont soumis, de la ténuité plus ou moins grande à
laquelle on veut les réduire, ainsi que de la quantité des
matières sur lesquelles on doit opérer; aussi emploie-t-on,
pour y parvenir, un grand nombre d'instruments divers.
La première qualité des produits ainsi obtenus doit être
l'*homogénéité*, c'est-à-dire une égalité parfaite dans la division de chaque particule, ce qui implique l'uniformité de

la consistance, de la couleur et de tous les autres caractères physiques. Il est nécessaire que l'élève s'habitue de
bonne heure à approprier les instruments qu'il emploie aux
corps qu'il soumet à leur action, non-seulement afin d'obtenir plus facilement un meilleur produit, mais encore
pour que celui-ci ne soit point altéré par la nature de
l'instrument avec lequel il s'est trouvé en contact.

Les principales opérations qui se rapportent à cet ordre
sont : la *section*, la *quassation*, la *rasion*, l'*épistation*, la *pulpation*, la *mouture* et la *pulvérisation*. C'est par leur moyen
que l'on obtient les *râpures*, les *pulpes*, les *fécules* et les
poudres,

« La SECTION a pour objet de diviser les corps à l'aide
d'instruments tranchants, tels que la hache, le couteau,
les ciseaux, etc. » C'est ainsi que l'on commence à diviser
les bois, les racines et autres corps d'un gros volume ou
d'une certaine dureté.

« La QUASSATION s'emploie afin de rompre, de briser certaines substances, et leur faire éprouver une sorte de pulvérisation grossière. » Elle s'exécute au moyen du marteau
et du pilon. Les écorces, les racines et d'autres corps,
n'ont souvent besoin que d'être *concassés*, pour être soumis à l'action des liquides qui, en raison de leur nature,
risqueraient de former une pâte avec eux, si ces corps
étaient réduits en poudre plus fine.

« La RASION consiste à déchirer la surface d'un corps,
par le frottement des aspérités d'un corps plus dur que
lui. » On l'opère par l'action de la lime ou de la râpe. Les

métaux, les bois, les racines fraîches, dont on veut extraire le suc, etc., sont ordinairement divisés par ce moyen.

« On entend par ÉPISTATION, l'action d'écraser ou de réduire en pâte certains corps mous, à l'aide du pilon. » La PULPATION a le même but, et sert le plus souvent de complément à l'opération précédente. « Elle consiste à faire passer les corps réduits en pâte ou en *pulpe* à travers un tamis, pour en séparer les parties les moins ténues.» L'instrument dont on se sert à cet effet se nomme un *pulpoir*.

«La MOUTURE et la PULVÉRISATION ont toutes deux le même objet, celui de réduire les corps secs et solides en particules très-fines et déliées. » La première se pratique à l'aide du moulin, la seconde au moyen du mortier et du pilon. La *tamisation* en est le complément, et consiste à séparer les parties les moins fines à l'aide du tamis, pour les soumettre à une nouvelle pulvérisation.

La pulvérisation est une opération fréquemment pratiquée dans les laboratoires. Les procédés qui s'y rapportent sont nombreux et varient suivant les corps auxquels ils s'appliquent. C'est dans les traités de pharmacie qu'il faut étudier ces détails, qui sont d'une très-grande importance pour le pharmacien.

§ 2. « Les opérations du deuxième ordre, EXTRACTION, ont pour objet d'*extraire* d'une substance médicinale un ou plusieurs des principes qui entrent dans sa composition intime. » Un assez grand nombre de procédés se rattachent à cet ordre d'opérations. On peut les ranger en plusieurs sections, savoir :

A. Ceux dont la nature, presque toute mécanique, les rapproche des opérations de l'ordre précédent, tels que la *lotion*, la *décantation*, l'*expression*, la *clarification*, la *filtration*.

B. Ceux dans lesquels on fait intervenir, comme agent ou comme véhicule, l'eau froide ou échauffée à divers degrés (et quelquefois d'autres liquides), comme la *solution*, la *lixiviation*, le *déplacement*, la *macération*, la *digestion*, l'*infusion* et la *décoction*.

C. Enfin, ceux dans lesquels la chaleur, ou plutôt le *calorique*, devient l'agent principal ; telles sont l'*évaporation* et la *concentration*, la *distillation*, la *sublimation*, la *fusion*, la *torréfaction*, l'*incinération*, la *calcination*, le *grillage*, la *congélation* et la *cristallisation*.

a. « La LOTION ou le lavage a pour but, soit d'enlever à certaines substances les corps étrangers qui adhèrent à leur surface ou qui y sont mêlés, soit de séparer une poudre fine et légère d'une autre qui l'est moins, à l'aide de l'immersion dans l'eau. » Il est évident que, dans cette circonstance, les parties les plus lourdes se déposent les premières, tandis que les autres peuvent, ou se dissoudre, ou rester suspendues dans le liquide surnageant. Leur séparation une fois opérée, par la seule différence entre le poids respectif des unes et des autres, on les recueille isolément à l'aide de la DÉCANTATION. « Celle-ci consiste à séparer le liquide surnageant du dépôt qu'il recouvre, en in-

clinant avec précaution le vase qui les contient tous deux. »
Ce liquide lui-même, s'il est trouble, après un repos plus
ou moins long, abandonne un nouveau dépôt qui, sous la
forme d'une poudre très-fine, semble se *précipiter* au fond
du vase. C'est pour cela que l'on donne à toutes les matières solides qui se séparent spontanément du liquide qui
les tenait en suspension, le nom de *précipité*.

Un autre moyen de recueillir les précipités est la FIL-
TRATION. « Cette opération consiste à verser le liquide trou-
blé par des matières qui n'y sont que suspendues, sur un
corps qui permet seulement au liquide de le traverser, et
retient le précipité à sa surface. Ce corps prend le nom
de *filtre*. C'est tantôt de la toile, des étoffes de laine ou
de coton, tantôt du sable, du charbon, ou du verre; le plus
souvent c'est du papier sans colle que l'on dépose sur un
entonnoir, en le plissant de manière que le précipité se
réunisse au centre, et occupe une moins grande surface.

« L'EXPRESSION consiste à soumettre les corps succulents
à l'action d'une force comprimante, afin de séparer les
sucs qu'ils contiennent du tissu fibreux ou *parenchyme*. »
La presse est l'instrument le plus employé pour cette opération, à l'aide de laquelle on obtient la plupart des sucs
végétaux et des huiles.

« C'est au moyen de la CLARIFICATION que l'on enlève
à certains liquides les corps étrangers qui troublent leur
transparence ou leur pureté. » On emploie plusieurs modes
de clarification, suivant les liquides auxquels on veut l'appliquer. Le premier mode consiste simplement dans le

repos et la filtration ; les sucs acides n'exigent guère d'autre procédé. Pour le second mode, on emploie l'action du calorique. Certains sucs contiennent beaucoup d'*albumine*, matière que la chaleur rend insoluble, qu'elle *coagule*, et qui, étant plus légère que le liquide, s'élève à sa surface en enveloppant les matières étrangères qui la troublaient : sorte de filtre mobile qui forme le canevas de ce que l'on nomme l'*écume*. C'est ainsi qu'on clarifie certains sucs végétaux. Quelquefois on ajoute au liquide du blanc d'œuf, du sang, ou d'autres matières albumineuses qui se coagulent et agissent de la même manière. Un inconvénient de ces deux dernières méthodes est la nécessité de porter le liquide à l'ébullition, ce qui peut dissiper ses principes volatils. Le petit-lait, les sirops, se clarifient par ce moyen.

L'alcool et quelques acides partagent la propriété que possède le calorique de coaguler l'albumine. C'est pour cela qu'on l'emploie aussi dans la clarification des vins rouges ; mais, dans ce cas, le composé qui en résulte, et auquel vient se joindre la matière colorante du vin, est plus lourd que le liquide et se précipite au fond des tonneaux.

Enfin, dans certains cas on emploie la fermentation. Celle-ci détruit les matières mucilagineuses qui troublent quelques sucs acides ; ils deviennent limpides, et il suffit alors de les filtrer pour les obtenir très-purs.

B. « On opère une SOLUTION toutes les fois qu'en mettant un corps solide en contact avec un liquide, le premier se divise et disparaît complètement dans le second, sans perdre ses propriétés chimiques ; de telle sorte que si l'on vient à séparer le liquide du produit qui en résulte, le corps solide reparaît dans son état primitif. » L'eau n'est pas le seul agent qui puisse opérer une *solution* : l'alcool, l'éther et plusieurs autres liquides possèdent la même propriété. En faisant fondre du sucre ou du sel dans de l'eau, on opère une *solution*. L'action des liquides, dans cette circonstance, peut être augmentée par la chaleur. On emploie souvent ce moyen pour séparer des corps solubles d'autres corps qui ne le sont pas.

« La LIXIVIATION a pour objet d'extraire d'un corps les parties solubles qu'il contient, surtout lorsque celles-ci sont en petites proportions relativement à la masse. On l'opère en versant à plusieurs reprises sur ce corps, à l'état pulvérulent, un liquide qui filtre au travers en entraînant toutes les parties qu'il peut dissoudre. » La lixiviation s'applique surtout à l'extraction des matières salines.

« Le DÉPLACEMENT a les plus grands rapports avec la lixiviation. Il s'emploie dans le but d'extraire les principes solubes d'un corps à l'aide du moindre véhicule possible. On l'opère en imbibant une poudre disposée par couches dans un vase cylindrique terminé en cône, d'un liquide capable de dissoudre les principes qu'on en veut extraire ; puis, en faisant agir sur le tout un nouveau liquide qui prend la place du premier, et le force à s'écouler par la base de l'appareil. » On se sert avec avantage de ce procédé pour extraire les principes actifs de la plupart des substances végétales, à l'aide de l'eau, mais surtout de l'alcool et de l'éther.

«La MACÉRATION consiste à faire séjourner plus ou moins long-temps une substance dans un liquide froid, capable d'en dissoudre certains principes.

«L'INFUSION s'entend du séjour d'une substance dans un liquide bouillant, pendant tout le temps que celui-ci peut mettre à se refroidir.

«La DIGESTION ne diffère de l'opération précédente qu'en ce que le liquide, employé chaud, est maintenu à une température égale, mais inférieure au degré de l'ébullition, pendant un temps déterminé.

«Enfin, dans la DÉCOCTION, on fait agir sur certaines substances, et pendant un temps plus ou moins prolongé, le liquide porté et maintenu à la température de l'ébullition.»

Ces trois dernières opérations s'exécutent toujours dans des vases clos.

L'emploi des quatre derniers moyens que nous venons de définir est subordonné à diverses circonstances, eu égard à la texture et à la composition des substances auxquelles on les applique. Ainsi, on se sert de la *macération* pour assouplir et pénétrer lentement le tissu cellulaire des végétaux, et lorsque le liquide qui doit agir, ou bien lorsque les principes que l'on veut extraire sont susceptibles de s'altérer par la chaleur (exemp. : les teintures alcooliques, les vins médicinaux). La *digestion* est préférable quand ces principes ne sont solubles qu'à chaud, et que le liquide lui-même risque d'être altéré par une haute tem-

pérature (les huiles médicinales). On se sert de l'*infusion*
quand les substances sont facilement pénétrées par le liquide bouillant, mais seraient dénaturées par l'action trop
prolongée du véhicule élevé à cette température. On traite
ainsi les fleurs et les parties les plus délicates des végétaux. Enfin, on a recours à la *décoction*, quand on veut
agir sur des corps d'une texture dense et serrée, comme
les racines, les bois, les écorces, ou bien lorsqu'on veut
extraire des principes qui ne se dissolvent qu'à la température de l'ébullition.

c. Le calorique est le principal agent des opérations de
la section suivante ; toutefois, l'eau ou d'autres liquides
jouent encore dans quelques-unes un rôle important. Ainsi,
«la CONCENTRATION consiste à soustraire, au moyen de la
chaleur, une partie du liquide qui sert à former une solution, afin de *concentrer*, de réunir sous un moindre volume les particules des corps dissous. Ceci est le but ;
mais «l'action du calorique sur le liquide, qui a pour objet
de le réduire en *Vapeurs*, constitue aussi une opération
importante que l'on nomme VAPORISATION. » La chaleur
appliquée à un liquide divise ses parties de plus en plus,
à mesure qu'on élève la température. Or, il arrive qu'é-
chauffé à un certain point, le corps change d'état, et que,
de liquide qu'il était, il passe à l'état de *vapeurs*, sorte de
nuage léger qui s'élève au-dessus du vase dans lequel on
chauffe le liquide, et qui finit par disparaître en se mêlant
à l'air qui l'environne.

Au moment où les couches du liquide les plus rapprochées du feu commencent à subir la *Vaporisation*, il s'opère dans toute la masse un mouvement tumultueux, occasioné par des *bulles* de vapeurs qui la traversent et viennent crever à la surface. Ce mouvement se nomme *Ébullition*.

La faculté qu'ont les vapeurs de se dissoudre dans l'air qui les entoure, donne naissance à ce qu'on appelle l'*Évaporation spontanée*. C'est ce qui arrive à la plupart des liquides, quand on les abandonne au contact de l'air libre. Une autre propriété des vapeurs est celle de se *condenser*, c'est-à-dire, de retourner à l'état liquide en se refroidissant. Du reste, l'explication des phénomènes qui se rapportent à la production des vapeurs, aux conditions de leur développement, à leur mesure, etc., est du ressort de la physique générale, et sera mieux étudiée à une époque plus avancée. (*Voyez* Liv. ii, Chap. 5.)

« C'est sur le double fait de la vaporisation des liquides par la chaleur, et de la condensation des vapeurs par le refroidissement, qu'est fondée la Distillation. » Elle a pour but d'extraire d'une substance ses principes les plus volatils. On l'opère en vaporisant ces principes, à l'aide de la chaleur, dans des vases clos, puis en refroidissant les vapeurs qui en résultent. Quoique la description des instruments et des appareils n'entre point dans le plan de ces principes élémentaires, il serait difficile de donner une idée nette de la distillation, sans parler, au moins d'une manière succincte, de la forme d'un alambic et d'une cornue.

Un *Alambic* se compose de trois pièces, savoir : la *Cu-*

curbite, qui a à peu près la forme d'une bassine ordinaire, que l'on pose sur un fourneau, et dans laquelle on met le liquide à distiller ; le *Chapiteau*, espèce de dôme surbaissé, qui recouvre exactement la cucurbite, et sur le flanc duquel on voit un large conduit terminé par le *Serpentin*, long tube cylindrique, tourné en spirale et placé au milieu d'une cuve remplie d'eau froide. A l'extrémité inférieure du serpentin, on adapte un *récipient* destiné à recueillir le produit de la distillation. La cucurbite d'un alambic est ordinairement en cuivre étamé à l'intérieur, et le reste de l'appareil est en étain, à l'exception de la cuve, qui peut être en cuivre et même en bois.

On distille à l'alambic, et à *feu nud*, les substances qui peuvent, sans inconvénient, supporter une température de 100 degrés, terme de l'ébullition. Lorsqu'on veut distiller à une température plus basse, on place la cucurbite dans un vase rempli d'eau entretenue bouillante, et qu'on nomme *bain-marie* ; il est clair que, dans ce cas, le liquide de la cucurbite ne peut atteindre qu'un degré inférieur à celui du bain-marie dans lequel celle-ci est plongée.

La *Cornue* est un vase de verre, de terre ou de métal, ayant la forme d'un œuf, pourvu à sa partie supérieure et latérale d'un large tube, qui va en se rétrécissant et en s'inclinant vers son extrémité. C'est un alambic d'une seule pièce, et dans lequel la *panse*, la *voûte* et le *col*, représentent les trois pièces principales de l'alambic ordinaire.

La cornue peut recevoir des degrés de chaleur très-variés. Quelquefois on opère au bain-marie, d'autres fois à feu nud ; on peut la placer aussi au *bain-de-sable*, au *bain-d'huile* ; enfin, on peut l'exposer au feu de *réverbère*, dans un fourneau surmonté d'un *Dôme*, pièce hémisphérique qui recouvre toute la voûte de la cornue, et dans laquelle on place même des charbons ardents.

La forme des *Récipients* varie aussi suivant les produits que l'on veut recueillir. Mais nous en avons dit assez pour fixer les idées de l'élève sur l'objet de la distillation, et sur les bases de tous les procédés distillatoires. Cette opération, l'une des plus importantes et des plus fréquemment pratiquées, se représentera assez souvent à ses yeux pour compléter toutes les notions qui lui sont nécessaires à ce sujet.

« On appelle Fusion, le passage d'un corps de l'état solide à l'état liquide, sans autre intermède que le calorique. » Ainsi, l'axonge et la cire entrent en fusion à des degrés de chaleur peu élevés, tandis que certains métaux exigent, pour se fondre, une très-haute température.

Quelques sels, quand on les chauffe, se fondent dans l'eau qu'ils ont retenue en se cristallisant : c'est ce qu'on nomme la *Fusion Aqueuse.* Lorsqu'on les a privés d'eau par cette opération, il peut se faire qu'en augmentant l'action du calorique, ils prennent de nouveau l'état liquide : ceci est la *Fusion Ignée.* Enfin, lorsque des corps très-solubles, exposés à l'air humide, se fondent spontanément à l'aide des vapeurs répandues dans l'air et qu'ils fixent sur eux, on dit qu'ils tombent en *Déliquescence.*

« La Sublimation est une sorte de distillation sèche. »

Certains principes volatils, soumis à une chaleur suffisante,
s'élèvent du vase distillatoire, et vont se condenser à la
partie supérieure de l'appareil sous une forme pulvéru-
lente ou cristalline; on dit que ces corps se *subliment*.
C'est ainsi qu'on extrait l'acide benzoïque et l'acide succi-
nique, du benjoin et de l'ambre jaune.

« La TORRÉFACTION consiste à exposer les corps organiques à l'action modérée du feu, soit pour les priver de
l'eau qu'ils contiennent et dissiper quelques-uns de leurs
principes volatils, soit pour combiner dans un nouvel ordre les éléments dont ils sont composés, et donner naissance à de nouveaux produits. » C'est ainsi que le café, la
rhubarbe, le cacao torréfiés, perdent quelques-uns de leurs
caractères et acquièrent des propriétés nouvelles.

« La CARBONISATION est un degré de torréfaction plus
avancé, et dans lequel le principal objet est de mettre à nu
le carbone que renferme un corps organique. » C'est ainsi
que l'on obtient le *charbon*. « L'action du feu poussée à son
dernier terme sur les corps de la même nature, et avec le
contact de l'air, se nomme l'INCINÉRATION. » On décompose
ainsi tous les principes altérables par le calorique, en sorte
que le résidu est uniquement formé de parties salines et
terreuses que l'on nomme *Cendres*. « La CALCINATION ne
s'applique qu'aux substances minérales; elle a ordinairement pour objet de priver ces corps des gaz et de l'humidité
qu'ils peuvent contenir. » C'est ainsi qu'on traite les carbonates de chaux et de magnésie, pour obtenir ces bases à
l'état de pureté. «Le GRILLAGE est la même opération appli-

quée aux minerais métalliques, dans le but de séparer les corps volatils qui sont mêlés aux métaux qui en font la base. »

Dans les deux opérations suivantes, il ne s'agit plus de traiter divers corps par la chaleur élevée à différents degrés, mais, au contraire, de priver certaines substances du calorique qu'elles contiennent. C'est ainsi que « dans la Congélation, on fait passer les corps de l'état liquide à l'état solide, en leur enlevant le calorique qui les maintenait dans leur état primitif. » Quand cette opération s'exécute sur des métaux fondus, on dit qu'ils se *solidifient* ; quand on opère sur des corps gras, on dit qu'ils se *figent.* La congélation s'emploie pour séparer des corps fusibles à des degrés différents, pour concentrer le vinaigre, pour obtenir de la glace. Enfin, elle sert en quelque sorte de transition à l'opération suivante, qui est du plus haut intérêt en chimie.

« Il arrive souvent que les corps, en se solidifiant, prennent une configuration régulière, symétrique ; que leurs particules se groupent et représentent de petits corps à surface polyédrique, souvent translucides, presque toujours blancs et purs. Chacune de ces petites masses est un *Cristal,* et l'opération par laquelle on les obtient se nomme Cristallisation. » Il suffit ordinairement de faire dissoudre les corps susceptibles de cristalliser, de concentrer leur dissolution et de l'abandonner au refroidissement et au repos, pour obtenir ces corps sous forme cristalline.

Plusieurs conditions sont à observer pour réussir dans cette opération. La solution ne doit pas être trop concentrée, autrement les molécules du corps cristallisable ne jouiraient pas de la liberté nécessaire pour se mouvoir et se grouper convenablement ; il faut que le refroidissement s'opère avec beaucoup de lenteur ; enfin, il est essentiel que la solution, une fois mise à cristalliser, soit maintenue dans un repos complet, car le moindre mouvement déplacerait les molécules prêtes à se réunir, et pourrait changer la forme des cristaux.

La cristallisation sert à obtenir certaines substances dans le plus grand état de pureté possible. C'est par son moyen que l'on prépare tous les *sels*. On l'emploie aussi pour séparer les corps facilement cristallisables de ceux qui le sont moins. Enfin, la forme particulière qu'affecte chaque corps susceptible de cristalliser, est un caractère distinctif auquel on attache beaucoup d'importance en histoire naturelle comme en chimie. Tous les détails qui se rapportent à la cristallisation des sels forment deux branches de la chimie générale, que l'on nomme la *Cristallographie* et la *Halotechnie.*

§ 3. Il nous reste à définir d'une manière succincte les principaux produits qui sont le résultat des deux ordres d'opérations que nous venons de décrire. Ces produits appartiennent aux deux premières classes de médicaments, c'est-à-dire aux substances médicinales simples ou aux médicaments simples. Les premiers, qui sont dus à la *Division*, sont les *pulpes*, les *fécules* et les *poudres*. Les seconds, que l'on obtient par *Extraction*, sont les *sucs*, les *huiles*, les *huiles volatiles*, les *résines* et les *extraits.*

« Les Pulpes sont des médicaments d'une consistance

molle, qui sont le résultat d'une division mécanique pratiquée sur la partie charnue des végétaux. » Elles renferment
le suc et une portion du *parenchyme*, que l'on sépare des
parties dures à l'aide du tamis et d'une sorte de spatule
que l'on nomme *Pulpoir*.

« On donne le nom de FÉCULES ou d'*Amidon* à un produit immédiat qui se retrouve dans un grand nombre de
végétaux, et qui se présente sous la forme d'une poudre
blanche, insipide, inodore, insoluble dans l'eau froide,
mais soluble dans l'eau bouillante, et donnant lieu, dans
ce cas, à une masse qui se prend en gelée par le refroidissement et que l'on nomme *Empois*. » La fécule est contenue en grande abondance dans les semences des graminées, des légumineuses, et dans plusieurs racines. Il suffit,
pour l'obtenir, de déchirer les cellules qui la renferment,
et de soumettre le tout au lavage. La fécule étant plus
lourde que l'eau et les autres parties du végétal, se précipite, et on la recueille par décantation.

Plusieurs fécules sont usitées comme aliment et comme
médicament. Celles que l'on retire du froment, du riz, de
la pomme de terre, l'arrow-root, le tapioka et le sagou,
sont les plus employées.

« Une POUDRE est le produit de la division mécanique
d'un corps solide. » Cette division peut être limitée ou
indéfinie. Les poudres que l'on obtient au moyen de la
rasion, de la quassation, de la mouture, ne sont pas d'une
grande ténuité, mais leur emploi n'en exige pas davantage.
Il en est d'autres, au contraire, qui doivent être portées

à un grand degré de division, de finesse et d'homogénéité. Les officines renferment des poudres *Simples* et des poudres *Composées*. Ces dernières seront étudiées dans les chapitres suivants.

§ 4. « On appelle Sucs les liquides contenus dans les diverses parties des substances organiques. Ces liquides sont ordinairement renfermés dans une espèce de réseau formé par différents tissus qu'il est nécessaire de déchirer et de comprimer pour les en extraire. »

La nature des sucs varie, non-seulement selon les organes qui les contiennent, mais aussi suivant l'âge des individus. Plus les végétaux sont jeunes, moins les tissus sont fermes et solides, et plus les sucs sont abondants. Le contraire a lieu à mesure que le végétal avance vers la vieillesse; dès lors ces liquides changent de caractères et jouissent d'autres propriétés.

Les animaux fournissent aussi des liquides auxquels on peut donner le nom de sucs : le lait, le sang, l'urine, le fiel, sont de ce nombre.

Les sucs pharmaceutiques ne sont, à proprement parler, que les liquides extraits des parties les plus molles des plantes fraîches, comme les feuilles, les fleurs, les racines et les fruits. Nous avons parlé des opérations à l'aide desquelles on les obtient. On les divise en sucs *aqueux*, *huileux* et *résineux*; mais chacune de ces espèces est elle-même susceptible de sous-divisions. Les *Sucs aqueux* sont ceux dont les principes les plus importants sont solubles dans l'eau; ils peuvent contenir, par conséquent, des acides, du sucre, de la gomme, des matières colorantes et différents sels ; les autres espèces sont plus particulièrement désignées sous les noms d'*Huiles* et de *Résines*.

« Les Huiles sont des produits immédiats, organiques, liquides, légers, onctueux au toucher, susceptibles de brûler avec flamme ; elles pénètrent facilement et tachent d'une manière plus ou moins permanente les étoffes ainsi que le papier qu'elles rendent transparents. » On les divise en *huiles grasses* ou *fixes*, et en *huiles volatiles* ou *essentielles*. Les premières n'entrent en ébullition qu'à 300 degrés de chaleur, et ne se volatilisent pas sans se décomposer. Leur saveur est douce, elles sont plus légères que l'eau, se dissolvent rarement dans l'acool, jamais dans l'eau, et se combinent avec les alcalis pour former des *Savons*.

Les Huiles volatiles se distillent à une température d'environ 150 degrés, sans se décomposer, et à 100 degrés seulement, quand on les chauffe avec de l'eau. Elles sont solubles dans l'alcool ; la tache qu'elles forment sur le papier disparaît quand on la chauffe, ou seulement au contact de l'air. Leur odeur est forte et aromatique ; leur saveur est âcre, quelquefois brûlante et même caustique.

On trouve les huiles fixes dans le péricarpe de l'olive, dans l'amande des fruits à noyaux, et dans la plupart des semences. Les huiles volatiles sont contenues dans le péricarpe de beaucoup de fruits, dans les fleurs, les feuilles, quelquefois dans l'écorce. Dans la semence des ombellifères, l'huile fixe se trouve dans l'amande, et l'huile volatile dans son enveloppe.

On donne le nom de *Beurres* à quelques huiles solides à la température ordinaire, comme celles que l'on retire du cacao, des baies de laurier et de la noix muscade.

Les animaux fournissent aussi des substances grasses plus ou moins solides. L'huile d'œuf, le beurre ordinaire, la graisse de porc, la moelle de bœuf, sont au nombre de ces produits.

Les huiles fixes et volatiles sont des produits de nature fort complexe. La chimie y découvre un grand nombre de principes divers de la plus grande importance, et sur lesquels nous reviendrons plus tard.

« A côté des huiles volatiles viennent se placer les Résines, produits d'abord fluides, qui découlent naturellement de certains arbres, ou que l'on obtient à l'aide d'incisions pratiquées sur l'écorce de ces végétaux, et qui se solidifient par le contact de l'air. Les résines sont souvent aromatiques, inflammables, douées d'une saveur âcre comme les huiles essentielles, dont elles se rapprochent beaucoup par leur composition chimique; nullement solubles dans l'eau, mais très-solubles dans l'alcool; souvent mêlées de gomme, de fibre ligneuse, de matière colorante, etc., qu'il en faut séparer par la purification. On obtient les résines pures en les dissolvant dans l'alcool, d'où on les précipite par l'addition de l'eau. »

De toutes les préparations de cet ordre, les Extraits sont les plus compliqués. « On donne ce nom à des pro-

duits de consistance variable, que l'on obtient soit par l'é-
vaporation des sucs végétaux ou animaux, soit en faisant
agir sur une substance organique un liquide capable d'en
dissoudre les principes actifs, et en réduisant la solution
qui en résulte à un très-petit volume, par la concentration. » Les liquides les plus employés à cet effet sont l'eau,
l'alcool et l'éther; de là les Extraits *Aqueux*, *Alcooliques*,
Éthérés. On peut les rapprocher en consistance plus ou
moins molle ou solide; de là les extraits *Mous*, *Pilulaires*
et *Secs*.

La nature de ces produits varie presque à chaque substance qui en forme la base. Ils contiennent, non-seulement tous les principes solubles dans le véhicule employé,
mais encore des principes nouveaux auxquels leur réaction réciproque et l'action du calorique peuvent donner
naissance pendant l'opération.

La difficulté, pour ne pas dire l'impossibilité d'établir
une classification des extraits, fondée sur leur composition
intime, a fait prendre le parti de les ranger dans l'ordre
des opérations qui servent à les obtenir. Ainsi, après avoir
formé trois classes des extraits préparés par l'eau, l'alcool
ou l'éther, on a sous-divisé les premiers en deux sections,
suivant qu'ils sont préparés avec le *suc* du végétal, ou seulement par l'action de l'*eau*. La première section contient trois séries : les extraits aux sucs de *fruits*, les extraits aux sucs *dépurés* de plantes, et les extraits aux sucs
non *dépurés*.

La deuxième section comprend les extraits préparés

par *macération* dans l'eau, par *infusion*, ou par *décoction*.

« Les Gelées végétales et animales ne sont autre chose que des extraits mous, d'une consistance tremblante, qui ont pour base de la *gélatine*. » Les gelées se décomposent en peu de jours. Lorsqu'on concentre jusqu'à siccité les gelées animales, elles peuvent se conserver indéfiniment, et prennent alors les caractères de la gélatine sèche. Comme on leur associe souvent d'autres substances médicamenteuses, nous aurons occasion d'en parler encore, en passant en revue les médicaments du troisième ordre.

Quels que soient le véhicule et le mode d'opération employés, les règles générales à observer dans la préparation des extraits peuvent se réduire aux préceptes suivants :

Éviter le contact de l'air, qui colore toujours plus ou moins les produits; opérer par conséquent à vase clos, autant que la chose est possible.

N'employer que la quantité de véhicule nécessaire, afin de n'avoir pas à prolonger la concentration.

Pour les extraits aqueux, n'employer que de l'eau distillée, afin de ne pas ajouter au produit les sels que contient ordinairement l'eau commune.

Éviter une trop grande élévation de température, pendant la concentration, dans la crainte d'altérer les produits. Employer pour cela, de préférence, l'évaporation au bain-marie ou à la vapeur.

Éviter la décoction, dont l'un des principaux inconvénients est de rendre la fibre végétale propre à absorber en pure perte une certaine quantité de matière extractive.

Enfin, pour les extraits secs, achever la dessiccation à l'étuve.

Nous n'avons rien à dire pour le moment des Sels, qui, bien qu'extraits à l'aide des opérations du deuxième ordre, appartiennent à la classe des médicaments *combinés*, et dont, par conséquent, la préparation et l'histoire sont du ressort de la chimie.

MÉDICAMENTS
du 1ᵉʳ et du 2ᵉ ordre. — Opérations et Produits.

OPÉRATIONS.	PRODUITS.

Médicaments obtenus par

DIVISION. (1ᵉʳ ordre.)
- Section.
- Quassation.
- Rasion.
- Epistation.
- Pulpation.
- Mouture.
- Pulvérisation.

Produits : Pulpes. Fécules. Poudres.

EXTRACTION. (2ᵉ ordre.)

A l'aide d'une action mécanique.
- Lotion.
- Décantation.
- Expression.
- Filtration.
- Clarification.

Par l'intermède de l'eau.
- Solution.
- Lixiviation.
- Déplacement.
- Macération.
- Digestion.
- Infusion.
- Décoction.

Par l'intermède du calorique et quelquefois de l'eau.
- Vaporisation.
- Concentration.
- Distillation.
- Sublimation.
- Fusion.
- Torréfaction.
- Incinération.
- Calcination
- Grillage.
- Congélation.
- Cristallisation.

Produits :
- Sucs aqueux.
- Huiles fixes et graisses.
- Huiles volatiles.
- Résines.
- Extraits :
  - Aqueux :
    - Sucs de fruits.
      - — dépurés.
      - — non dépurés.
    - par macération.
    - — infusion.
    - — décoction.
  - Alcooliques.
  - Éthérés.

CHAPITRE III.

Devoirs particuliers de l'élève de 2ᵉ classe.

Age quod agis.

C'est aux deux ordres d'opérations que nous venons de décrire et qui, d'ailleurs, se combinent avec celles des deux ordres suivants, que l'élève doit surtout s'attacher pendant les premières années de son séjour dans une officine. Il faut qu'il s'applique à en graver dans sa mémoire les définitions et les principes, et, toutes les fois que l'occasion se présentera de les exécuter, qu'il en étudie les détails et les circonstances dans les traités spéciaux. Il est évident que, dans la pratique, ces opérations ne peuvent s'offrir à son étude dans un ordre régulier. Cependant, il n'en est aucune peut-être qui ne se présente au moins une fois l'année dans une officine ; le plus grand nombre, au contraire, s'exécutent chaque jour et à chaque heure. Il faut donc qu'il soit attentif à saisir l'occasion de les connaître et de les pratiquer.

En limitant à ces deux ordres d'opérations et de produits l'étude spéciale à laquelle doit s'appliquer l'élève de seconde classe, loin de nous la pensée qu'il doive négliger d'acquérir des connaissances plus étendues. Tout ce qui se passe sous ses yeux est également digne de son attention ; mais l'explication de tous les phénomènes n'est pas encore à sa portée. Mieux vaut donc pour lui, consacrer ses efforts à l'observation des faits, à la connaissance des procédés manipulatoires et à leur exécution, que de se livrer prématurément à l'étude des théories. Qu'il ne s'attache même pas trop à classer, à généraliser les observations qu'il recueille; la variété de ces détails, et jusqu'au désordre dans lequel tant de choses nouvelles se présentent à lui, le servent mieux dans le but qu'il se propose, que ne ferait dès l'abord une étude systématique. Les méthodes ont cet inconvénient, en effet, que la série des objets dont elles s'occupent, se déroulant sous les yeux dans un ordre successif, les dernières études nuisent parfois aux premières, et chaque chose ne se montrant qu'une fois et sous un seul aspect, l'esprit n'en est frappé que d'une manière incomplète et fugitive. Dans la pratique, au contraire, la répétition fréquente des mêmes opérations, le rapprochement fortuit des phénomènes les plus divers, et la nécessité d'étudier chaque chose sous toutes ses faces, dans tous ses rapports, exercent bien autrement l'intelligence et la mémoire. L'élève, toujours entouré des objets de son étude, s'habitue, pour ainsi dire, à vivre avec eux. Ils abordent à son esprit par tous les sens; ils l'en imprègnent d'une manière indélébile. Plus tard, de nouvelles connaissances viendront se joindre à celles déjà acquises; l'instruction méthodique des écoles et des livres viendra combler toutes les lacunes; enfin, les théories éclaireront tout cet ensemble et se serviront d'appui réciproque. Mais, parfois aussi, elles se détruiront les unes les autres, ou laisseront flotter l'esprit dans le doute ; tandis que les faits positifs, les phénomènes constants, les observations pratiques demeureront dans la mémoire , comme des archives impérissables où se retrouvera toujours la vérité.

Dans le cours de la première année, le jeune élève secondera tour-à-tour les élèves du laboratoire et ceux de l'officine. Il s'efforcera d'apprendre par les seuls enseignements de l'exemple ce que son inexpérience ne lui permettrait pas encore de pratiquer de ses mains. Des soins les plus pénibles, les plus fastidieux, qui seront nécessairement son lot jusqu'à ce qu'un nouveau venu le remplace, il passera à des fonctions plus intéressantes et plus relevées. Qu'il regarde beaucoup agir les autres avant de faire lui-même ; qu'il s'aide de toutes les lumières ; qu'il ne craigne pas d'interroger ses collaborateurs, de consulter les livres, de s'adresser au chef de l'officine, pour recueillir tous les documents qui lui sont nécessaires. L'exécution des formules magistrales est l'une des parties les plus délicates de notre art. Le chef, ou le premier élève, en lui confiant les plus simples et les plus faciles, ne manqueront pas de lui donner toutes les indications convenables, et lui recommanderont, avant tout, ces trois choses qui doivent former la devise du pharmacien : l'ordre, l'exactitude, la prudence. Qu'il ne néglige aucun de ces détails accessoires qui offrent au médecin et au malade une garantie des soins que l'on apporte aux moindres objets : l'étiquette lisiblement et correctement écrite, le vase soi-

gneusement bouché, cacheté, enveloppé ; la formule nu-
mérotée et timbrée, pour montrer qu'elle a passé sous les
yeux du chef, qu'on l'a lue plus d'une fois, et qu'on en
garde une copie. Tous ces soins recherchés et indifférents
en apparence, ont cependant une importance réelle. Il
suffit d'un reproche, d'une erreur, je n'ose dire d'un ac-
cident occasioné par leur négligence, pour donner lieu à
des regrets bien amers. D'ailleurs, je le répète, cette habitude une fois prise, on oublie bientôt ce qu'elle a d'en-
nuyeux ou de puéril ; un bon résultat en est le fruit et n'a
presque rien coûté.

Pendant l'année suivante, l'élève devra s'essayer aux
préparations du laboratoire ; il s'exercera à conduire un
fourneau, à régler une étuve, à diriger une distillation, à
monter des appareils. A chaque opération nouvelle, il en
étudiera les principes, les détails et la théorie dans les traités ; il en observera toutes les circonstances ; il tiendra note
des résultats et de leurs caractères. Il s'appliquera, en un
mot, à recueillir toutes les données nécessaires pour établir clairement dans son esprit les données générales des
opérations pharmaceutiques des deux premiers ordres,
principes qui, avec ceux de la classification et des nomenclatures, doivent faire la matière spéciale de ses études
pendant cette première époque de la période officinale.

Il nous reste à dire un mot des devoirs du jeune élève
envers le chef qui s'est chargé de diriger ses premières
études pharmaceutiques. Si, en général, les rapports d'un
maître et de son disciple doivent être ceux d'un père et

de son fils, c'est surtout lorsqu'ils habitent la même maison, qu'ils s'asseoient à la même table, et que ces rapports ne se bornent pas à une instruction donnée et reçue, mais qu'ils s'étendent à des travaux partagés, à des services réciproques, à une éducation nouvelle, je pourrais dire, aux mœurs d'une profession à laquelle la vie entière sera consacrée. Honoré de l'amitié de son chef et investi de sa confiance, il est facile d'imaginer par quelle conduite, par quels sentiments, le jeune élève doit y répondre. Le zèle, la sagesse, la réserve dans les manières, le dévouement aux intérêts de la maison, la probité la plus parfaite, le respect et la déférence que mérite la supériorité de l'âge et des lumières; enfin, la reconnaissance si naturelle à une âme délicate, envers ceux qui développent notre intelligence et préparent notre avenir: voilà ce qu'un maître, jaloux des succès de son élève, a droit d'en attendre en retour des soins qu'il lui prodigue. Au disciple qui s'efforce ainsi d'alléger les charges d'un tel patronage, ne manquera jamais un maître qui sache concilier une paternelle indulgence avec la rigueur de ses propres devoirs, et faciliter, par la douceur de ses préceptes, ce qu'ont de pénible les abords de cette grave profession.

LIVRE II.

CHAPITRE PREMIER.

Des Médicaments du 3ᵉ ordre. — Opérations et Produits.

> ..... Pour maintenir la thérapeutique sur
> une base solide, il faut s'interdire toute
> innovation dans la préparation ou la forme
> des produits de la pharmacie *stationnaire*,
> et être discret même dans les applications
> nouvelles dont les progrès de la science peu-
> vent éveiller l'idée.
>
> (Polyd. Boullay. *Dissert.*, p. 28.)

Nous nous sommes occupé jusqu'ici de faire subir aux substances médicinales simples des préparations préliminaires qui avaient pour objet, tantôt de les réduire en particules plus fines, afin de développer davantage leurs propriétés actives, tantôt d'extraire et de recueillir isolément leurs principes les plus énergiques; mais presque toujours dans le but ultérieur de soumettre les uns et les autres à un *Mélange*, ou bien à une *Combinaison chimique*. C'est ce second temps, cet objet final de la préparation des médicaments qui va devenir l'objet de notre étude dans les chapitres suivants.

Dans les détails où nous sommes entré jusqu'ici, nous

avons plutôt envisagé les opérations en elles-mêmes que les produits auxquels elles pouvaient donner lieu. Il était naturel, en effet, d'établir d'abord les principes relatifs aux manipulations, avant de décrire les préparations qui devaient en être le résultat. Nous allons procéder maintenant en sens inverse. Nous nous occuperons plus spécialement des produits que des opérations; nous nous appliquerons à les classer, à les définir, à déterminer leurs caractères, et nous noterons les circonstances qui peuvent le mieux concourir à leur bonne préparation. D'ailleurs, la *Mixtion* et la *Combinaison* n'ayant pas, à proprement parler, d'opérations qui leur soient propres, ou qui ne rentrent dans celles que nous avons précédemment décrites, il nous paraît inutile de nous arrêter de nouveau sur ce sujet. Ce que nous avons dit dans les chapitres précédents suffira sans doute à l'intelligence des élèves, lorsqu'après avoir défini les produits de ces deux ordres, nous aurons à présenter quelques données générales relativement aux moyens de les obtenir.

On ne peut guère établir le caractère de ce qu'on appelle une *Mixtion* ou un *Mélange*, que par opposition avec ce que l'on nomme une *Combinaison chimique*. Nous avons déjà émis quelques idées à ce sujet, en parlant des nomenclatures; mais voici, en peu de mots, en quoi consiste la différence entre ces deux ordres de médicaments composés. « Le Mélange est le résultat de l'association de plusieurs corps de diverses natures, d'où résulte un composé homogène dans lequel on peut reconnaître, du

moins temporairement, les propriétés des corps qui ont
servi à le former. » Un mélange n'est donc point durable
indéfiniment. En effet, au bout d'un temps plus ou moins
long, les principes qui le constituent réagissent les uns sur
les autres, les propriétés des corps composants disparaissent peu à peu et font place à des propriétés nouvelles ;
dès lors, le mélange a cessé d'exister, et le mixte a passé
à l'état de COMBINAISON.

La classe extrêmement nombreuse des médicaments
préparés par mixtion ou mélange, a été partagée en deux
séries.

La première comprend les mixtes sans *excipients*, ou
dans lesquels l'excipient joue un rôle très-accessoire.

La seconde renferme ceux qui ont un *excipient déterminé*.

« On nomme *Excipient* le corps au moyen duquel la
substance active qui forme la *base* d'un médicament est
dissoute, suspendue ou enveloppée ; celui qui, par conséquent, lui donne sa forme, sa consistance, parfois son volume, et qui, par ses qualités physiques, en favorise l'application à l'organisme. »

Ainsi, un simple mélange de quinquina et de rhubarbe
en poudre donne lieu à un mixte sans excipient ; mais dans
l'eau-de-vie de gayac, cette dernière substance forme la
base, et l'eau-de-vie est l'*excipient* du composé.

La première série est la moins étendue. Elle comprend
les *Espèces*, les *Poudres composées*, les *Masses pilulaires*
et les *Trochisques*.

« On donne le nom d'Espèces à un mélange de plusieurs plantes ou parties de plantes, assez divisées pour être mêlées avec facilité, mais non pas jusqu'au point de former une poudre, » attendu qu'elles sont toujours destinées à être traitées par un véhicule, et non à être administrées en substance. Le nom spécifique de ce genre de médicaments a été souvent tiré de ses propriétés actives ; mais il vaut mieux ne faire allusion qu'à ses propriétés physiques. Ainsi, on ne devrait point dire : espèces pectorales, apéritives, sudorifiques, vulnéraires ; il serait préférable de les désigner par les noms d'espèces amères, mucilagineuses, aromatiques, etc.

« Les Poudres Composées sont le résultat du mélange de plusieurs poudres simples, préalablement réduites à un égal degré de finesse, et triturées ensemble jusqu'au point d'obtenir un produit très-homogène. » Lorsque dans un mélange de cette nature aucune substance ne domine, on peut le désigner par ses propriétés physiques ou chimiques ; ex. : poudre aromatique, absorbante, gommeuse, alcaline ; dans le cas contraire, on rappelle la substance la plus énergique, ou qui forme la base du mélange ; ex. : poudre d'arum composée, poudre de guy et de valériane composée.

« Les Trochisques sont des médicaments secs, divisés par petites masses de différentes formes, et composés d'un mélange de diverses poudres, liées à l'aide d'un léger mucilage, ou seulement d'un peu d'eau. » Ce genre de médicaments est aujourd'hui fort peu usité.

« Les Pilules et les Bols ont une composition assez analogue à celle des trochisques ; mais ces médicaments sont toujours de forme ronde ou ovoïde, et destinés à être administrés à l'intérieur. Ils sont le plus souvent prépa rés extemporanément et doivent être d'une certaine mollesse, à laquelle on a donné le nom de *consistance pilulaire*, afin qu'ils se dissolvent plus facilement dans l'estomac. »

Les bols et les pilules ne diffèrent que par leur volume ; celles-ci ne doivent guère peser plus de six grains, ni dépasser la grosseur d'un pois ordinaire ; les bols sont d'une consistance un peu plus molle, et peuvent atteindre jusqu'au volume d'une olive.

Les poudres qui entrent dans la composition des bols et des pilules sont très-variées. On les lie entre elles et on leur donne la consistance convenable au moyen de divers excipients ; mais comme ceux-ci varient beaucoup, et qu'ils ne jouent ici qu'un rôle très-secondaire, on n'en tient presque aucun compte dans la composition des produits. Cette variété est également cause que ce genre de médicaments n'a pu être assujetti à aucune nomenclature ré gulière. Ainsi, leur nom générique est tiré de leur forme, tandis que le nom spécifique est tantôt celui de l'auteur de la formule, tantôt il rappelle la propriété physique ou chimique dominante du médicament, tantôt la base la plus énergique qui entre dans sa composition ; exemple : pilules de Fuller, pilules balsamiques, pilules de cynoglosse composées.

La deuxième série des médicaments de cet ordre est

beaucoup plus nombreuse; elle renferme tous les médicaments dans lesquels l'*eau*, le *vin*, la *bière*, le *vinaigre*,
l'*alcool*, l'*éther*, le *sucre*, le *miel*, l'*huile*, ou la *graisse*,
jouent le rôle d'excipient. C'est à cette série immense que
M. Chéreau a appliqué avec le plus de succès son ingénieuse
nomenclature. Il prend pour type du genre l'excipient, et
il tire de la base le nom de l'espèce; puis, il indique
le mode principal d'opération, à l'aide d'un simple changement dans la terminaison du nom générique. C'est ainsi
qu'il appelle *Alcoolées*, les teintures à l'alcool, obtenues
par action directe; et *Alcoolats*, les solutions alcooliques
obtenues par distillation.[1] Nous allons jeter un coup d'œil
sur chacun des genres et des sous-genres de cette classe,
en réunissant par paragraphe tous ceux qui se rapportent
à un même excipient.

§ 1. On partage en deux sections les médicaments dont
l'excipient est l'Eau. La première section contient ceux
dans lesquels le véhicule agit directement: ce sont les *hydrolés*; la seconde comprend ceux dans lesquels on opère
par distillation; on les nomme *hydrolats*.

Les Hydrolés sont souvent le produit d'une simple solution aqueuse; c'est ce qui arrive surtout quand on fait

---

[1] La désinence *at*, destinée à indiquer le mode d'opération par lequel
on obtient des produits distillés, serait peut-être remplacée avec avantage
par la terminaison *stil*, qui aurait au moins le mérite de rappeler l'opération elle même. Ainsi, au lieu d'*hydrolat* et d'*alcoolat*, on dirait *hydrostil*
ou *aquastil*, et *alcostil*. La trop grande ressemblance des terminaisons
peut, dans la pratique, être la cause de beaucoup d'erreurs.

agir l'eau sur les substances minérales solubles, telles que
les sels, les acides, les alcalis, les gaz (eau, liqueur, solution,
eau minérale). Lorsqu'on la met en contact avec les substances végétales, on désigne parfois le produit par l'opération même qui a servi à l'obtenir (infusion, décoction, etc.); d'autres fois on tire sa dénomination de la
forme du médicament ou de l'usage qu'on en doit faire
(lotion, cataplasme, collyre). Enfin, quand il est le résultat de l'action de l'eau sur les substances animales, on désigne le produit par le nom générique de *Bouillon*.

On donnait naguère, et l'on donne encore aujourd'hui,
les noms d'*Eau*, de *Liqueur*, de *Lotion* et de *Collyre*, à un
assez grand nombre d'hydrolés minéraux, préparés par la
simple dissolution dans l'eau de quelques substances salines. La plupart portaient, comme nom spécifique, celui de
leur inventeur. Ces dénominations vicieuses seront quelque jour rejetées de la nomenclature pharmaceutique;
mais en attendant qu'une réforme générale leur en donne
de plus rationnelles, il convient de les remplacer par le
terme générique de *Solution*, auquel on doit ajouter celui
de la base principale, et, si l'on veut, le nom connu de
l'auteur de la formule, pour éloigner toute cause d'erreur.
Ainsi, l'on pourrait dire solution mercurielle de Vanswietten, solution arsenicale de Fowler, solution sulfurée sa-
vonneuse, au lieu de liqueur de Vanswietten, de Fowler, et
lotion de Barlow, réservant le nom d'*Eau* pour la solu
tion aqueuse d'une base simple, comme eau de chaux, de
potasse, de barite, etc.

Un genre important de médicaments de cette série est celui qui porte le nom d'*Eaux Minérales*. Ce sont des hydrolés chargés de substances acides, alcalines, salines, gazeuses, et quelquefois de matières organiques, par lesquelles l'art imite les eaux minérales naturelles. On les divise en quatre catégories, suivant les principes qui prédominent dans leur composition : ce sont les eaux *Acidules-Gazeuses*, *Ferrugineuses*, *Salines* et *Sulfureuses*. Chacune de ces catégories est elle-même sous-divisée, suivant le nombre et les proportions des principes qui y sont contenus.

Les hydrolés qui résultent de l'action de l'eau froide ou élevée à divers degrés de température, sur les substances végétales, sont les produits de cette classe les plus nombreux et les plus variés. Ils se préparent tous extemporanément, parce qu'ils ne tardent pas à se décomposer. Comme ils diffèrent peu par le mode de préparation, et qu'il importe beaucoup d'établir entre eux une distinction, on a cherché cette différence dans leur forme et dans l'emploi auquel ils sont destinés. Ainsi, « les *Tisanes* et les *Apozèmes*, que l'on obtient en général par infusion ou par décoction, sont toujours assez étendus pour être pris par verrées ou par tasses; » mais les tisanes doivent servir de boisson habituelle aux malades, tandis que les apozèmes, qui sont plus actifs, ne doivent être pris qu'à des heures déterminées.

Les *Lotions* et les *Fomentations* sont destinées à laver ou à fomenter quelque partie du corps; les *Injections* et les

Lavements, à être injectés dans les cavités internes ; les *Bains* et les *Douches*, à baigner ou bien à être projetés sur quelque surface ; les *Collyres* à être appliqués sur les yeux ; les *Gargarismes* à être promenés et conservés quelque temps dans la bouche ; et toutefois, ces médicaments sont préparés à peu près de la même manière, ou sont les produits d'opérations analogues. Il n'en est pas de même des sous-genres suivants :

« Un *Mucilage* est le résultat de la solution ou de la division extrême d'une substance gommeuse dans l'eau. » Cette solution peut être plus ou moins épaisse, visqueuse, suivant l'emploi que l'on veut en faire.

« L'*Émulsion* est un médicament d'apparence laiteuse, formé par la division d'une petite quantité d'huile dans l'eau, par l'intermède d'un mucilage ou d'une matière albumineuse. » On la prépare ordinairement en épistant des semences *émulsives* avec une petite quantité d'eau que l'on étend ensuite d'une plus grande.

C'est en ajoutant à une émulsion, du sucre et un mucilage, que l'on prépare un *Looch*, « sorte de potion d'une consistance un peu épaisse, d'une saveur douce et légèrement aromatique, que l'on administre par cuillerées. »

« Les *Gelées* sont encore plus consistantes, car elles sont fermes et ne coulent point. Elles résultent de la solution d'une substance gélatineuse, végétale ou animale, dans l'eau. » Cette solution, concentrée par l'évaporation, se prend par le refroidissement en une masse épaisse, tremblante, qu'il est souvent nécessaire de clarifier pour l'obtenir très-pure. Les gelées se décomposent au bout de peu de jours, surtout quand la température est élevée.

« Les *Cataplasmes* sont des médicaments d'une consistance molle et pâteuse, formés ordinairement de fécule, de pulpe végétale, de diverses poudres et substances mucilagineuses, délayées ou cuites dans l'eau; » ils sont destinés à être appliqués à l'extérieur. Les cataplasmes composés avec la farine de moutarde se nomment *Sina-pismes.* »

« On donne le nom de *Mixture*, de *Potion*, de *Julep*, à des mélanges liquides très-variés dans leur composition, et dont l'eau forme la plus grande masse. Ces médicaments destinés à être pris à l'intérieur doivent, en général, être transparents et agréables au goût. La *Mixture* se prend par gouttes, ou du moins à très-petites doses, la *Potion* s'administre par cuillerées, et le *Julep* doit être pris en une ou deux fois. »

« Enfin, les *Bouillons* résultent de l'action prolongée de l'eau bouillante sur les substances animales, principalement sur la chair musculaire et les os. » Le véhicule aqueux se charge ainsi de tous leurs principes solubles dans l'eau, tels que la gélatine, l'osmazôme et différents sels. L'albumine, qui se dissout d'abord dans l'eau froide, se coagule bientôt par la chaleur, et contribue à clarifier le produit, que l'on concentre pour le rendre plus actif. Les bouillons médicamenteux ne diffèrent des bouillons alimentaires, qu'en ce qu'ils sont préparés avec la chair de certains animaux auxquels on attribue des propriétés médicinales.

«Les Hydrolats diffèrent des hydrolés en ce qu'ils sont préparés par distillation ; par conséquent, ils ne contiennent que les principes volatils des substances sur lesquelles on opère. » Ces principes s'élèvent avec les vapeurs aqueuses, au moment où l'eau entre en ébullition dans l'appareil distillatoire, et ils se condensent avec elles en traversant le serpentin pour se rendre dans le récipient.

L'huile volatile est la principale substance qui s'élève en même temps que la vapeur d'eau dans cette opération ; mais une partie seulement se dissout dans le liquide, et l'autre vient nager à sa surface ou se précipite au fond. C'est ainsi qu'on recueille les huiles essentielles.

§ 2. « Les médicaments dont le Vin est l'excipient, portent, dans la nomenclature de M. Chéreau, le nom générique d'Œnolés ; dans la pratique, on les nomme encore *Vins médicinaux* ; ils se préparent en faisant macérer certaines substances dans des vins de qualités diverses, et en filtrant le liquide après un temps déterminé. » On opère toujours à froid et dans des vases clos, parce que, d'une part, le vin soumis à la chaleur se décomposerait, et que, de l'autre, il est essentiel que les principes volatils restent dans le produit.

Comme le vin est un véhicule d'une nature très-variable et très-complexe, le résultat de son action sur d'autres substances doit aussi beaucoup varier. L'eau et l'alcool qu'il contient dans diverses proportions, le rendent plus ou moins propre à dissoudre les matières avec lesquelles on le met en contact. Quant aux autres principes dont il est composé lui-même, nul doute qu'ils ne réagissent à leur manière et ne compliquent l'opération. Enfin, les vins médicinaux sont sujets à s'altérer avec le temps; il est donc nécessaire d'apporter beaucoup de soin aux préparations de ce genre, et surtout le plus grand scrupule à employer pour chacune d'elles les vins prescrits, dont les qualités connues ont été calculées de manière à concourir à l'efficacité du médicament.

§ 3. « Les Oxéolés et les Oxéolats sont des préparations qui ont pour excipient le Vinaigre. Les premiers se préparent par macération et de la même manière que les vins médicinaux; les seconds s'obtiennent en distillant du vinaigre que l'on a fait macérer sur des substances chargées de principes volatils. » L'eau et l'acide acétique, dont le vinaigre est surtout composé, dissolvent et quelquefois modifient les principes contenus dans les substances sur lesquelles on les fait agir. Les oxéolés sont moins susceptibles de s'altérer que les œnolés; quelquefois ils sont simples, comme le vinaigre de scille, de roses, de framboises; d'autres fois composés, comme l'oxéolé aromatique connu sous le nom de *Vinaigre des quatre voleurs*.

Comme en distillant le vinaigre on n'en sépare que le tartre, la matière colorante, et quelques autres principes non volatils, sans changer notablement les proportions relatives d'eau et d'acide acétique qu'il contient, il est évident que l'on peut préparer, par ce procédé, des *Oxéolats* chargés de l'huile essentielle des substances que l'on soumet en même temps à la distillation.

§ 4. « La Bière, dont la masse liquide est formée d'eau et d'alcool, agit sur les substances que l'on met en contact avec elles de la même manière que le vin; seulement, les produits ainsi obtenus sont sujets à s'altérer en peu de temps, en sorte qu'ils doivent être rangés parmi les médicaments extemporanés. C'est ainsi que l'on prépare la bière de quinquina et la sapinette ou bière antiscorbutique. M. Chéreau a donné à ce genre le nom de Brutolés. »

§ 5. « L'Alcool est un liquide volatil, inflammable, incolore, d'une odeur pénétrante et aromatique, obtenu de la distillation d'un liquide fermenté et principalement du vin. Il est d'un emploi fréquent en médecine, et il sert d'excipient à un très-grand nombre de médicaments composés que l'on partage en deux sections. Les uns sont le résultat de l'action directe de l'alcool sur des substances chargées de principes qui y sont solubles. On les obtient par macération et filtration, ou, mieux encore, par déplacement : ce sont les Alcoolés. Les autres se préparent en distillant l'alcool sur des corps assez riches en principes volatils, pour que ceux-ci puissent s'élever avec les vapeurs alcooliques, et rester dissous dans le liquide condensé par le refroidissement. On nomme ces derniers des Alcoolats. »

Les alcoolés portent encore, dans le langage usuel, le nom de *Teintures alcooliques*. L'alcool est un dissolvant énergique qui peut se charger d'un grand nombre de principes divers, tels que les résines, les huiles volatiles, des matières colorantes, des acides, des sels, etc. Lorsqu'il est étendu d'eau, il peut en outre dissoudre des gommes, des matières mucilagineuses ou extractives. Aussi, le degré de concentration de l'alcool varie-t-il suivant la nature des substances sur lesquelles on doit agir par son intermède. Sa volatilité oblige presque toujours d'opérer à froid; cependant, on augmente quelquefois son action en élevant la température de 25 à 30 degrés. Dans tous les cas on emploie des vases clos.

Il y a des alcoolés simples et composés. Parmi ces derniers, on remarque quelques sous-genres, tels que les *Ratafias* ou liqueurs de table, qui contiennent toujours des sucs et des aromates; les *Élixirs*, qui sont plus médicamenteux, plus actifs, et ne s'administrent guère que par gouttes ou par cuillerées; enfin, les *Alcoolés acides, ammoniacaux*, et ceux qui contiennent des *sels métalliques*.

Les *Alcoolats* portaient autrefois différents noms : on les appelait *Esprits, Eaux spiritueuses, Gouttes, Baumes, Élixirs, Quintessences.* Ces médicaments contiennent surtout l'huile volatile des substances avec lesquelles l'alcool a été distillé. Comme ces huiles sont plus solubles dans l'alcool que dans l'eau, les alcoolats blanchissent et deviennent laiteux quand on les mêle avec une liqueur aqueuse. L'alcool pouvant se volatiliser à un degré de chaleur inférieur à celui de l'eau bouillante, on distille toujours les alcoolats au bain-marie.

Il y a des alcoolats simples et composés. Parmi ces derniers, il en est qui, indépendamment des huiles volatiles, contiennent encore un sel ammoniacal; ex. : l'alcoolat ammoniacal aromatique, connu sous le nom d'*Esprit volatil huileux de Sylvius*.

§ 6. « Les Éthers sont le résultat du mélange d'un acide concentré avec l'acool, soumis à la distillation. L'éther sulfurique qui leur sert de type est liquide, d'une volatilité et d'une inflammabilité extrêmes; il est incolore, très-odorant, doué de propriétés médicinales très-énergiques, et sert d'excipient à plusieurs médicaments du troisième ordre. Les Éthérolés sont le résultat de l'action de l'éther sur les substances qui peuvent céder quelques principes à ce dissolvant. » Les résines, les huiles fixes et volatiles, les baumes, la cire, la chlorophylle et d'autres corps peuvent être enlevés par l'éther aux substances qui les renferment. La macération, le déplacement, la filtration ou la décantation, suffisent ordinairement pour obtenir les éthérolés, auxquels on donne encore le nom de *Teintures éthérées*. Pour certaines huiles volatiles très-fugaces et difficiles à recueillir, on se borne à agiter les hydrolats qui en sont chargés, avec de l'éther qui les leur enlève et qu'on en sépare par une simple décantation. Quelques éthérolés composés peuvent contenir des sels métalliques : la teinture de Bestucheff et celle de Klaproth en sont des exemples.

§ 7. « On a donné le nom générique de Saccharolés aux médicaments composés dont le sucre ou le miel sont l'excipient. » Ces médicaments sont en très-grand nombre, aussi s'est-on vu obligé d'établir d'abord parmi eux trois

divisions uniquement fondées sur la consistance des produits ; puis, on a réparti dans ces trois divisions tous les
sous-genres qui s'y rapportent, et auxquels il est sans inconvénient de conserver, du moins dans la pratique, les
noms usuels sous lesquels ils sont connus.

Les saccharolés liquides sont les *Sirops*, les *Mellites* et
les *Oximellites*. Les saccharolés de consistance molle sont
les *Pâtes* et les *Électuaires simples* ou *composés*. Les saccharolés solides comprennent les *Tablettes*, les *Pastilles* et les
Condits.

A. « Un *Sirop* est une solution épaisse et visqueuse de
sucre, dans environ la moitié de son poids d'un véhicule
simple ou chargé de principes médicamenteux. »

Lorsque le véhicule est de l'eau simple, le poids du sucre employé doit être exactement double de celui de l'eau ;
mais, s'il s'agit d'une liqueur déjà chargée de quelques
autres principes, la proportion du sucre varie, et doit être
d'autant moins grande que le véhicule est plus chargé de
matières solubles. Du reste, la quantité de sucre est déterminée surtout par cette circonstance, que le sirop doit
avoir une densité telle qu'elle soit à celle de l'eau simple,
comme 1312 est à 1000, ou qu'une mesure contenant
52 grammes d'eau pure puisse contenir 42 grammes de
sirop. Cette densité s'évalue au moyen d'un instrument
qu'on nomme *Aréomètre*, et que nous décrirons plus
loin. Arrivé à ce terme, le sirop se trouve également
éloigné de deux inconvénients : moins dense, il risquerait
d'entrer bientôt en fermentation ; tandis qu'une densité

plus grande déterminerait une partie du sucre à se déposer en cristaux. Toutefois, cette densité varie elle-même dans quelques circonstances. Lorsque le véhicule est riche en matières fermentescibles, il faut cuire davantage le sirop; mais s'il a pour base des liqueurs acides ou vineuses, il lui faut moins de sucre ou une cuisson moins prolongée.

Les sirops *Simples* peuvent être préparés avec des eaux distillées, des solutions, des liqueurs vineuses, des sucs de plantes ou des émulsions. Les sirops *Composés* se préparent, soit avec le produit d'une infusion ou d'une décoction, soit avec un véhicule préalablement distillé. Les uns et les autres s'obtiennent purs et transparents à l'aide de la clarification et de la filtration.

« Les sirops dans lesquels le miel remplace le sucre se nomment des MELLITES. » On les prépare comme les sirops au sucre; on leur donne le même degré de densité, mais on peut se dispenser de les clarifier; la filtration suffit ordinairement pour les obtenir purs et transparents.

« Les OXIMELLITES se préparent en faisant fondre trois parties de miel dans une partie de vinaigre pur ou chargé de principes médicamenteux. » Le mélange fait à froid et filtré donne des oximellites transparents et doués des meilleures propriétés. Ce que l'on nommait autrefois *Onguent œgyptiac* est un oximellite d'acétate de cuivre, de consistance molle. Ce médicament est destiné à l'usage externe.

B. On peut réunir sous le nom générique d'ÉLECTUAIRES

6

plusieurs saccharolés mous qui ne diffèrent entre eux que par la consistance ou le procédé de préparation. Les électuaires simples comprendraient comme sous-genres les *Conserves*, les *Marmelades* et les *Pâtes*. Les électuaires composés renfermeraient les *Électuaires* proprement dits, les *Confections* et les *Opiats*.

« Les Conserves sont le résultat du mélange d'une pulpe végétale avec une proportion donnée de sucre qui lui sert de condiment. » On les prépare, soit avec les plantes fraîches, soit avec les plantes sèches. Les premières sont plus agréables au goût et retiennent mieux les principes volatils de la base; mais elles sont moins susceptibles de conservation et donnent lieu à des médicaments moins identiques. Pour les secondes, tantôt on emploie la poudre, que l'on mêle au sucre, puis à un véhicule destiné à donner à la masse une consistance molle; tantôt on ramollit la plante par la coction et on la pulpe avant de la mêler au sucre. C'est ainsi que l'on traitait certaines racines; mais le premier de ces deux procédés est préférable sous tous les rapports.

« Les Marmelades ne diffèrent des conserves qu'en ce qu'elles sont uniquement préparées avec la pulpe des fruits et qu'elles sont un peu plus molles. » La marmelade de Tronchin et celle de Zanetti sont des électuaires composés magistraux, qui n'ont de commun avec les premiers que la consistance.

« Les Pâtes, outre le sucre, ont encore pour excipient de la gomme. Leur consistance est ferme, tenace, élastique; elles ne doivent point adhérer aux doigts. » On prépare la solution à froid, on la passe; on commence l'évaporation au bain-marie et on l'achève à l'étuve. La pâte de guimauve, qui n'est point transparente, exige une manipulation particulière à l'aide de laquelle on y introduit une certaine quantité de blancs d'œufs destinés à la blanchir.

« Les ÉLECTUAIRES COMPOSÉS (Polyamiques. Ch.) ne diffèrent en aucune manière des *Confections*, ni des *Opiats*. Les uns et les autres sont des saccharolés de consistance molle, contenant un certain nombre de poudres, de pulpes, d'extraits, et parfois de substances métalliques, le tout lié par l'intermède d'un sirop, du miel ou de quelque véhicule approprié. » Le mot ÉLECTUAIRE signifiait que les substances qui entraient dans leur composition avaient été *choisies* avec un soin spécial ; celui de CONFECTION indiquait que leur préparation exigeait des circonstances minutieuses, des manipulations particulières; enfin, le mot OPIAT, d'abord réservé à ceux de ces médicaments qui contenaient de *l'opium*, s'applique de nos jours à la plupart des électuaires magistraux.

Les électuaires polyamiques sont des médicaments dont la nature est très-compliquée, et dans la composition desquels la réaction des nombreux principes qu'ils renferment amène tôt ou tard des changements notables. Cependant, un assez grand nombre de préparations officinales de ce genre jouissent de propriétés énergiques consacrées par le temps et par l'expérience. La thériaque, la confection d'hyacinthes, les électuaires diascordium et catholicon sont de ce nombre.

C. « Les TABLETTES sont des saccharolés solides, secs, fragiles, sous forme de petites *tables* aplaties, découpées en rond, en ovale, en carré ou en losange. Leur masse, d'abord en consistance de pâte, est composée de sucre et de poudres diverses qu'on lie par un mucilage. » La préparation des tablettes se fait à froid. Quand elles ont reçu la forme convenable, on les laisse sécher d'abord à l'air, puis on les met à l'étuve pour compléter leur dessiccation.

« Les GRAINS sont de petites tablettes auxquelles on donne la forme d'une semence. »

« Les PASTILLES ont une composition assez analogue à celle des tablettes; mais leur préparation se fait à chaud et sans l'intermède d'un mucilage. » On fait fondre le sucre, en poudre grossière, dans le moins d'eau possible ; on y ajoute les substances médicamenteuses, et, tandis que le mélange est encore chaud, on le fait tomber par gouttes sur une table de marbre. Chacune de ces gouttes prend, en se refroidissant, la forme d'un hémisphère solide. On les réunit et on achève leur dessiccation à l'étuve.

« Les CONDITS sont aussi des saccharolés solides formés de certaines parties de végétaux à l'état frais, que l'on plonge dans un sirop concentré et bouillant, et que l'on en retire presque aussitôt pour laisser cristalliser le sucre à leur surface. » C'est ainsi que l'on prépare les condits de tiges fraîches d'angélique, d'écorces et de fleurs d'oranger.

§ 8. « Le nom générique d'OÉLÉOLÉS s'applique à un genre nombreux de médicaments connus dans la pratique sous les noms d'*Huiles médicinales* et de *Baumes*. Ce sont des huiles fixes, chargées des principes solubles contenus dans les substances sur lesquelles on les fait agir. » Les huiles fixes peuvent dissoudre un assez grand nombre de corps médicamenteux, tels que les résines, la cire, le camphre, la chlorophylle, les huiles essentielles, et quelques principes particuliers dans lesquels paraît résider la force active de certaines substances organiques. Les huiles d'olives, d'amandes douces et de pavots, sont les plus employées pour la préparation de ce genre de produits. On opère rarement à froid, plus souvent à chaud, soit à l'aide d'une digestion prolongée, soit en chauffant l'huile à feu nu avec les plantes fraîches contusées, jusqu'à ce que l'humidité de celles-ci soit entièrement dissipée.

Il y a des œléolés simples et de composés. Les médicaments de ce genre qui portent le nom de *Baumes*, sont tous au nombre de ces derniers.

Un premier sous-genre se compose des préparations dans lesquelles l'huile fixe, excipient principal, est rendue plus consistante à l'aide du savon ou d'un alcali ; on leur donne quelquefois le nom de *Baume*, d'*Onguent*, de *Liniment*, de *Pommade*; les liniments volatil, calcaire, savonneux et sulfuré, en sont des exemples.

Les *Cérats* forment le second sous-genre parmi les œléolés. Ce sont des médicaments dans lesquels l'huile est d'abord associée à la cire, afin de lui donner plus de consistance, puis à différentes substances dont la nature est très-variée.

Les auteurs des nouvelles nomenclatures ont donné au premier sous-genre le nom d'*OEléolés savonneux*, et au deuxième celui d'*OEléocérolés*.

§ 9. Les différences nombreuses qui séparent les ʜᴜɪʟᴇs ᴠᴏʟᴀᴛɪʟᴇs des huiles fixes, avec lesquelles elles n'ont guère d'autre caractère commun que celui de tacher le papier, ont entraîné la nécessité de faire un genre particulier des médicaments qui ont pour excipient une ou plusieurs huiles volatiles. Ces préparations sont peu nombreuses et peu usitées. C'est parmi elles que l'on range les baumes de soufre anisé, térébenthiné, succiné, et le baume de Lectoure ou de Condom. MM. Henry et Guibourt ont donné à ces préparations le nom générique de ᴍʏʀᴏʟés.

Les ᴘᴏᴍᴍᴀᴅᴇs, les ᴏɴɢᴜᴇɴᴛs et les ᴇᴍᴘʟᴀᴛʀᴇs sont des médicaments destinés à l'usage externe, qui ont aussi pour excipient des corps gras, et pour base un grand nombre de substances diverses. On les distinguait uniquement par leur consistance ou par certaines propriétés physiques. Ainsi, la *pommade* était molle et se fondait par la seule chaleur de la main; l'*onguent* ne différait de la pommade qu'en ce qu'il avait une consistance un peu plus solide; la consistance des *emplâtres*, plus solide encore, ne leur permettait pas de se fondre par le seul contact de la chaleur du corps, et ils pouvaient adhérer à la surface de la peau. De telles distinctions ne sont plus admises aujourd'hui. Eu égard à leur composition, on a formé trois

genres principaux de toutes les préparations de cette nature. Les unes ont pour excipient principal l'*axonge* : on les
nomme *Liparolés* ; les autres contiennent, outre la graisse,
une proportion considérable de corps *résineux* : on les appelle *Rétinolés* ; enfin, les dernières résultent de la combinaison des acides gras contenus dans l'huile et dans
l'axonge avec des oxides métalliques : c'est à elles qu'on
a donné le nom de *Stéaratés.*

§ 10. L'AXONGE qui forme l'excipient des LIPAROLÉS peut
appartenir à divers animaux ; mais celle du porc est la plus
généralement employée. C'est parmi les médicaments de
ce genre que se trouve le plus grand nombre des *pommades* ; le Codex de 1818 leur a donné le nom de *Graisses
Médicamenteuses.*

Les substances qui en forment la base peuvent y être
mêlées, dissoutes ou combinées. Les premières y sont in-
corporées par trituration, à l'aide du porphyre. Comme
elles ne sont pas très-solubles dans le corps gras et qu'on
opère presque toujours à froid, la combinaison n'est pas
sensible ; exemples : la pommade soufrée, la pommade de
Cyrillo , la pommade émétisée. D'autres fois, on peut les
dissoudre dans l'axonge , avec ou sans l'intermède de la
chaleur ; c'est ainsi que l'on charge le corps gras de principes volatils, colorants ou spéciaux, comme dans la pommade épispastique, l'onguent populéum , la pommade au
garou. Enfin, il en est qui offrent le phénomène d'une véritable combinaison, comme lorsqu'on fait agir sur l'axonge
des substances minérales, avec le concours du calorique ;

exemples : la pommade oxigénée et la pommade citrine.

On a aussi divisé les médicaments de ce genre en deux sections, suivant qu'ils étaient simples ou composés, ou bien qu'ils avaient pour bases des substances organiques ou inorganiques. Ces distinctions nous paraissent moins importantes que celles que nous venons de présenter.

§ 11. « Les Rétinolés sont des médicaments dont l'excipient est formé de corps résineux et de corps gras, mais dans la composition desquels il n'entre point de substances métalliques à l'état de combinaison. » On peut les partager en deux sections, eu égard à leur consistance. Les premiers, connus dans le langage pratique sous les noms de *Baumes* et d'*Onguents*, sont mous et d'une consistance analogue à celle des liparolés; les seconds, qui portent le nom d'*Emplâtres*, sont plus solides et adhèrent à la peau, à la manière des stéaratés. On les prépare en faisant fondre ensemble les matières grasses et résineuses, que l'on passe afin d'en séparer les impuretés, et auxquelles on ajoute ensuite les poudres et autres substances, avant que la masse soit refroidie. C'est ainsi que l'on obtient le baume de Geneviève, l'onguent basilicum, l'emplâtre vésicatoire et plusieurs autres préparations analogues.

§ 12. « On comprend sous la dénomination générique de Savons, les préparations qui résultent de la combinaison des corps gras avec les oxides métalliques; mais on a réservé le nom de Stéaratés à celles que l'on obtient par la réaction des mêmes corps sur la litharge ou oxide de plomb. » Les stéaratés sont les EMPLÂTRES proprement dits. Ce genre de médicaments est placé sur la limite des préparations obtenues par mélange et des produits de la combinaison chimique. Lorsqu'ils sont *simples*, ce sont de véritables savons ; mais quand ils sont *composés*, l'emplâtre simple devient un excipient auquel les autres substances qui entrent dans sa composition sont ajoutées par mélange.

Les stéaratés sont divisés en deux sections, suivant que l'on fait, ou non, intervenir l'eau dans leur préparation. Dans le premier cas, on fait chauffer ensemble, en agitant le mélange, de l'huile, de l'axonge, de l'oxide de plomb et une certaine quantité d'eau. Les corps gras se décomposent ; ils donnent naissance à des acides qui s'unissent à l'oxide métallique, ainsi qu'à de la *glycérine* qui reste dissoute dans le véhicule aqueux, et l'on obtient une masse emplastique, blanche, consistante, facile à malaxer, et qui n'est autre que le *stéaraté* ou *emplâtre simple*. C'est à ce produit que l'on incorpore des substances résineuses, des huiles volatiles et d'autres corps, pour former les *emplâtres composés*.

Si, au contraire, dans les corps gras élevés à une forte température, on projette par partie la litharge, sans addition d'eau, et si l'on continue de chauffer en agitant la masse, on obtient un produit brun-foncé, d'une odeur désagréable, moins solide que l'emplâtre simple, et que l'on nomme onguent de la mère, ou *emplâtre brûlé*. Comme, dans cette seconde opération, les corps gras éprouvent un

degré de chaleur bien supérieur à celui de la première,
dans laquelle l'eau sert de bain-marie, la décomposition
ne se borne plus à produire des acides gras et de la glycérine, mais on obtient encore tous les produits ordinaires
d'une décomposition plus avancée.

CHAPITRE II.

Travaux du Laboratoire. — Conservation des Médicaments.

> .... Ayez une bonne méthode de travail, car cette méthode, une fois prise, se répand sur les occupations de tous les âges.
>
> (*Spect. Fr.*, t. III.)
>
> *A place for every thing, and each thing in its place.*
>
> (*Lancast. method. precepts.*)

Durant la première époque de la période officinale, l'élève, presque exclusivement livré à des travaux pratiques, et encore trop préoccupé par le nombre et la nouveauté des détails de la profession, n'a presque été chargé d'aucune fonction importante capable d'engager sa responsabilité. Il n'en est plus de même lorsque du premier grade il passe à celui d'élève de seconde classe. Ses travaux vont devenir plus attachants, plus profitables à son instruction et plus utiles à l'établissement dans lequel il est venu la puiser. Sa condition s'en améliore aussi sous divers rapports. Jusqu'ici, il est resté dans la situation inférieure, onéreuse, d'un disciple; aujourd'hui, environné de plus d'estime et de confiance, il va trouver, dans la maison dont il sert les intérêts, des avantages proportionnés à son zèle et à ses talents.

Des deux années qu'il doit donner encore à l'étude pratique de sa profession, il convient que la première soit consacrée spécialement aux travaux du laboratoire. Une année tout entière, disons-nous, parce que les opérations de ce ressort sont nombreuses, que la plupart d'entre elles ne se présentent qu'une fois l'an, à des époques périodiques, et qu'il est important pour lui de parcourir le cercle entier des manipulations qui s'y rattachent. Ainsi, la collection et la dessiccation des plantes, la préparation des extraits, de certains sirops, des eaux distillées et d'une foule d'autres produits, n'ont lieu que dans une saison déterminée, en sorte que, dans l'espace d'une année, la série complète des opérations du laboratoire se présente successivement à son étude, sans fatiguer son esprit par la répétition trop fréquente des mêmes procédés.

Sans rappeler ici ces opérations diverses, les règles qui s'appliquent à chacune d'elles, et les caractères des produits qui en sont le résultat, nous nous bornerons à poser quelques principes généraux sur la direction, la tenue d'un laboratoire, et sur l'emploi le plus avantageux du temps que l'élève doit consacrer à cette partie de ses études, sous le double rapport de son instruction et des intérêts qui sont confiés à ses soins.

§ 1. La division des médicaments en *officinaux* et *magistraux*, que nous avons jugée inutile sous le rapport de la classification et de la nomenclature, n'est peut-être pas sans importance relativement aux opérations du laboratoire.

En effet, l'élève chargé de cette partie doit partager en deux classes les préparations qui lui sont attribuées. L'une comprendra celles qu'il exécute chaque jour, ou bien à des heures déterminées, et qui se rapportent au service *magistral*, comme les tisanes, les sucs d'herbes, le petit-lait, les bouillons médicinaux. L'autre se composera des préparations destinées à l'approvisionnement de l'officine, et qu'il peut exécuter à loisir, ou à des jours indétermi-nés. Il lui faut donc disposer son travail de telle manière que les préparations de la première série n'aient jamais à souffrir le moindre retard; le reste de son temps appar-tiendra aux opérations *officinales* et aux soins divers qui font partie du service dont il est chargé.

Les conditions essentielles des préparations magistrales *à l'usage*, sont, sans contredit, l'exactitude et l'identité. Quelque peu désagréables que soient ces sortes de médi-caments, l'emploi habituel qu'en font les malades rend ceux-ci familiers avec leur saveur et leurs autres qualités apparentes. La sensibilité de leurs organes, exaltée par l'état de maladie, les rend difficiles et prompts à se dé-goûter. Ce n'est qu'à force de soins recherchés et de régularité dans la préparation, que l'on peut sauver cet inconvénient. L'élève y attachera donc beaucoup d'im-portance; car de là peut dépendre toute la réputation d'un établissement. Le public, qui juge mal du mérite d'une préparation insolite ou compliquée, apprécie avec assez de justesse une composition simple, d'un usage fréquent, et l'on conçoit toutes les conséquences de l'opinion qu'il peut se former, en concluant par analogie de tout ce qui se prépare par les mêmes mains.

Les opérations *officinales* qui s'exécutent au laboratoire sont toutes celles qui exigent l'emploi du feu, l'usage des grands appareils, et celles qu'il est convenable, par divers motifs, de dérober aux yeux du public. Les unes se rapportent à la classe des médicaments *simples*, ou à celle des médicaments *composés par mélange*; les autres aux médicaments *combinés ou chimiques*. C'est par l'exécution des premières que l'on prélude ordinairement aux secondes, qui sont plus compliquées et plus délicates, comme la théorie des unes sert d'acheminement à celle des phénomènes plus variés et plus nombreux que présentent les autres. L'élève, en s'occupant des opérations des deux premières classes, cherchera dans les ouvrages de physique l'explication des principaux phénomènes auxquels elles donnent lieu ou qui les accompagnent. Il se familiarisera d'abord avec la théorie de la chaleur et avec les moyens d'appliquer le combustible; il étudiera les conditions essentielles de la construction d'un fourneau et d'une étuve; il apprendra à mesurer les degrés de chaleur à l'aide des instruments thermométriques; il appliquera la théorie de la vapeur à la disposition des appareils évaporatoires, à la concentration des liquides et à l'art de distiller. L'étude des lois de la gravitation lui donnera la clef des phénomènes qui se rapportent à la pondération et à la mesure, à l'équilibre des fluides, à l'usage du syphon et de la pompe. La comparaison des poids aux volumes lui fera connaître le poids spécifique des corps, lui apprendra l'emploi de l'aréomètre, de la balance hydrostatique, etc. Il acquerra ainsi, peu à peu, avec la pratique des opérations, les données fondamentales qui leur servent de base, et il préludera de cette manière aux manipulations difficiles et aux théories élevées qui sont du ressort de la chimie.

L'un des plus grands avantages de cette partie de ses études sera de fixer dans l'esprit du jeune élève cette multitude de détails qui entourent l'opération la plus simple. L'usage des instruments, le maniement des ustensiles, l'art de dresser les appareils, de les composer parfois de toutes pièces, de diriger la marche d'une opération, de suivre toutes ses phases et les circonstances qui caractérisent chacune d'elles : tout cela ne s'apprend qu'en faisant soi-même, en répétant plus d'une fois la même chose, en observant avec persévérance et sagacité les moindres phénomènes qui s'offrent aux yeux. L'habitude pratique et la dextérité ont souvent manqué aux plus habiles professeurs, tandis qu'une foule de chimistes célèbres ont dû une grande part de leurs succès à cette aptitude spéciale acquise dans les laboratoires pharmaceutiques. Aussi, est-ce à son importance bien sentie que nous devons la méthode adoptée dans les meilleures écoles, où l'on joint aujourd'hui l'exercice des manipulations à l'enseignement théorique de toutes les sciences expérimentales.

Si l'exactitude et l'identité sont d'une nécessité rigoureuse dans les produits magistraux (*extemporanés*), les

préparations officinales (*temporanées*) exigent une troisième
condition non moins importante. L'un des caractères des
médicaments de cette nature étant d'être *durables*, il
faut qu'ils réunissent les qualités nécessaires pour résister
le plus long-temps possible aux causes d'altération. Les
sirops, par exemple, les eaux distillées, les extraits, les
onguents et une foule d'autres produits, demandent pour
leur conservation des conditions et des soins particuliers.
C'est donc spécialement à cette époque que l'élève doit
s'occuper de la partie de l'art qui a rapport à la *Conservation*
des médicaments, et dont nous allons établir les données
générales.

§ 2. « LA CONSERVATION des médicaments s'entend des
moyens à mettre en usage pour prolonger leur *durée*,
c'est-à-dire pour les soustraire le plus long-temps possible aux causes qui peuvent altérer leurs qualités apparentes et leurs propriétés actives. »

Ces causes d'altération sont de diverses natures, suivant
les substances qui y sont exposées. Néanmoins, les plus
générales sont : l'air atmosphérique, l'eau ou l'humidité,
la chaleur, la lumière et l'électricité.

Toute substance mise en contact avec *l'air atmosphérique* éprouve une altération plus ou moins prompte, plus
ou moins notable. Les divers éléments dont l'air se compose peuvent agir sur elle ou sur les principes qui en font
partie, l'oxigène surtout, qui se combine avec tous les
corps combustibles, et ces corps sont en très-grand nombre. Mais indépendamment de cette circonstance, toute

substance exposée à l'action de l'air libre éprouve en même temps celle de la température atmosphérique; elle peut attirer et fixer l'humidité répandue dans l'air; enfin, elle se trouve aussi en contact avec cette multitude de corps organiques et de germes de toute espèce dont l'air le plus pur est toujours chargé, ce qui multiplie à l'infini les causes d'altération.

L'*eau*, ou seulement l'*humidité* empruntée à l'air ambiant, s'oppose de plusieurs manières à la bonne conservation des substances sèches. Elle ramollit les tissus, dissout les parties mucilagineuses et albumineuses; elle favorise le développement des moisissures et autres végétations parasites, des animalcules et des insectes destructeurs. Aidée de la chaleur, elle dispose les substances organiques à la fermentation et à la décomposition complète qui en est toujours le résultat.

Les variations de la *température* sont aussi au nombre des circonstances qui peuvent abréger la durée des médicaments. La chaleur ne se borne pas toujours à changer l'état physique de certaines substances exposées à son action; elle peut en dissocier les principes élémentaires, volatiliser les uns, coaguler les autres, ou les combiner dans un nouvel ordre qui les dénature. Le froid peut en séparer certains éléments, dans l'ordre de leur susceptibilité de congélation ou de cristallisation.

La *lumière* altère les couleurs, favorise la volatilisation et la sublimation de plusieurs corps, et opère parfois une décomposition réelle. Quant à l'électricité, nul doute qu'elle ne contribue puissamment à l'altération des produits chimiques, et que les substances de cette nature qui se trouveraient sous l'influence constante de cet agent, quelque faible que fût l'intensité de son action, finiraient par éprouver une décomposition complète.

Tout ce qui se rapporte à la conservation des médicaments se réduit donc, en général, aux préceptes suivants :

Les défendre autant que possible du contact de l'air.

Les tenir à l'abri de l'humidité.

Ne les point exposer aux variations de la température.

Les soustraire à l'action de la lumière.

Les isoler de l'influence électrique.

On évite le contact de l'air en plaçant les objets à conserver dans des vases d'une capacité telle qu'ils en soient complètement remplis, en fermant exactement ces vases, et en recouvrant leur ouverture d'une couche de lut imperméable. Les objets destinés au service journalier doivent être placés dans des vases d'une très-petite capacité, afin d'y laisser aborder le moins d'air possible, et que leur contenu soit plus souvent renouvelé.

Le meilleur moyen d'éviter l'humidité est de placer les substances, préalablement désséchées avec soin, dans des vases imperméables; et de les déposer dans des lieux secs, au milieu d'une atmosphère inaccessible au dégagement de vapeurs aqueuses.

Les substances qui ont à redouter les effets de la chaleur ou du froid alternatifs doivent être conservées dans des lieux dont la température reste à peu près égale, comme les caves, les armoires fermées, et les magasins que l'on ouvre rarement. Il faut les tenir éloignées des laboratoires, des fourneaux, des étuves, ainsi que des lieux ouverts ou trop aérés.

On évite l'action de la lumière, soit en plaçant les corps susceptibles d'en être altérés dans des lieux obscurs, soit en recouvrant les vases qui les contiennent, et qui seraient perméables au fluide lumineux, d'un enduit coloré ou d'une enveloppe de papier noir.

Enfin, il est facile de mettre les produits chimiques à l'abri de l'action décomposante de l'électricité, en les isolant, c'est-à-dire en les plaçant dans des vases de cristal bouchés hermétiquement par des obturateurs de la même matière.

Indépendamment de ces données générales, il est des moyens spéciaux qui s'appliquent à certaines substances et à certaines préparations, et qui dépendent de leur nature particulière. Les traités raisonnés de pharmacie renferment tous ces détails, qui ne sauraient trouver place ici, mais que la pratique et l'usage auront bientôt enseignés.

La surveillance et la tenue des caves et des magasins font partie des attributions de l'élève du laboratoire. Le soin des caves consiste à les tenir propres, à les rendre saines, à classer avec discernement et intelligence tous les objets qu'elles renferment. Les uns demandent une température basse et égale, mais redoutent l'humidité; d'autres veulent être mis à la fois à l'abri du contact de

la lumière et de la chaleur. Les préparations alcooliques,
éthérées, et les huiles volatiles qui sont inflammables, occuperont une place réservée qu'on n'abordera qu'avec
précaution. Les sirops, les huiles fixes, les acides forts,
les eaux distillées et les eaux minérales, seront classés avec
soin et de manière à prévenir tout sujet d'erreur. Les
caves, pour rester saines, doivent être légèrement aérées ;
il faut les sabler souvent si elles sont trop humides. Une
inspection fréquente, un ordre soutenu, le soin d'in-
scrire avec régularité les approvisionnements à faire et d'y
pourvoir d'après les avis du chef, compléteront cette
partie des fonctions de l'élève qui en est chargé.

Les magasins exigent de sa part des soins non moins
assidus et multipliés. C'est ici que le besoin de l'ordre
se fait peut-être le plus vivement sentir. Les approvisionnements d'une officine ne doivent pas, en général, dépasser
les besoins d'une année. Dans une grande ville, l'exiguité
du local et les facilités que donne le commerce de la
droguerie permettent de les renouveler plus souvent ;
mais le nombre des objets est en raison de l'extrême variété des prescriptions magistrales. Dans les petites villes,
au contraire, où il n'existe pas de droguistes, les pharmaciens ont besoin d'approvisionnements plus copieux ;
mais aussi la matière médicale y est plus restreinte.
Quoi qu'il en soit, la bonne tenue des magasins est une
attribution importante de l'élève, et les détails qui la con-
cernent sont loin d'être sans utilité pour son instruction.
Il y trouvera l'occasion naturelle d'étudier les drogues

simples indigènes et exotiques, de les comparer dans leurs qualités, de rapprocher leurs caractères des descriptions données par les auteurs. Le soin de les mettre en ordre, de les étiqueter exactement, l'obligera à une nouvelle étude et à une application scrupuleuse des principes de la classification et des règles de la nomenclature. Plus maître de l'emploi de ses moments que les élèves de l'officine, dont le temps est sans cesse fractionné par les exigences du service public, il pourra donner à tous ces détails plus de suite, plus d'ensemble et de perfection. Ainsi ramené à chaque instant, par la nature même de ses travaux, aux études théoriques, il devra regarder le temps consacré au laboratoire comme le plus réellement profitable à son avancement, soit dans sa profession, soit dans la carrière de toutes les sciences qui s'y rapportent.

On conçoit que, parvenu à ce point, l'élève trouvera peu de difficulté à s'exercer aux manipulations chimiques. Averti seulement que les opérations de cette classe sont plus délicates, et que leurs produits, en général, sont doués d'une grande énergie, il redoublera de soins, de précautions, et disposera ses appareils de manière à ne point gêner les autres parties du service et à prévenir toute espèce de danger. Je regarde comme une obligation de la part de tout pharmacien, de donner aux élèves l'occasion de pratiquer les opérations chimiques principales, de préparer les produits les plus importants, et surtout de varier les procédés manipulatoires par lesquels on peut les obtenir. Mais que le jeune adepte ne se laisse point encore entraîner à l'attrait bien réel des recherches chimiques ; tout l'intérêt de ses autres travaux en serait détruit. Non que je prétende le détourner de cette belle carrière, si une vocation prononcée l'appelait à la suivre ; mais qu'il sache du moins attendre la fin de son éducation pratique. Il trouvera bientôt, dans le cours de la période suivante, l'occasion de s'attacher avec plus de suite à cette étude, et des devoirs impérieux ne l'empêcheront plus alors de se livrer à son goût pour la science ou aux inspirations naturelles de son génie.

Jusque là, qu'il sache se renfermer dans le cercle déjà assez étendu de ses attributions obligatoires. L'habitude des soins généraux, les connaissances acquises par la réflexion et une pratique judicieuse, achèveront de donner à cette époque un caractère qui se réfléchira sur tout le reste de ses études, et même sur tout l'avenir de sa profession. Je suis revenu plus d'une fois, et peut-être reviendrai-je encore sur les qualités fondamentales, j'ai presque dit, les vertus que je voudrais pouvoir faire passer dans son individualité : l'ordre, l'exactitude, l'application, sources de toutes les autres qualités, et sans lesquelles il lui faut renoncer à devenir jamais un bon praticien. Il en est encore d'autres qu'il serait difficile de réduire en préceptes, et que l'exemple ou les conseils assidus d'un maître peuvent seuls enseigner : la bonne tenue, l'arrangement d'un laboratoire et de ses dépendances, le *ménagement* des ustensiles, le sentiment de l'économie appliqué à tous les détails, et dont les résultats sont si importans pour une maison bien administrée ; tout cela échappe à la didactique, tout cela, néanmoins, caractérise l'élève soigneux, et se retrouvera plus tard dans le pharmacien habile. En entrant dans un laboratoire , on peut juger d'un coup d'œil les qualités de celui qui le dirige, et même apprécier jusqu'à certain point le degré de son instruction.

CHAPITRE III.

Notions élémentaires de Physique.

> .... Il ne se découvre dans les sciences
> aucune proposition qui ne puisse être le
> germe de mille applications usuelles.
>
> (Cuvier, *Rapport histor.* etc. 13.)

Parvenus à cette époque des études pratiques, les élèves ne sauraient différer plus long-temps de les appuyer sur de saines idées de théorie, et d'acquérir entre autres des notions élémentaires, mais précises, de physique et de chimie, capables de les guider dans leurs opérations, dans leurs recherches, et de servir d'introduction à l'étude plus approfondie qu'ils en feront à une autre époque. Déjà les moindres travaux doivent être exécutés avec réflexion ; chaque opération manuelle a besoin d'être raisonnée, et tous les phénomènes qui s'offrent à l'observation veulent être saisis et généralisés. C'est dans les traités spéciaux qu'ils trouveront ces détails explicites, à mesure que le besoin s'en fera sentir, en attendant que le moment soit venu de les mettre en ordre et de les compléter. Mais, en général, les élèves tirent peu de fruit de la lecture des traités scientifiques, parce que souvent le temps leur manque pour les lire d'une manière attentive et suivie, ou bien que l'étude d'un ouvrage de longue haleine les fatigue et les rebute. Ces documents isolés laissent donc peu de traces dans leur mémoire, faute d'un cadre bien déterminé qui leur permette de classer les faits et les observations à mesure qu'ils les recueillent. Ce qui leur manque surtout, c'est de se faire, dès le principe, une idée exacte de l'objet d'une science et de ses moyens, d'en saisir le plan général et les principales divisions ; enfin, de se représenter en termes clairs et précis les données capitales qui servent de base ou de lien commun à toutes les parties de son système.

Nous essaierons, dans ce chapitre, d'exposer en peu de mots les notions élémentaires de la PHYSIQUE, réduites aux généralités de cette science les plus applicables aux opérations de l'art pharmaceutique. Ces généralités seront assez précises et assez restreintes pour que les jeunes gens, en les fixant dans leur mémoire, puissent acquérir une idée positive de chaque théorême, et en lire avec fruit les détails plus étendus dans les traités *ex-professo*. Ces premières notions sur une science dont les applications sont si nombreuses et si fréquentes, manquent souvent aux élèves jusqu'au moment où ils suivent les cours des écoles publiques ; encore n'est-ce que tout récemment que la physique a été introduite dans l'enseignement des écoles de pharmacie. Que l'on veuille donc me pardonner l'exiguité de ces principes, en considérant que c'est pour la première fois qu'ils figurent dans un ouvrage destiné aux pharmaciens.

§ 1. « LA PHYSIQUE, dans son acception la plus générale,

est une science qui a pour objet la connaissance des phénomènes de la nature. »

« Les PHÉNOMÈNES de la nature s'entendent des *propriétés*
générales des corps et des lois qui les régissent. »

« On nomme PROPRIÉTÉ GÉNÉRALE, le fait qui se retrouve
dans tous les corps naturels. C'est un caractère qui leur
est *propre*. Ces propriétés sont sujettes à des lois qui en
règlent l'exercice. »

Les propriétés générales qui s'offrent les premières à
nos observations, lorsqu'on considère les corps comme
de simples assemblages de particules de matière, peuvent
se réduire aux suivantes : l'étendue, la porosité, la mobilité, l'impénétrabilité et la divisibilité.

ETENDUE. « On conçoit l'étendue partout où il y a contiguité et distinction de parties. »

La manière dont l'étendue d'un corps est bornée en
tous sens détermine la *figure* de ce corps.

Si on considère l'étendue relativement à la grandeur
des dimensions d'un corps, on a le *volume* de ce corps.
Mesurer un volume, c'est chercher combien de fois il
est plus grand qu'un autre volume que l'on prend pour
unité.

POROSITÉ. La contiguité des parties d'un corps dont on
a tiré la notion de l'étendue, ne doit pas se prendre à la
rigueur, car il existe dans tous les corps des espaces vides
plus ou moins nombreux que l'on appelle des *pores*; il ne
suffit donc pas de mesurer l'étendue d'un corps pour connaître la somme de ses parties matérielles. On possède un

moyen de l'apprécier d'une manière exacte par le *poids*.

La somme des parties matérielles d'un corps se nomme sa *masse*. En comparant la masse d'un corps à son volume, on obtient pour résultat sa *densité*, c'est-à-dire le nombre des parties matérielles qu'il renferme dans un volume donné.

On prouve la porosité des corps par leur faculté générale de se contracter en se refroidissant. On en conclut que leurs particules laissaient entre elles de petits intervalles, puisqu'elles ont pu se rapprocher et occuper un plus petit espace. On prouve encore cette propriété par diverses expériences, entre autres celle du mercure contenu dans un flacon de cristal, auquel un morceau de cuir de buffle sert de fond, et que l'on place sur un tube de verre dans lequel on fait le vide au moyen de la machine pneumatique. Dès les premiers coups de piston, le mercure tombe dans le tube sous la forme d'une pluie argentée, en traversant les pores du cuir de buffle. L'espèce d'agathe nommée hydrophane devient transparente lorsqu'on la plonge dans l'eau.

Pour estimer la densité absolue d'un corps, on se borne à la comparer à la densité de divers autres corps, ce qui se pratique à l'aide du poids.

Mobilité. « La mobilité est la faculté que possède un corps de pouvoir être tranporté d'un lieu dans un autre. » Cet état, que l'on nomme *mouvement*, suppose l'action d'une cause à laquelle on donne le nom de *force* ou de *puissance*.

Le mouvement est *uniforme* lorsque le *mobile* parcourt

un espace égal dans un temps égal. Il est *accéléré* ou *retardé* lorsque le mobile parcourt, dans des temps égaux, des espaces qui vont successivement en augmentant ou en diminuant.

Pour comparer entre eux les mouvements de deux corps, dans le cas de l'uniformité, on prend un intervalle de temps pour unité, la seconde, par exemple; on choisit de même une unité d'espace telle que le mètre, et en divisant le nombre qui représente l'espace par celui qui représente le temps, on a la *vitesse* d'un corps. Ainsi, « la vitesse est égale à l'espace divisé par le temps. »

La force qui met un corps en mouvement imprime une certaine vitesse à chaque particule dont il est composé. On peut, par conséquent, mesurer cette force par la vitesse prise autant de fois qu'il y a de particules dans le corps; c'est ce qu'on nomme la *quantité de mouvement*, « laquelle est le produit de la masse multipliée par la vitesse. »

Un corps, une fois mis en mouvement, persévère dans un mouvement uniforme et en ligne droite, à moins qu'il ne soit sollicité par d'autres forces. Lorsqu'un corps en mouvement rencontre un corps en repos, il lui communique une partie de son mouvement, en sorte que si le premier a une masse double de celle du second, ou les deux tiers de la somme des masses, la vitesse qu'il conservera sera aussi les deux tiers de celle qu'il avait d'abord, et comme l'autre tiers sera réparti sur une masse une fois plus petite, les deux corps auront, après le choc, une vitesse égale.

Impénétrabilité. Un corps ne peut prendre la place qu'un autre corps occupait dans l'espace, sans le forcer à la quitter. « Cette faculté qu'a un corps d'exclure tout autre corps du lieu qu'il occupe, se nomme *impénétrabilité.* »

L'air atmosphérique dont les molécules se rapprochent à la moindre pression lorsqu'il est contenu dans un vase et qu'un autre corps se présente pour prendre sa place, sans lui permettre de sortir, exerce alors son impénétrabilité à la manière des corps solides. Tous les corps que l'on nomme *élastiques* sont susceptibles d'occuper un espace moindre quand on les soumet à une certaine pression ; mais il arrive toujours un point où nulle force n'est capable de les resserrer davantage, car il faudrait alors que deux molécules fussent *pénétrées* l'une par l'autre, ce qui est impossible.

Divisibilité. « Tous les corps sont composés de parties que l'on conçoit comme séparables les unes des autres. Cette propriété est plus ou moins étendue dans différents corps. » Certaines matières colorantes, comme le carmin, sont divisibles, au point qu'un grain de cette substance peut colorer sensiblement 3o litres d'eau, ou trois cent mille fois son poids de liquide. » Le mica, le musc, l'or, sont susceptibles d'une très-grande division, et servent, dans les expériences, à démontrer la divisibilité extrême dont sont doués certains corps.

Indépendamment de ces propriétés, qui sont communes à tous les corps de la nature, il en est qui sont applicables à un très-grand nombre de corps, sans être absolument générales. Telles sont :

«L'ÉLASTICITÉ, propriété en vertu de laquelle un corps soumis à l'action d'une force étrangère, cède momentanément à son influence, et revient à sa position primitive, lorsque cette force cesse d'agir sur lui. »

Ce retour des corps élastiques à leur forme naturelle se fait par des vibrations qui transportent successivement leurs particules en-deçà et au-delà de leurs premières positions, et qui vont toujours en diminuant jusqu'à ce que ces particules aient repris leurs positions primitives.

«La COMPRESSIBILITÉ, qui n'est qu'une conséquence de la porosité, et qui permet aux molécules des corps de se rapprocher, pour affecter un moindre volume, sous l'influence d'une force quelconque, supérieure à celle qui tient ces molécules éloignées les unes des autres.»

«L'IMPERMÉABILITÉ, modification de l'impénétrabilité, faculté de n'être point traversé par certains corps, mais de l'être par d'autres. » Ainsi un morceau de cristal est perméable à la lumière et ne l'est point aux liquides. La perméabilité aux rayons lumineux constitue la *Transparence*.

«La DUCTILITÉ, la MALLÉABILITÉ, la TÉNACITÉ, propriétés qui appartiennent à la plupart des métaux. C'est la faculté qu'ils possèdent à un degré plus ou moins élevé, d'être tirés à filière, de céder à l'action du marteau, ou de supporter une forte traction sans se rompre. » Dans la ductilité, les particules comprimées glissent les unes

sur les autres, de telle sorte que les points de contact,
quoique déplacés, restent toujours à des distances assez
petites pour que l'adhérence continue d'avoir lieu.

ÉTAT DES CORPS. Avant de parler des deux forces opposées qui exercent constamment leur action sur tous les
corps de la nature, et constituent leur *état physique*, disons un mot des différents états sous lesquels ces corps
se présentent à nos sens.

« Un corps est *solide* lorsque les particules dont il est
formé sont liées assez fortement entre elles, pour ne
pouvoir être déplacées sans un effort plus ou moins vio-
lent.» Le verre, le bois, le marbre, les métaux, sont des
corps *solides.*

« L'état de *mollesse* n'est qu'une modification de l'état
de solidité. L'agrégation des particules, dans les corps
mous, est assez faible pour qu'elles puissent être déplacées
par un léger effort ; et, tandis que dans les solides la séparation des particules n'a lieu que par une rupture, dans
les corps mous il peut n'en résulter qu'un changement
de formes, sans solution de continuité. » Le miel, l'axonge,
la cire, sont des corps *mous.*

« Un corps est *liquide,* quand ses particules peuvent
couler librement les unes sur les autres, et prendre leur
niveau sans se séparer. » L'eau et l'alcool sont des exemples des corps *liquides.*

« Enfin, les corps sont à l'état de *fluides aériformes*
lorsqu'ils sont légers et transparents, comme l'air. Les
particules dont ces corps sont composés se trouvent

placées à une telle distance les unes des autres, qu'elles semblent ne point adhérer entre elles. » Ces fluides jouissent d'une élasticité considérable. L'air atmosphérique et tous les gaz sont des fluides aériformes ou *élastiques*.

Les fluides élastiques sont distribués en deux ordres. L'un comprend ceux qui conservent leur élasticité sous les plus fortes pressions et aux degrés les plus bas de refroidissement qu'on puisse leur faire subir ; on les nomme fluides élastiques *permanents* ou GAZ. Le deuxième ordre renferme ceux qui perdent, plus ou moins facilement, leur état aériforme par la compression ou le refroidissement, tels que l'eau, l'alcool, etc. On les appelle fluides élastiques *non permanents* ou VAPEURS.

§ 2. De l'ATTRACTION. Deux corps placés en présence, et abandonnés librement à eux-mêmes dans l'espace, s'approchent l'un de l'autre, sans qu'il existe en eux, ni autour d'eux, aucune cause apparente de ce mouvement. Comme ces corps semblent être *attirés* l'un vers l'autre par une tendance mutuelle, on a désigné ce phénomène par le mot d'*attraction*.

Il arrive également, dans certaines circonstances, que des corps séparés par un léger intervalle s'éloignent l'un de l'autre, aussi, sans cause apparente. On nomme *répulsion* l'effort qu'ils semblent faire pour se fuir mutuellement.

Quelle que soit la cause de l'attraction, les phénomènes qui en dépendent sont de deux espèces. Les uns appartiennent à la physique ; ils s'expliquent et se calculent à l'aide des lois de la *pesanteur* ou *gravitation*. Les autres sont plus spécialement du ressort de la chimie. Ils se rattachent à *l'affinité* ou *attraction moléculaire*.

PESANTEUR. « On nomme *pesanteur* la force qui précipite vers la terre un corps abandonné à lui-même. » Cette force doit être envisagée comme agissant également, et à chaque instant, sur chacune des molécules d'un corps. La pesanteur se mesure par la *vitesse* qu'elle imprime à ce corps ; or, cette vitesse, s'appliquant à chaque particule, est indépendante de la masse ou du nombre de ces particules.

Un corps, une fois mis en mouvement, tend, de lui-même, à y persévérer avec la même vitesse ; mais, s'il est mu par une force qui agisse sur lui sans interruption, et dont les actions soient égales durant des temps égaux, sa vitesse croîtra continuellement et d'une manière uniforme. La formule d'après laquelle on calcule le produit de cette accélération de mouvement, et que l'on nomme *loi de la chute des corps graves*, se réduit à la proposition suivante : « Les espaces parcourus par le mobile, depuis l'origine du mouvement, sont comme les carrés des temps employés à les parcourir. » Ainsi, on a remarqué qu'un corps auquel l'air n'opposait pas de résistance sensible, tombait environ de 5 mètres dans la première seconde de son mouvement. Par conséquent, on détermine la hauteur dont un corps pesant est tombé pendant un nombre donné de secondes, en prenant autant de fois 5 mètres qu'il y a d'unités dans le carré de ce nombre de secondes.

C'est à Galilée que l'on doit la découverte de cette loi.
Newton l'appliqua au mouvement des astres, et, en géné-
ralisant son principe, il le réduisit à l'énoncé suivant :
« Toutes les particules de la matière s'attirent mutuellement en raison directe des masses, et en raison inverse du carré de la distance. » Un autre développement
qu'il a donné à cette loi, consiste en ce que si toutes les
particules d'une sphère attirent ou repoussent en raison
inverse du carré de la distance, la somme des actions
qu'elles exercent sur une particule de matière située
hors de la sphère, sera la même que si toutes les particules agissantes étaient réunies au centre de la masse.

Poids, balance. *Le poids* diffère de la *pesanteur* en
ce qu'il se mesure par l'effort qu'il faut faire pour soutenir un corps et l'empêcher de tomber ; or, cet effort est
d'autant plus considérable qu'il y a dans ce corps un
plus grand nombre de particules animées de la même vitesse. Aussi le poids a-t-il pour expression : « Le produit
de la masse multipliée par la vitesse. »

On détermine le poids des corps à l'aide de la *Balance*.
Cet instrument se compose d'une barre d'acier placée
horizontalement, et supportée librement à son centre par
un point fixe. Aux deux extrémités de cette barre, que
l'on nomme le *fléau*, sont suspendus deux plateaux d'é-
gales dimensions, destinés à recevoir, l'un les objets que
l'on veut peser, et l'autre les poids qui doivent leur faire
équilibre. Le fléau est divisé moralement, au point de
suspension, en deux parties parfaitement égales que l'on

nomme les *bras*. Chaque bras étant également chargé,
soit par les plateaux, soit par les objets qu'ils supportent,
la balance reste en équilibre et sans mouvement; mais
si la quantité de particules matérielles est plus considérable dans l'un des plateaux, le fléau penche aussitôt de
ce côté. On rétablit l'équilibre en ajoutant du côté opposé une masse de parties matérielles, égale au surcroît
qui existe dans le premier plateau. Or, comme il serait
souvent impossible de compter le nombre de particules
de matière que renferme un corps quelconque, on réalise ce calcul à l'aide des poids qui représentent exactement le nombre de ces particules, et qui, étant ramenés à
une unité connue, peuvent être calculés rigoureusement.

Poids spécifique. Des corps de natures différentes renferment, sous un même volume, un plus ou moins grand
nombre de particules matérielles. En prenant l'un d'eux
pour terme de comparaison ou pour unité, il est facile,
à l'aide de la balance ordinaire, d'établir le rapport entre
leurs masses, et le résultat de cette comparaison est ce
qu'on appelle leur *densité* relative ou leur *poids spécifique*.

Si les corps dont il s'agit diffèrent de volumes, mais si
ces volumes peuvent être évalués exactement, il suffira
de les comparer et de ramener le résultat des différentes
pesées à ce qu'elles auraient été dans le cas de l'unité de
volume. Dans le cas contraire on se sert d'un principe
d'hydrostatique découvert par Archimède, et dont nous
allons donner une idée. Concevons un corps qui, à volume
égal, pèse autant que l'eau. Si l'on plonge ce corps dans

l'eau, il sera soutenu par le liquide, qui exercera sur lui le même effort que quand il tenait en équilibre le volume d'eau dont ce corps a pris la place. Si le corps, en conservant son volume, devient plus pesant, l'eau continuera de faire équilibre à la partie du poids de ce corps qui égale le poids primitif; de sorte que si l'on pèse le corps ainsi plongé, il n'y aura que l'excédant du poids primitif qui agira sur la balance. De là ce principe : « que si l'on pèse d'abord dans l'air, et ensuite dans l'eau, un corps plus pesant que ce liquide, ce corps perdra de son premier poids une partie égale à celle du volume d'eau qu'il aura déplacé. » C'est ainsi que l'on détermine le rapport entre le poids d'un corps et celui de l'eau, à volume égal, et ce liquide sert ainsi de mesure commune pour comparer entre eux les *poids spécifiques* des différents corps.

Ainsi, supposons qu'une masse de plomb pèse dans l'air 256 grammes, et que son poids dans l'eau ne soit plus que de 216 grammes. On aura 40 pour le poids d'un volume d'eau égal à celui du plomb, et par conséquent la proportion suivante : $40 : 256 :: $ l'unité qui représente le poids spécifique de l'eau : x, quatrième terme qui donnera le poids spécifique du plomb. On voit que l'opération se réduit à diviser le poids absolu par la perte dans l'eau.

La *balance de Nicholson* est l'instrument à l'aide duquel on détermine le poids spécifique des corps solides. Il est composé d'un cylindre métallique terminé à la partie supérieure par une tige qui porte un petit disque légèrement concave. Sur la tige, on trace un trait circulaire que l'on nomme le trait *d'affleurement*. A l'extrémité inférieure du cylindre est suspendu un petit cône renversé, et lesté de manière à pouvoir maintenir l'instrument en équilibre lorsqu'on le plonge dans l'eau distillée.

Pour se servir de l'instrument, on le place dans une éprouvette remplie d'eau distillée, et l'on met sur le disque supérieur les poids suffisants pour *affleurer* la tige, c'est-à-dire pour la faire enfoncer dans l'eau jusqu'au trait d'affleurement. On enlève alors les poids dont on prend note, et on les remplace par le corps que l'on veut peser, auquel on ajoute les poids nécessaires pour le faire affleurer, et l'on a ainsi son poids dans l'air. En second lieu, sans enlever les poids ajoutés dans le disque, on place le corps sur la base du cône, et on le plonge dans l'eau. Alors on ajoute sur le disque les poids nécessaires pour rétablir l'affleurement. Ces poids représentent la perte que le poids du corps a éprouvée dans l'eau, et celui d'un volume de liquide égal à celui du corps dont on cherchait le poids spécifique.

Nous parlerons plus loin des instruments et des procédés à l'aide desquels on détermine le poids spécifique des liquides et celui des fluides élastiques.

§3. Du CALORIQUE. On attribue la cause du phénomène connu sous le nom de *chaleur*, à l'action d'un fluide qui a la propriété de s'introduire, de pénétrer dans tous les corps, en se logeant entre leurs particules, lesquelles, par cette interposition, s'éloignent les unes des autres, mais se rapprochent aussitôt que le fluide intercallé se retire. Ce fluide se nomme *Calorique*; c'est l'agent intermédiaire entre le corps chaud et celui qui est soumis à l'impression de la chaleur.

Le calorique doit être considéré comme un fluide subtil, impalpable, éminemment élastique, et *tendant* à se mettre en équilibre, c'est-à-dire à se répandre également dans tous les corps qui environnent celui qui le recèle en plus grande abondance. Cette tendance à s'échapper ainsi des corps, à laquelle on donne le nom de *température*, est d'autant plus forte que le calorique y est plus accumulé. On la mesure à l'aide de divers instruments disposés de manière à s'emparer du calorique qui s'échappe, et à en marquer l'intensité graduelle. Ces instruments sont le *thermoscope*, le *thermomètre* et le *pyromètre*.

Le *Thermoscope* a pour objet de mesurer des quantités de calorique sensible extrêmement faibles. Cet instrument consiste en un tube de verre horizontal, gradué, recourbé vers ses deux extrémités, dont chacune est renflée en forme de boule. L'intérieur du tube est rempli d'air, à l'exception d'un petit espace occupé par une bulle d'alcool teint en rouge et que l'on nomme *index*. A la moindre élévation de température qui frappe l'une des boules, l'air qu'elle renferme se dilate et chasse l'*index* vers l'extrémité opposée.

Le *thermomètre* est fondé sur les changements de volume que subissent les liquides, suivant la quantité de calorique qui les pénétre.

Le thermomètre de Réaumur est formé d'un tube de verre vertical, bien calibré, terminé en bas par une boule dans laquelle on a mis du mercure en assez grande quantité pour qu'il s'en élève une partie dans l'intérieur du tube. La marche de l'instrument a lieu entre deux points fixes : l'un est la hauteur à laquelle s'arrête le mercure lorsqu'on plonge le thermomètre dans la glace fondante : c'est le *zéro* de l'intrument ; l'autre, qui est la limite opposée, est la hauteur à laquelle parvient le mercure lorsqu'on plonge l'instrument dans l'eau bouillante. On divise en 80 degrés la distance comprise entre ces deux termes fixes, et l'on continue la division au-dessous de zéro. Dans le thermomètre *Centigrade*, la distance dont nous venons de parler est divisée en 100 degrés.

Le thermomètre de Fahrenheit a pour termes le degré de la congélation forcée par un mélange de glace et de muriate ammoniacal, et celui qui répond à la chaleur de l'eau bouillante. L'intervalle entre ces deux termes est divisé en 212 parties. Il en résulte que le 32° coïncide avec le zéro de notre thermomètre, ce qui donne 180 degrés depuis ce même terme jusqu'à celui de l'eau bouillante. Ainsi, 9 degrés de Fahrenheit répondent à 4 degrés de Réaumur, ou à 5 degrés du thermomètre centigrade.

Lorsqu'on veut mesurer des degrés de chaleur extrêmement élevés, on se sert du *Pyromètre* inventé par Wedgvood. Cet instrument est formé d'une plaque de cuivre sur laquelle reposent deux autres plaques de métal, placées à angle droit sur le plan, et convergeant dans le sens parallèle. L'endroit où les deux plaques s'écartent le plus est le o de l'instrument, et celui où elles se rapprochent le plus est le 240ᵉ degré. On prend ensuite de petits cylindres formés d'alumine très-pure pétrie avec de l'eau, et qui marquent tous le même degré en s'avançant entre les deux plaques convergentes. On place ces cylindres dans des fourneaux chauffés à différentes températures, et l'on juge de la chaleur produite, par le *retrait* ou la diminution de diamètre qu'ont éprouvé les petits cylindres; retrait causé par la volatilisation de l'eau qu'ils retiennent toujours.

Ainsi, pour mesurer les moindres degrés de chaleur, on a recours à la propriété de dilatation des corps gazeux; pour les degrés plus élevés, à la dilatation des liquides, et pour les températures les plus hautes, à la faculté de rétraction de certains corps solides imprégnés d'eau.

Ce que nous avons dit jusqu'à présent de l'attraction et du calorique peut suffire maintenant pour expliquer à quelle cause il faut rapporter *l'état physique* des corps de la nature. La *cohésion*, qui tient réunies entre elles les particules des corps, est le résultat de la force à laquelle on donne le nom d'attraction. Cette force est constamment balancée par le calorique qui, en s'introduisant entre les mêmes particules, exerce sur elles une force répulsive, et tend à les éloigner les unes des autres. Selon que l'une de ces forces l'emporte, les corps se présentent sous les différents états que nous avons définis : ils sont *solides, mous, liquides, ou fluides aériformes.*

Lorsqu'un corps a logé entre ses particules une certaine quantité de calorique, la même propriété qui a permis à ce fluide de s'y introduire, l'aide aussi à le traverser; toutefois, il ne le quitte pas en totalité. La portion qui ne peut s'en échapper, parce qu'elle se trouve placée entre les espaces qu'a produits la dilatation du corps, se nomme calorique *latent*. L'autre partie, celle qui s'en échappe et devient appréciable par le thermomètre, est le calorique *sensible*. Comme le fluide, en quittant le corps chaud, suit la direction d'une ligne droite et ressemble à autant de *rayons* divergents dont ce corps est le centre, on donne à cette partie du calorique le nom de calorique *rayonnant*. Dans ce cas, s'il rencontre un plan oblique capable de le *réfléchir*, il se replie vers l'espace qu'il a traversé, en faisant, avec la perpendiculaire élevée sur ce plan, un angle de *réflexion* égal à l'angle *d'incidence*; on dit alors que le calorique est *réfléchi*.

On appelle, dans les corps, *faculté conductrice* du calorique, la facilité qu'ils offrent de se laisser pénétrer plus ou moins vite par ce fluide dans toute leur étendue. Les métaux possèdent cette faculté à un degré plus éminent que le bois, le charbon et la pierre.

La *capacité pour le calorique* s'entend de la propriété qu'ont les corps d'absorber une plus ou moins grande quantité de ce fluide, pour arriver au même degré de température. Ces quantités, comparées entre elles dans différents corps, donnent la mesure de leurs capacités respectives, et les quantités de fluide absorbé par chacune d'elles, sont ce que l'on nomme leur calorique *spécifique*.

Le *refroidissement* et la *propagation* de la chaleur sont soumis à des lois qu'il est utile de connaître, à cause de leurs fréquentes applications. « Un corps chaud placé dans un espace froid, perd par le rayonnement une partie de sa chaleur qui a toujours le même rapport avec la quantité qui lui en reste. » Par exemple, si, dans le premier instant, il perd un dixième de sa chaleur, il perdra, dans le deuxième instant, un dixième des neuf dixièmes qui lui restent, et ainsi de suite. Cette proposition se réduit à la formule suivante indiquée par Newton : «Si le nombre des intervalles de temps que met un corps à se refroidir forme une progression arithmétique, les différences correspondantes entre la température du corps et celle de l'atmosphère qui l'environne seront en progression géométrique.»

La même loi, sous une autre forme, peut s'appliquer à la *propagation* de la chaleur par l'intermède des corps solides.

Si une barre métallique est mise en communication avec une source constante de chaleur, du plomb fondu, par exemple, maintenu au même degré de température, sa chaleur se communique de proche en proche aux différentes parties de cette barre, mais, en même temps, celle-ci en dissipe une partie qui passe dans l'air par le rayonnement. Tant que cette perte est moindre que la quantité de calorique reçue, la température de la barre s'élève, en formant néanmoins une série de termes décroissants qui vont de l'extrémité plongée à l'extrémité supérieure. Or, à mesure que chaque point s'échauffe, il devient moins apte à s'échauffer, et comme il cède toujours à l'air une même quantité de calorique, il arrivera un point où ce qu'il perd égalera ce qu'il reçoit, et l'équilibre sera établi. « A ce terme, si l'on prend, sur la barre mé- tallique, une suite de points dont les distances à la source de la chaleur forment une progression arithmétique, les excès des températures correspondantes, au-dessus de celle de l'air environnant, seront en progression géométrique. »

Nous reviendrons, dans les paragraphes suivants, sur quelques autres propriétés du calorique et sur certains phénomènes qui en sont le résultat.

§ 4. DES LIQUIDES ET DE L'EAU. L'eau est un liquide inodore, transparent, sans couleur et sans saveur. Le grand nombre de phénomènes dans lesquels elle joue le principal rôle la rend un sujet important de recherches physiques. On peut la considérer sous trois états : *liquide*, ou dans son état le plus ordinaire ; à l'état de *glace* ; et, enfin, réduite en *vapeur*. L'eau a été regardée long-temps comme une substance simple. La chimie moderne a mis au jour la décomposition de ce liquide, formé, comme on sait, d'oxigène et d'hydrogène, résultat que nous de- vons ici nous borner à rappeler.

A. Les propriétés de L'EAU A L'ÉTAT LIQUIDE représen- tent les propriétés physiques des liquides en général ; l'une des plus saillantes est la faculté qu'ont les liquides de prendre leur *niveau*, c'est-à-dire de présenter toujours une surface plane et horizontale quand ils sont en repos

et qu'aucun obstacle matériel ne s'y oppose. Les phénomènes auxquels l'équilibre des liquides donne lieu, forment une branche de la physique que l'on nomme *Hydrostatique*, et sur laquelle nous ne pouvons nous arrêter.
Nous devrons cependant citer et décrire quelques instruments d'hydrostatique, tels que la pompe et le siphon ;
mais comme ils sont fondés sur l'équilibre de l'eau, balancée par la pression atmosphérique, nous ne pourrons en
expliquer le jeu qu'après avoir parlé des propriétés de l'air.

Les liquides, comme tous les autres corps, se *dilatent*,
c'est-à-dire, occupent un plus grand volume à mesure
qu'ils sont pénétrés par une plus grande quantité de calorique, et ils se *condensent* de plus en plus par le refroidissement. C'est sur cette propriété que repose la construction des thermomètres. Le mercure et l'alcool sont les
liquides les plus généralement employés pour la confection
de ces instruments. L'eau, dont la congélation arrive à
zéro, ne pourrait servir au-delà de ce terme pour apprécier
l'abaissement de la température ; et l'alcool, dont le terme
d'ébullition est moins élevé que celui de l'eau, ne pourrait
servir non plus pour reconnaître des degrés de chaleur
qui dépasseraient celui auquel ce liquide se volatilise.

Le poids spécifique des liquides, ainsi que celui des
solides, a pour terme de comparaison celui de l'eau à
son maximum de condensation, c'est-à-dire au moment
où elle va passer de l'état liquide à l'état de glace. Ainsi,
si l'on pèse un flacon rempli d'abord d'eau distillée, à la
température de la glace fondante ; et ensuite d'un autre

liquide, on connaîtra les rapports de densité entre l'une et l'autre. Mais cette comparaison se fait plus facilement encore à l'aide de *l'Aréomètre*. Cet instrument est fondé sur une proposition qui n'est qu'un corollaire de la découverte d'Archimède, savoir, que « dans un corps plus léger que l'eau et qui la surnage en partie, le poids du volume d'eau déplacé par la partie plongeante est égal au poids du corps tout entier. » L'aréomètre ordinaire, ou *pèse-liqueurs*, est fondé sur cette autre application du même principe, « qu'un corps flottant s'enfonce d'autant plus dans un liquide, que celui-ci est moins dense, ou plus léger. » Cet instrument consiste en un tube de verre gradué, terminé par une boule à sa partie inférieure. On le plonge dans le liquide dont on veut connaître la densité : il s'y maintient verticalement à l'aide d'un lest contenu dans la boule, et il s'y enfonce à une profondeur plus ou moins grande, déterminée par le degré du tube qui répond à la surface du liquide.

Un autre phénomène dont les effets sont très-variés et très-répandus, est celui de la *Capillarité*. Il s'agit, en principe, de l'ascension spontanée des liquides dans les vaisseaux ou les tubes extrêmement étroits, et que l'on nomme *capillaires* parce que leur diamètre est à peu près celui d'un cheveu (*capillus*). A ce phénomène se rattachent un grand nombre de faits dont l'explication rentre dans la même théorie. Ainsi, une branche d'arbre plongée dans l'eau par une de ses extrémités, s'imbibe de cette eau jusqu'aux rameaux qui en sont le plus éloignés ; un morceau

de sucre plongé par une pointe dans un liquide, s'en trouve
bientôt imprégné totalement ; une mèche de coton attire
de bas en haut l'huile d'une lampe , et l'intérieur de certaines masses de pierres est souvent pénétré jusqu'à leur
sommet par des liquides dont la source est placée à une
grande profondeur.

Les physiciens se sont beaucoup exercés à rendre raison
de ce phénomène, et même après Laplace qui en a donné
la théorie la plus probable, il n'est pas facile d'en présenter
à des élèves une explication nette et satisfaisante. Essayons-
le toutefois , et, pour plus de clarté , ramenons le phénomène à son fait le plus simple, qui est le suivant :

Lorsqu'on plonge dans l'eau un tube de quelques lignes
de diamètre, ouvert par ses deux extrémités, l'eau s'élève
au-dedans et au-dehors, en formant deux petites concavités
dont les bords supérieurs coïncident avec deux anneaux
du tube pris un peu au-dessus du niveau ; mais si , pour
faire la même expérience , on prend un tube *capillaire* ou
d'une très-petite dimension , au moment de l'immersion
l'eau s'élance dans l'intérieur , et demeure suspendue à
une hauteur sensible au-dessus du même niveau.

Si l'on incline un tube capillaire et qu'on laisse tomber
une goutte d'eau sur sa surface, du moment où cette goutte
arrive à l'orifice inférieur du tube, on la voit s'élancer
dans l'intérieur par cet orifice. Ces deux actions ont lieu
dans l'air aussi bien que dans le vide.

La loi générale du phénomène consiste « en ce qu'un
même liquide s'élève, dans différents tubes homogènes, à

des hauteurs qui sont en raison inverse des diamètres de ces tubes. »

Si l'on plonge le tube dans du mercure, le métal s'abaisse au-dessous du niveau, et sa surface prend une forme convexe ; mais cet effet paraît dû à l'humidité adhérente à la surface du tube, car en faisant long-temps bouillir le mercure, on chasse entièrement l'humidité, et le métal s'élève au-dessus du niveau, comme les autres liquides.

Lorsqu'on enduit l'intérieur du tube d'une couche de matière grasse, le liquide s'abaisse au-dessous du niveau, et prend une surface convexe.

Il est donc évident que c'est le rapport des forces attractives du tube et du liquide qui détermine la concavité ou la convexité de la surface, et, par suite, l'élévation ou l'abaissement du fluide. Or, si une action quelconque a le pouvoir de changer la forme extérieure d'une surface, de la rendre concave ou convexe, elle rompt nécessairement l'équilibre avec les parties environnantes, et détermine dans cet endroit l'élévation ou l'abaissement du liquide. Or, il y a convexité lorsque le double de la force attractive du tube à l'égard du liquide est moindre que l'attraction du liquide pour lui-même. Si, au contraire, cette dernière est plus faible que le double de l'autre, il y a concavité. Dans les corps susceptibles d'être mouillés, l'attraction du tube pour le liquide détermine la formation d'une surface concave ; quand cette attraction est plus faible que celle du liquide pour lui-même, la surface est convexe. Le liquide doit donc s'élever dans le premier cas, et s'abaisser dans le second, et c'est en effet ce qui a lieu. Enfin, à mesure que les diamètres des tubes diminuent, la courbure est plus prononcée, et ses effets sont d'autant plus marqués; de là vient que l'élévation ou l'abaissement du liquide est en raison inverse du diamètre des tubes.

B. DE L'EAU A L'ÉTAT DE GLACE. Quand on expose une masse d'eau à une température assez basse pour la faire passer lentement à l'état solide, on voit naître à sa surface de petites aiguilles triangulaires qui se multiplient insensiblement, et finissent par ne plus former qu'un seul corps. L'eau ainsi solidifiée est de la GLACE. On a remarqué que ces aiguilles tendaient à se réunir sous un angle de 120 ou de 60 degrés; aussi la neige tombe-t-elle assez souvent sous la forme de petites étoiles à 6 rayons.

Une masse d'eau parfaitement tranquille peut descendre à une température au-dessous de zéro sans se congeler; mais la moindre agitation du liquide détermine aussitôt la naissance d'une multitude de cristaux. Ce léger mouvement semble aider les particules cristallisables à se dégager d'entre celles qui opposent un obstacle à leur réunion. Un petit glaçon, placé dans une eau déjà au-dessous du degré de congélation, devient comme le centre d'une foule de particules qui tendent à se réunir et à se congeler.

Les substances qui altèrent la pureté de l'eau lui permettent de se congeler à un moindre abaissement de température. L'eau commune se congèle plus facilement après avoir bouilli, parce que, par l'effet de l'ébullition, elle laisse dégager de l'air et précipiter les sels calcaires qu'elle contenait ; l'eau distillée est donc celle qui se congèle à la température la plus basse.

Le volume de l'eau subit différentes variations pendant qu'elle passe de l'état liquide à l'état de glace. Elle commence par se contracter de plus en plus en se refroidissant. Arrivée à un certain terme, elle reste stationnaire, puis elle se dilate de nouveau, en sorte qu'au moment de la congélation elle a acquis un volume plus grand que lorsqu'elle était encore à l'état liquide. Le poids spécifique de la glace est donc inférieur à celui de l'eau très-froide ; aussi les glaçons surnagent-ils l'eau qui les charrie.

Le maximum de condensation de l'eau répond à peu près au quatrième degré de chaleur du thermomètre centigrade. Le phénomène de la dilatation de la glace explique la rupture des vases dans lesquels l'eau se congèle, circonstance qui est favorisée, d'ailleurs, par la contraction que ces vases éprouvent en subissant un refroidissement graduel.

La plupart des liquides sont susceptibles de se congeler et de prendre, en se solidifiant, une configuration cristalline. Les huiles *se figent* à une température moins basse que la glace ; le mercure n'éprouve la congélation qu'à un froid de 32 degrés au-dessous de zéro ; enfin, la plupart des métaux, après avoir été fondus, subissent, en se refroidissant, une cristallisation régulière analogue à la congélation. Le soufre et d'autres corps simples présentent aussi le même phénomène.

On peut donner lieu à **de la** *glace artificielle* en plongeant un vase rempli d'eau dans un mélange de différents sels et d'acides énergiques qui, en se fondant et en réagissant les uns sur les autres, enlèvent aux corps environnants une grande quantité de calorique. On a varié de plusieurs manières les formules de mélanges réfrigérants, ainsi que les procédés de congélation artificielle, et les sciences comme la médecine en ont fait leur profit.

DE L'EAU A L'ÉTAT DE VAPEUR. Lorsqu'au lieu d'enlever à l'eau du calorique pour la solidifier, on lui en ajoute, au contraire, de nouvelles quantités, elle s'échauffe et se dilate progressivement jusqu'au moment où sa température atteint le centième degré du thermomètre. Dès lors, la couche inférieure du liquide contenue dans le vase sous lequel agit le calorique, se *vaporise*, c'est-à-dire qu'elle occupe un espace infiniment plus considérable, et vient se répandre dans l'air, où elle finit par disparaître. Mais comme pour arriver à la surface du liquide elle est obligée de le traverser entièrement de bas en haut, elle soulève brusquement les couches supérieures, et occasione dans toute la masse ce mouvement tumultueux auquel on donne le nom *d'ébullition.* Les couches inférieures du liquide qui sont les plus rapprochées de la source du calorique, continuent ainsi à se vaporiser jusqu'à ce que toute la masse du liquide se trouve convertie en vapeur. Après s'être répandue et dissipée au sein de l'air, si cette vapeur rencontre des corps dont la température soit plus basse que la sienne, elle leur cède une partie du calorique qui la tenait à l'état de fluide élastique, et elle reprend aussitôt l'état liquide. C'est sur ce dernier phénomène qu'est fondée la théorie de la *distillation*.

Le volume de l'eau que l'on échauffe augmente graduellement jusqu'au terme de l'ébullition; mais arrivée à ce point, la dilatation se développe d'une manière brusque et rapide; l'eau prend la forme de vapeur, et remplit aussitôt un espace 1728 fois plus grand que celui qu'elle occupait à l'état liquide, de telle manière que chaque pouce cube d'eau produit un pied cube de vapeur aqueuse.

Cette force expansive de la vapeur, qui est plus que double de celle de la poudre à canon, a reçu de nombreuses et importantes applications dans les arts. Dans ce qu'on appelle les *machines à vapeur*, par exemple, le mouvement a pour origine le jeu alternatif d'un piston qui s'élève et s'abaisse dans un corps de pompe. Il s'élève par l'action de la vapeur qui s'échappe d'une chaudière en communication avec le corps de pompe, et il retombe lorsqu'on introduit dans la même capacité un filet d'eau froide qui ramène la vapeur à l'état liquide. On a mis à profit la chaleur de la vapeur d'eau pour échauffer des étuves, des séchoirs, des appartements, des ateliers. On s'en sert également dans les laboratoires pour hâter l'évaporation de certains liquides, sans les exposer à l'action d'une température trop élevée.

Lorsqu'un liquide est soumis à l'évaporation, la quantité des vapeurs qui se forment est proportionnelle à l'espace dans lequel elles se développent, ainsi qu'à leur température. Cette quantité est toujours la même dans un espace déterminé, que cet espace soit vide, rempli d'air, ou d'un gaz quelconque; mais elle est d'autant plus grande que la température est plus élevée; toutefois la production est plus rapide dans le vide que dans l'air. On peut conclure de ces données : 1° que dans un espace circonscrit et saturé de vapeurs, l'évaporation n'est plus possible; 2° que dans une atmosphère limitée et non saturée de vapeurs, l'évaporation continue jusqu'à ce que cette atmosphère soit saturée; 3° que, dans un espace illimité, à l'air libre, par exemple, l'évaporation est d'autant plus prompte que l'atmosphère est moins saturée de vapeurs, que la température est plus élevée, et que l'air est plus fréquemment renouvelé.

§ 5. DES FLUIDES AÉRIFORMES ET DE L'AIR ATMOSPHÉRIQUE. De même que l'eau représente les principales propriétés des autres liquides, l'air atmosphérique est comme le type des propriétés que l'on remarque dans les autres fluides aériformes. Nous avons dit que, parmi ces corps, les uns redevenaient fluides, quand on les soumettait à une température très-basse ou à une pression considérable, et que d'autres, les *gaz* proprement dits, conservaient leur état uniforme, quelles que soient la température ou la pression qu'ils pouvaient subir. L'air que nous respirons et qui remplit l'atmosphère est au nombre de ces derniers; et toutefois ce n'est point un corps simple, mais le résultat du mélange, dans des proportions fixes, de deux autres gaz permanents comme lui : l'oxigène et l'azote.

L'air est un fluide très-léger, transparent, ou plutôt invisible, très-élastique, susceptible de se dilater et de se contracter considérablement sous l'influence de diverses températures. Son poids spécifique est à celui de l'eau comme 1 est à 770; mais quelle que soit sa légèreté, il est évident qu'une colonne d'air extrêmement élevée doit avoir un poids considérable. Aussi, la masse de l'air atmosphérique qui pèse sur la surface du globe peut-elle faire équilibre à une colonne d'eau qui aurait 32 pieds d'élévation, ou bien à une colonne de mercure qui s'éleverait à 28 pouces.

C'est sur cette dernière circonstance qu'est fondée la construction du *Baromètre*. Cet instrument a pour objet de déterminer la densité de l'air; or, cette densité, comme celle de tous les fluides, varie suivant la température, la pression, mais surtout en raison de la quantité de vapeurs aqueuses dont l'air peut se trouver chargé. Aussi, selon que cette densité croît ou diminue, la masse de l'air peut faire équilibre à une colonne de mercure plus ou moins élevée. Le baromètre est formé d'un tube vertical de 30 pouces au moins, fermé par un bout, et que l'on remplit de mercure parfaitement privé d'air par l'ébullition. On renverse le tube en tenant le doigt appliqué sur l'orifice ouvert, et on le plonge, par le même côté, dans une cuvette aussi remplie de mercure, mais en contact avec l'air extérieur; puis on retire le doigt. Si aucune pression ne s'exerçait sur la surface de la cuvette, le mercure contenu dans le tube s'en écoulerait entièrement, en vertu des lois de la pesanteur. Loin de là, le métal descend un peu, mais s'arrête à une hauteur toujours à peu près la même, c'est-à-dire à 28 pouces environ au-dessus de la surface du mercure contenu dans la cuvette. On en conclut que le poids ou la pesanteur de l'air, sur cette surface, fait équilibre au poids de la colonne de mercure. Mais comme cette pression varie avec la densité de l'air, la hauteur de la colonne varie de la même manière, et ces variations donnent la mesure des modifications qu'éprouve la densité de l'air par l'effet des circonstances dont nous avons parlé.

On se sert aussi du baromètre pour apprécier la hauteur de certains points élevés du globe. Il est évident que plus on s'élève dans l'atmosphère, moins les couches d'air qui la composent sont nombreuses; par conséquent, elles exercent une moindre pression sur la surface du mercure, et la colonne de ce liquide, destinée à leur faire faire équilibre, doit être d'autant moins élevée. Si donc on prend pour base le niveau de la mer ou d'une rivière quelconque, et, après avoir reconnu la hauteur du baromètre à ce point, si l'on transporte l'instrument sur une montagne, le mercure aura descendu dans le tube, et son abaissement sera à la hauteur de la montagne comme la densité du mercure est à celle de l'air atmosphérique.

Le phénomène de l'ascension de l'eau dans les corps de pompe est encore le résultat du même principe, c'est-à-dire, de l'équilibre des liquides, balancés par la pression de l'air; mais, pour en faire comprendre la théorie, il faut dire un mot du vide, et, par conséquent, de la machine pneumatique.

La *Machine pneumatique* est l'instrument dont on se sert pour faire le *vide*, c'est-à-dire, pour priver d'air un récipient ou une capacité quelconque. Cette machine est composée de deux cylindres verticaux, dans lesquels deux pistons se meuvent alternativement au moyen d'une roue dentée et d'une manivelle. Chaque cylindre a pour base une soupape qui s'ouvre de dehors en dedans, et qui, par l'ascension du piston, ouvre une communication entre l'intérieur du cylindre et un canal qui est commun aux deux corps de pompe. Ce canal est muni d'un robinet qui peut l'intercepter à volonté. À son extrémité, on a soudé une platine circulaire horizontale. C'est sur cette platine que l'on place les cloches ou récipients que l'on veut purger d'air, ce qui s'exécute en faisant monter l'un des pistons. Chaque cylindre est encore pourvu d'une seconde soupape, placée latéralement près de sa base, et qui s'ouvre de dedans en dehors. Au moment où l'un des pistons s'élève, la soupape de la base s'ouvre et permet à l'air contenu dans le récipient de venir occuper la capacité du cylindre. En même temps, l'air extérieur presse sur la soupape latérale et la tient fermée. Mais si l'on abaisse le piston, la soupape latérale s'ouvre pour donner issue à l'air contenu dans le cylindre, tandis que celle de la base, pressée par l'abaissement du piston, ferme la communication du cylindre avec le récipient. Le jeu des deux pistons étant alternatif, chaque coup de manivelle enlève du récipient une quantité d'air égale à la capacité du cylindre. Le robinet reste ouvert pendant l'expérience, pour donner passage à l'air qui doit sortir du récipient ; on le ferme, à la fin, pour maintenir le vide qui s'est opéré.

Toutes les *Pompes* peuvent se rapporter à trois espèces : la pompe *aspirante*, la pompe *foulante* et la pompe *composée*. Dans la pompe aspirante, le piston, en s'élevant, tend à faire le vide dans le corps de pompe ; mais l'eau dans laquelle celui-ci plonge, pressée par l'air extérieur, s'élève dans le tube, en même temps que le piston soulève le poids de l'air qui lui faisait équilibre. Toutefois, l'élévation de l'eau dans les corps de pompe ne peut dépasser la hauteur de 32 pieds, car à ce point le poids de la colonne d'eau égale le poids de l'atmosphère, et l'équilibre s'établit.

Dans la pompe *foulante*, l'eau s'introduit dans le corps de pompe par une soupape qui s'ouvre de dehors en dedans à mesure que le piston s'élève et fait le vide. Une fois le corps de pompe rempli d'eau, on *refoule* le piston, dont la pression ferme la première soupape et force le liquide à s'écouler par une deuxième soupape qui s'ouvre de dedans en dehors, et qui communique avec le réservoir.

La pompe *composée* réunit les deux systèmes précédents, ainsi que leurs effets. Le jeu des unes et des autres est alternatif ; mais si l'on combine l'action du piston et la force élastique d'une masse d'air comprimée, on peut obtenir un jet continu, comme cela arrive dans les pompes à incendie.

Le *Siphon*, que l'on emploie fréquemment dans les laboratoires pour décanter un liquide, sans déplacer le vase qui le contient, est également fondé sur les effets combinés du vide et de la pression de l'air. Cet instrument n'est autre chose qu'un tube recourbé en angle aigu, dont l'une des branches est plus longue que l'autre. On fait plonger dans le liquide la branche la plus courte, et l'on fait le vide dans la plus longue, au moyen d'un piston ordinaire ou de la succion. Le liquide remplit aussitôt l'instrument. Si les deux branches étaient égales, l'air pressant également des deux parts, rien ne s'écoulerait; mais le liquide qui existe dans la grande branche, au-dessous du niveau, rompt l'équilibre; il tombe, et en s'écoulant il fait le vide dans la partie du tube qu'il abandonne. Ce vide est aussitôt rempli par le liquide supérieur, et ainsi de suite, jusqu'à ce que tout le liquide soit écoulé, ou que l'on fasse rentrer l'air par l'une des deux branches, en la soulevant.

Les fontaines de compression, les fontaines intermittentes, les fusils à vent, les soufflets et une foule d'autres instruments, sont fondés sur la propriété élastique de l'air ou sur les effets de la pression atmosphérique.

Revenons maintenant sur quelques points de la théorie des vapeurs. Nous avons dit, en parlant de l'ébullition, que l'action du calorique, pour convertir un liquide en fluide élastique, était balancée par la pression de l'atmosphère, en sorte que l'ébullition n'avait lieu que lorsque la tension élastique de la vapeur l'emportait sur la pression de l'air extérieur. Mais si l'on diminue cette pression, soit à l'aide de la machine pneumatique, soit en se plaçant sur une haute montagne, l'ébullition aura lieu à une température beaucoup plus basse. Si, au contraire, on augmente la pression moyenne de l'atmosphère, l'eau continuera à s'échauffer au-delà du terme ordinaire de l'ébullition, jusqu'à ce que la force expansive du calorique devienne capable de surmonter l'obstacle qui lui résiste. C'est d'après ce principe qu'est construite la *Marmite de Papin*. Le couvercle de cette machine est arrêté par une forte vis de pression qui empêche la vapeur de s'échapper. La chaleur qui se produit ainsi par l'accumulation forcée du calorique est si forte, que l'eau devient capable, non-seulement de dissoudre les os, mais encore de mettre en fusion certains métaux.

Les divers liquides, d'ailleurs, n'entrent pas en ébullition au même degré de température. Toutes circonstances égales, et sous une pression moyenne, l'eau bout à 100 degrés, l'alcool pur à 78, et l'éther sulfurique à 35. Mais ces termes peuvent être encore modifiés selon la nature des vases que l'on emploie, et selon la plus ou moins grande pureté des liquides. Car, de même que la densité de l'eau, augmentée par les sels que l'on y fait dissoudre, lui permet de se congeler à une température moins basse, la même circonstance peut retarder aussi le terme où ce liquide entrera en ébullition.

Lorsque, par la diminution du calorique, l'ébullition de l'eau s'arrête, l'évaporation continue, mais par degrés décroissants ; et comme alors la vapeur emprunte à l'eau elle-même le calorique nécessaire à sa formation, cette circonstance détermine un abaissement continuel de température, même dans les corps environnants. C'est ainsi qu'une goutte d'alcool ou d'éther versée sur la main fait éprouver la sensation du froid en s'évaporant, et qu'un thermomètre dont on a plongé la boule dans de l'éther, éprouve un abaissement rapide quand on l'agite dans l'air, pour faciliter l'évaporation du liquide éthéré.

Une masse d'eau étant exposée à l'air libre, il se forme donc, à toutes les températures, une certaine quantité de vapeur aqueuse qui s'élève dans l'air et s'y mêle à la faveur des nombreux interstices qui existent entre les particules de ce fluide. Cette vapeur ne diffère nullement de celle qui est produite par l'ébullition, ou qui se développe dans le vide à une température quelconque.

La tendance de l'eau à se réduire en vapeur à se mettre en équilibre avec les corps environnants, a la plus grande analogie avec celle qui caractérise le calorique, ou plutôt elle n'est qu'une conséquence de l'expansibilité de ce fluide. Or, à mesure que la vapeur d'eau répandue dans l'air rencontre des corps d'une température moins élevée que la sienne, elle leur cède une partie de son calorique et redevient liquide, en imprégnant ces corps de ce qu'on nomme *humidité*. On a trouvé dans cette propriété le moyen de mesurer la quantité d'eau répandue dans l'atmosphère, ce qui constitue *l'Hygrométrie*.

L'hygromètre est l'instrument dont on se sert à cet effet.

Il est fondé sur la propriété qu'ont certains corps très-avides d'eau, de se dilater ou de se contracter, suivant qu'ils sont mouillés ou privés d'eau par la dessiccation. L'hygromètre de Saussure a pour pièce principale un cheveu, d'abord lavé convenablement, puis desséché à l'air. On sait que l'humidité allonge un cheveu et que le dessèchement le raccourcit. On attache l'un des bouts de ce cheveu à un point fixe, et l'autre à la circonférence d'un petit cylindre mobile qui porte une aiguille à l'une de ses extrémités. Le cheveu est tendu par un contrepoids suspendu à un fil de soie roulé lui-même, mais en sens contraire, autour du cylindre. Le cheveu, en s'allongeant ou en se raccourcissant, fait tourner le cylindre, et par suite la petite aiguille, dont la marche se mesure à l'aide d'un cadran. Le moindre changement dans la longueur du cheveu est ainsi visiblement apprécié. L'instrument marche entre deux points fixes : l'un est l'humidité extrême, point de saturation au-delà duquel le cheveu n'en peut plus admettre; et l'autre la sécheresse absolue. L'échelle qui sépare ces deux termes est divisée en cent degrés.

Un grand nombre de corps, tels que le parchemin, la baleine, les cordes à boyaux, etc., peuvent servir d'hygromètre. Cet instrument concourt avec le thermomètre et le baromètre dans les observations météorologiques.

La *Météorologie* est cette autre branche de la physique qui s'occupe de tous les grands phénomènes qui se passent au sein de l'atmosphère. On appelle *météores* les corps qui, suspendus ou mis en mouvement dans ce vaste espace,

deviennent les agents de ces phénomènes. Ainsi, la cause
générale ou particulière des vents, de la pluie, des brouil-
lards et des nuages, de la neige, de la grêle, des trom-
bes, etc., est l'objet de cette partie de la physique, qui
se rattache d'une manière trop indirecte à notre sujet, et
qui exige des détails trop étendus, pour que nous puissions
l'aborder ici.

L'air, considéré comme véhicule du *son*, ne saurait
entrer non plus dans le cadre que nous nous sommes tracé,
et qui se borne aux données de la science dont les applications à l'art pharmaceutique sont les plus nombreuses.
Nous renvoyons donc, sur ces différents points, les élèves
aux traités spéciaux, dans lesquels ils trouveront tous les
développements désirables. C'est pour les mêmes motifs
que nous ne donnerons que de simples généralités sur le
fluide lumineux, qui va faire la matière du paragraphe
suivant.

§ 6. DE LA LUMIÈRE. *La lumière*, avec le calorique et
l'électricité, forment la série des corps ou des fluides que
l'on nomme *impondérables*, parce que, quelle que soit la
quantité de ces fluides qui se trouve accumulée, concentrée
dans un corps, celui-ci n'augmente nullement de poids.
Ces fluides, quoique invisibles et impalpables, ne doivent
pas moins être considérés comme des corps, et sont censés
jouir des propriétés générales de la matière. Toutefois,
comme ils sont incoërcibles, insaisissables, et qu'ils ne sont
pas accessibles à tous nos sens, on ne peut établir à leur
égard que des calculs fondés, non sur leur essence, mais

sur leurs effets. Les raisonnements à l'aide desquels on rend compte des phénomènes dont ils sont les agents, sont donc plutôt l'explication la plus probable de leur manière d'agir, qu'une théorie positive comme celles qui se rapportent aux corps que nous pouvons explorer directement.

Les nombreux rapports qui existent entre les effets des fluides de la chaleur, de la lumière et de l'électricité, ont fait admettre comme très-vraisemblable que ces trois fluides n'étaient qu'un seul et même corps, dont la présence et l'action se manifestaient de différentes manières, sous l'influence de diverses circonstances. C'est ainsi que long-temps on a regardé les phénomènes qui sont dus à l'action de l'aimant et de la pile galvanique, comme différents de ceux que l'on attribue à l'électricité ; et cependant de nouvelles recherches ont démontré que les effets de l'électricité, du magnétisme, et du galvanisme, se confondaient dans une même théorie, et pouvaient se rapporter uniquement à l'action du fluide électrique.

Tous les phénomènes qui dépendent de la lumière sont aujourd'hui expliqués à l'aide de deux hypothèses différentes. Dans l'une, celle de Newton, « on regarde un corps lumineux comme la source et le centre d'une foule de rayons de lumière, doués d'une vitesse prodigieuse, qui s'en échappent en ligne droite dans toutes les directions, et dont l'intensité est en raison inverse du carré de la distance. » Tous les phénomènes qui sont dus à la lumière, lorsqu'elle se meut en ligne droite, sont du ressort d'une branche de la physique à laquelle on donne le nom d'*Optique*.

« Lorsque les rayons lumineux tombent sur un plan oblique et de nature à les réfléchir, ils reviennent sur eux-mêmes, comme ceux du calorique réfléchi, en formant avec la perpendiculaire élevée au point du contact un angle de réflexion égal à l'angle d'incidence. » Les effets de la lumière réfléchie sont l'objet d'une partie de la science, à laquelle on donne le nom de *Catoptrique*.

« D'autres fois, la lumière pénètre et traverse les corps qu'elle rencontre. Dans ce cas, en s'approchant d'un corps dont la densité est plus grande que celle de l'air, elle commence par s'infléchir en vertu de l'attraction, puis elle change de direction en le traversant. La nouvelle direction que suit alors la lumière est telle, que la ligne qui la représente forme un angle plus aigu avec la perpendiculaire qu'on éleverait au point de contact et à la surface de ce corps. L'effet contraire a lieu quand la lumière abandonne le corps transparent pour rentrer dans l'air. » C'est à cette propriété de la lumière que se rapporte le phénomène connu d'un bâton qui paraît brisé quand on le plonge dans l'eau, et c'est ainsi que le lit d'une rivière paraît moins profond qu'il ne l'est réellement. On dit alors que la lumière se *réfracte*, et l'on nomme *Dioptrique* cette branche de la physique qui calcule les effets de la lumière *réfractée*. On remarque qu'en général plus un corps transparent est dense, plus il réfracte la lumière, et que plus un corps est combustible, plus sa propriété de réfraction est augmentée. Ainsi, le diamant est le corps le plus réfringent connu, parce qu'il agit sur la lumière en rai-

son composée de sa dureté excessive et de sa combusti-
bilité.

La lumière est composée de plusieurs rayons qui, lorsqu'ils sont isolés, produisent sur nos yeux l'impression
de diverses couleurs. Comme ces rayons sont doués de
plus ou moins de *force réfringente*, on tire parti de cette
propriété pour les séparer. Ces sept rayons, rangés dans
l'ordre de leur plus grande réfrangibilité, sont : le *rouge*,
l'orangé, le jaune, le vert, le bleu, l'indigo et le violet. De
leur réunion résulte l'impression du *blanc*, comme l'absence de toute lumière, ou bien son absorption complète
par certains corps, produisent l'impression du *noir*. Si
donc on fait tomber un pinceau de lumière sur un prisme
de cristal, les rayons dont ce fluide est formé se décom-
poseront en le traversant. Le rouge, qui est le plus réfran-
gible, prendra la direction qui se rapprochera le plus de
la perpendiculaire; le violet s'en éloignera le plus, et tous
les autres rayons se placeront dans leur ordre naturel entre
ces deux extrêmes. Arrivés à la face postérieure du prisme,
et sur le point de repasser d'un milieu plus dense dans un
milieu plus rare, chacun des rayons prendra une direction
inverse de la première, et ils se montreront isolés sur un
plan qu'on leur offrira, pour former cette série de couleurs
que l'on nomme le *spectre*. Cette décomposition de la
lumière s'opère tous les jours sous nos yeux. La plupart
des pierres gemmes, le diamant, l'arc-en-ciel, nous offrent
à chaque instant des exemples de ce phénomène. Un
corps paraît rouge quand il absorbe tous les rayons de la

lumière, hors le rouge; un corps est blanc quand il les réfléchit tous; il est noir, au contraire, quand il n'en réfléchit aucun.

Enfin, dans cette hypothèse, qui est celle des *émanations*, on sépare à peine le calorique de la lumière. On regarde ces deux fluides comme des modifications d'un même principe, qui dépendent des circonstances inhérentes à leur émission. Lorsque le dégagement est lent et ne s'étend pas au-delà d'une certaine sphère, il en résulte de la chaleur; s'il est considérable et rapide, il donne lieu à de la lumière. Dans un grand nombre de cas il y a production de chaleur et de lumière simultanées, comme cela arrive ordinairement dans le phénomène de la *combustion*.

La seconde hypothèse, celle des *ondulations* ou des *vibrations*, a été d'abord émise par Descartes, puis abandonnée, puis tout récemment reprise et développée, au point qu'elle satisfait peut-être d'une manière plus complète à l'explication de tous les phénomènes produits par la lumière.

Dans ce système, on suppose un fluide unique, universellement répandu, qui ne manifeste sa présence que lorsqu'il est mis en mouvement, et qui, dans ce cas, au moyen de vibrations de différentes sortes, produit des effets très-variés. Ces vibrations, analogues à celles qui sont produites par une corde élastique, se propagent et se communiquent aux particules environnantes du même fluide, et cela, de la même manière que l'air mis en mouvement

par un corps sonore, produit des sons qui varient d'into-
nation et d'intensité, suivant la nature de l'agent qui les
fait naître. Tous les phénomènes de la chaleur, de la lumière, de l'électricité, du magnétisme, seraient, selon
cette hypothèse, les résultats de ces mouvements divers,
imprimés par divers agents d'un seul et même fluide.

Ainsi la lumière comme l'obscurité ne seraient que
des états relatifs à nos organes. L'intensité de la sensation
produite par le corps lumineux dépendrait de l'amplitude
des oscillations imprimées au fluide ; en sorte que cette sensation varierait suivant l'énergie de ces vibrations et de la
susceptibilité de l'organe qui en percevrait l'action.

Les phénomènes de l'*Optique* seraient le résultat de
l'ébranlement imprimé aux particules du fluide par le
corps lumineux, et il en résulterait un mouvement vi-
bratoire qui, se communiquant de proche en proche,
donnerait naissance à une foule de rayons qui se propa-
geraient en ligne droite et indéfiniment dans l'espace.

Les phénomènes de la lumière *réfléchie* et *réfractée*,
ainsi que ceux de la coloration des corps, s'expliquent
d'une manière tout aussi satisfaisante dans l'hypothèse des
ondulations. Mais sans nous arrêter à ces détails, non
plus qu'à ceux qui se rapportent à la *Diffraction* de la lumière et à la théorie des *interférences*, nous dirons quelques mots d'une autre propriété du fluide lumineux, qui
commence à jouer un certain rôle dans les phénomènes
chimiques : nous voulons parler de la *Polarisation* de la
lumière.

Les rayons lumineux, en traversant certains corps cristallisés, ne se bornent pas toujours à se réfracter, mais il arrive souvent qu'ils se divisent en deux faisceaux qui donnent ainsi une image double du point lumineux. L'un d'eux suit la direction de la réfraction naturelle : on l'appelle *faisceau ordinaire* ; l'autre suit une direction différente et on le nomme *faisceau extraordinaire*. On désigne ce phénomène sous le nom de *double réfraction*. Il se produit dans tous les cristaux, excepté dans ceux dont la forme primitive est le cube. La double réfraction se confond en une seule, toutes les fois que les rayons tombent dans le sens parallèle ou perpendiculaire à l'axe du cristal ; mais elle se prononce d'autant plus qu'ils s'éloignent de ces deux directions. On appelle *axe* du cristal une certaine ligne par rapport à laquelle les molécules cristallines se trouvent symétriquement disposées. La double réfraction est plus ou moins forte selon la nature du cristal et selon le sens dans lequel la lumière le traverse.

On suppose, pour l'explication de ces faits, que les molécules lumineuses arrivées dans l'intérieur du cristal sont soumises, de la part de celui-ci, à une action qui modifie ses propriétés, et en vertu de laquelle ses molécules se dirigent dans des sens divers et se portent dans des directions que l'on assimile à des *pôles*. De là, tous les phénomènes qui se rapportent à la lumière *polarisée*.

Cette propriété que possèdent certains corps d'agir ainsi sur la lumière, a été récemment l'objet de recherches fort ingénieuses. On a soumis au calcul l'intensité de ce pouvoir, et on en a tiré un caractère qui suffit, à défaut de tout autre, pour distinguer les substances qui en sont douées à un certain degré. C'est ainsi que l'un des produits extraits de l'amidon, la dextrine, est principalement caractérisé par la propriété de dévier fortement à droite du plan de polarisation.

§ 7. De l'ÉLECTRICITÉ. Lorsqu'on frotte un bâton de cire d'Espagne ou une tige de verre avec un morceau de drap, et qu'on l'approche de quelques corps légers, tels que des fragments de paille, de papier ou de plume, ceux-ci se précipitent sur le corps frotté et y adhèrent quelque temps. Si l'on opère dans l'obscurité, ce corps paraît légèrement lumineux, et si on en approche le doigt, on en obtient de petites étincelles. Ce fait, d'abord observé sur des morceaux de succin ou ambre jaune, qui, en grec, porte le nom d'*électron*, est le type de tous ceux que l'on désigne en général sous le nom de phénomènes *électriques*.

Le verre et la résine ne sont pas les seuls corps qui donnent lieu à ces phénomènes, car tous les corps de la nature s'y prêtent d'une manière plus ou moins prononcée. Le frottement n'est pas non plus le seul moyen capable de développer la propriété électrique : la compression, la chaleur, et même parfois le simple contact, suffisent pour que cette propriété se manifeste. Enfin, il existe des animaux pourvus d'appareils propres à le dégager instantanément, et chez lesquels ce moyen est une arme dont ils se servent pour repousser leurs ennemis.

Le phénomène de l'*attraction* électrique n'est pas non
plus général, et l'on remarque souvent, au contraire,
entre deux corps électrisés, une tendance opposée : la
répulsion. Toutes les fois, par exemple, que deux corps
de nature vitreuse sont électrisés et placés dans la sphère
d'activité l'un de l'autre, ils se repoussent mutuellement.
Il en est de même à l'égard de deux corps de nature résineuse ; mais si l'un d'eux est vitreux et l'autre résineux,
ils s'attirent réciproquement. On en conclut que les électricités de semblable nature se repoussent, et que celles
de nature opposée s'attirent. Or, comme cette propriété
se représente dans un grand nombre de corps dont l'analogie avec le verre ou la résine n'est pas sensible, on a jugé
convenable de donner à ces deux sortes d'électricité, des
noms qui indiquent simplement leur opposition ; on appelle
l'une *positive*, et l'autre *négative.*

Tous les phénomènes électriques se passent comme si,
dans tous les corps, il existait une certaine quantité d'un
fluide unique, composé de deux autres, et qui dans l'état
naturel ne manifeste point sa présence ; mais qui, aussitôt
qu'il s'y trouve sollicité par une circonstance quelconque,
surtout par le voisinage d'un autre corps électrisé, se décompose en deux fluides, l'un positif et l'autre négatif.
Celui de ces fluides, opposé par sa nature au fluide qui
anime le corps voisin, se porte de son côté, et le fluide
analogue s'en éloigne au contraire. Que si nulle circonstance ne met obstacle à ce que les fluides opposés qui se
trouvent en présence, d'un corps à l'autre, se réunissent,

l'échange a lieu aussitôt, et le plus souvent avec dégage·
ment de chaleur et de lumière. Il en résulte du fluide naturel dont les propriétés sont neutres, et le fluide resté
libre anime seul le corps dans lequel la décomposition
vient d'avoir lieu.

Tous les corps ne sont pas doués, à l'égard de l'électricité, d'une égale faculté conductrice. Les uns, comme
les métaux, la plupart des liquides, les substances végétales et animales à l'état froid, la vapeur d'eau, etc., s'en
laissent pénétrer et le transmettent très-rapidement. On
les nomme bons conducteurs, ou simplement *conducteurs*. Les autres, tels que la résine, le verre, les corps
gras, la soie, les gaz secs, le retiennent plus ou moins
long-temps. Aussi se sert-on de ces derniers, soit pour ac-
cumuler en eux une certaine quantité de fluide, soit pour
le concentrer dans les corps conducteurs, en les *isolant*,
c'est-à-dire, en interposant un corps non conducteur
entre eux et le sol, que l'on nomme aussi le *réservoir
commun*.

De la tendance qu'a le fluide électrique à s'échapper
des corps conducteurs, il résulte que lorsqu'on les électrise, le fluide qu'on leur communique se répand et
s'accumule à leur surface, où il est retenu par l'air qui les
environne, du moins jusqu'à ce que sa tension élastique
l'emporte sur la résistance de cet obstacle. Si le corps
électrisé est une sphère, les fluides opposés occuperont
chacun une moitié de cette sphère, et y formeront dans
tous les points une couche à peu près égale. Mais, si au

lieu d'une sphère il s'agit d'un ellipsoïde, au moment
de leur décomposition les fluides opposés s'accumule-
ront aux extrémités du grand axe, et d'autant plus que
l'ellipsoïde sera plus allongé. L'électricité, ainsi accumulée sur une petite surface, acquerra bientôt assez de
tension pour vaincre la résistance de l'air et se répandre
dans l'espace. C'est ainsi que s'explique la puissance des
pointes, soit pour soutirer, soit pour transmettre le fluide
électrique.

On a imaginé un grand nombre d'instruments destinés
à produire l'électricité, à rendre ses effets sensibles, et
à mesurer l'intensité de sa force. Nous en décrirons quelques-uns qui sont d'un usage habituel dans les laboratoires. L'un des plus importants est la *Machine électrique*.
Il se compose d'un plateau de verre d'une dimension
variable, disposé de manière à tourner sur lui-même dans
le sens vertical, à l'aide d'une manivelle fixée au centre
et qui lui sert d'axe. Le plateau tourne entre quatre cous-
sins de soie garnis de crin, dont le frottement détermine
à la surface du verre un grand dégagement de fluide électrique. Le fluide, à mesure qu'il se dégage, est transmis à
des pointes de fer placées horizontalement à une petite
distance du plateau, et de là se répand sur la surface de
deux cylindres de cuivre terminés par des boules et qu'on
nomme les *conducteurs*. Ces cylindres sont portés sur des
colonnes de verre qui ont pour but de les *isoler*, en sorte
que le fluide s'y accumule en quantité considérable. Si
l'on approche de l'un d'eux le doigt ou un corps con-

ducteur quelconque, la présence du fluide s'annonce aussitôt par une étincelle, accompagnée d'un bruit plus ou moins fort et d'une certaine quantité de chaleur.

L'*Électroscope* a pour objet de faire reconnaître les moindres quantités de fluide électrique en émission. L'instrument se compose de deux lames d'or battu, suspendues parallèlement à des anneaux métalliques qui se rattachent à une tige commune. Lorsqu'on communique l'électricité à la tige, les deux lames animées d'un fluide de même nature s'écartent aussitôt l'une de l'autre, et d'autant plus que la proportion du fluide qu'elles reçoivent est plus grande.

Mais s'il s'agit de déterminer l'intensité de la force électrique développée, l'électroscope ne saurait suffire, et dès lors on a recours à l'*Électromètre*, ou *Balance électrique* de Coulomb, instrument fondé sur ce qu'on appelle la *force de torsion* d'un fil métallique, et fondé sur ce principe que « la tension électrique agit en raison inverse du carré de la distance. »

Le *Condensateur* n'est autre chose qu'un plateau métallique surmonté d'une tige et d'un crochet. On le tient suspendu et isolé à l'aide d'un tube de verre, et après l'avoir fait toucher au conducteur d'une machine électrique, on tient au-dessous de lui un second plateau communiquant avec le réservoir commun. On éloigne alors le premier plateau du conducteur, puis on l'y fait toucher une seconde, une troisième fois, toujours sous la même influence, et à chaque opération le condensateur se trouve chargé d'une nouvelle quantité de fluide. Mais comme arrivé à un certain point de condensation il pourrait se porter de l'un des plateaux sur l'autre, on peut, tout en diminuant la distance qui les sépare, placer entre eux une lame de verre ou une couche de résine qui s'oppose à la réunion des deux fluides.

C'est sur le même principe qu'est fondé l'appareil connu sous le nom de *Bouteille de Leyde*. Il se compose d'un flacon de verre recouvert extérieurement, jusqu'à une certaine hauteur, d'une feuille d'étain, et rempli à l'intérieur par des feuilles minces d'or ou de cuivre. Le bouchon du bocal est traversé par une tige métallique qui plonge, d'une part, dans la garniture intérieure, et dont l'extrémité supérieure est recourbée et terminée par une boule. On charge l'appareil en tenant la bouteille à la main, par la garniture extérieure, et en présentant le bouton de la tige au conducteur d'une machine électrique. On retire alors la bouteille, et si, au moyen d'une tige métallique recourbée, on établit une communication entre le bouton et la garniture extérieure, il se produit une vive étincelle accompagnée d'une forte explosion ; ou si, en tenant la bouteille d'une main, on approche du bouton un doigt de l'autre main, on se sent aussitôt frappé d'une violente commotion.

Lorsqu'on réunit plusieurs appareils de la même nature, pour donner lieu à ce qu'on nomme des *Batteries électriques*, on obtient des effets d'une grande énergie, et l'on peut, jusqu'à certain point, imiter ceux de la foudre, en brûlant les métaux et en tuant des animaux, même à une grande distance.

Enfin, l'*Électrophore* est une véritable machine électrique dont l'emploi est très-commode, et qui retient plus ou moins l'électricité. Il consiste en un gâteau de résine qu'on électrise en le frappant vivement avec une peau de chat. Sur ce gâteau on pose un plateau de cuivre surmonté d'une tige de verre qui sert à l'isoler. Le fluide résineux développé par le frottement, décompose le fluide naturel du plateau métallique, il en attire le fluide vitreux ou positif, et repousse le fluide résineux ou négatif à la surface supérieure. Si alors on touche cette surface avec le doigt, on en enlève le fluide négatif, et, en soulevant le plateau par la tige de verre, on peut en tirer une étincelle du fluide positif dont il restait chargé.

Galvanisme. Si l'on établit, au moyen d'un conducteur formé de deux métaux différents, une communication entre deux points choisis dans les organes nerveux ou musculaires d'un animal, on remarque aussitôt dans celui-ci des mouvements convulsifs et de violentes contractions. Ce phénomène, fourni par le hasard à l'observation de Galvani, fut d'abord attribué à une électricité particulière à laquelle on donna le nom de fluide *galvanique*. Mais bientôt Volta ramena le phénomène à une théorie plus simple, et démontra l'identité complète du galvanisme et de l'électricité ordinaire. Il établit en principe, 1° que lorsque deux métaux différents sont mis en contact, ils se constituent dans des états électriques opposés; 2° que si l'on place alors , entre les deux extrémités libres d'un arc métallique composé de deux métaux, un corps conducteur destiné à établir la communication, ce corps est vivement excité par l'action du fluide qui le traverse. De là , les convulsions de la grenouille de Galvani et tous les phénomènes analogues qui ont lieu dans les mêmes conditions.

Volta ne se borna point à donner cette explication des phénomènes galvaniques. Il imagina un appareil composé de plusieurs disques de métaux différents, de zinc et de cuivre, par exemple, réunis par paire, base à base, et il plaça entre chaque paire un autre disque de drap mouillé. Chaque paire de disques forme ce qu'on appelle un des *éléments* de l'appareil, qui porte le nom de *Pile Voltaïque.*

Lorsqu'on place la pile sur un isoloir, l'appareil ne pouvant puiser le fluide qu'en lui-même, on observe que la plaque centrale ne manifeste aucune tension électrique, mais que les fluides opposés, refoulés de proche en proche à droite et à gauche de l'élément central, acquièrent d'autant plus d'intensité, à mesure que l'on s'approche des extrémités de la pile. L'une de ces extrémités manifeste l'électricité positive, et l'autre l'électricité négative. Si l'appareil n'est pas isolé, il empruntera le fluide au réservoir commun; la tension électrique augmentera dans chaque élément à mesure qu'elle s'éloignera davantage du sol. L'électricité produite sera positive, si c'est le cuivre qui se trouve en communication avec le réservoir commun; si c'est le zinc, le fluide sera négatif.

L'instrument primitivement imaginé par Volta a subi plusieurs modifications. On a remarqué qu'un liquide acidulé donnait plus d'activité aux éléments de la pile, et on a d'abord renversé l'appareil dans une auge remplie d'eau aiguisée par l'acide nitrique. Puis, Wollaston a imaginé une disposition plus commode et généralement adoptée aujourd'hui. Les éléments de la pile sont suspendus verticalement à une tige horizontale, et plongent isolément dans autant de vases de verre remplis d'eau acidulée. Cet appareil a l'avantage de pouvoir être mis en action et arrêté à volonté; il ne s'agit pour cela que de plonger les éléments dans le liquide, ou de les en retirer selon le besoin.

Nous ne pouvons entrer ici dans les détails à l'aide desquels on rend compte du jeu de la pile voltaïque et de la distribution des fluides entre les éléments dont elle est formée. Qu'il nous suffise de dire que les effets de cet instrument ne se bornent pas à présenter avec ceux de la machine électrique la plus parfaite identité, mais qu'ils leur sont supérieurs en cela que la pile agit d'une manière continue, par une suite de décharges successives, attendu que d'elle-même elle répare à chaque instant ses pertes. L'énergie graduelle qu'acquièrent les éléments de la pile, à mesure qu'on les plonge dans une eau de plus en plus acidulée, prouve aussi qu'il y a là une action chimique. Aussi voit-on le zinc se dissoudre rapidement, et l'eau elle-même se décomposer. Cette dernière observation a été le point de départ des belles expériences au moyen desquelles les chi-

mistes sont parvenus à décomposer, sous l'influence de la
pile, non-seulement l'eau, mais les oxides, les acides, les
alcalis, et une foule d'autres corps que jusqu'alors on avait
considérés comme simples ou élémentaires. Aussi l'étude
des phénomènes de la pile voltaïque est-elle devenue l'un
des points les plus importants de la physique, en ce qu'ils
forment une sorte de lien entre cette science et la chimie,
et qu'ils ont ouvert à celle-ci un champ immense de recherches nouvelles et de brillantes découvertes.

MAGNÉTISME. Tout le monde connaît l'aimant (*magnes*),
sorte de minérai de fer doué de la propriété d'attirer à
distance le fer, l'acier et deux autres métaux : le nickel
et le cobalt. On sait aussi qu'une aiguille aimantée suspendue librement sur un pivot vertical, dirige constamment l'une de ses pointes vers le nord, propriété sur laquelle est fondée la *Boussole*. Enfin, on sait encore qu'un
barreau magnétique peut communiquer ses propriétés à
d'autres barreaux, sans rien perdre de sa propre énergie,
en sorte qu'on peut multiplier indéfiniment le nombre des
barreaux aimantés, et même augmenter, à l'aide de certains
procédés, la force magnétique de chacun d'eux. Mais ce
qui résulte de découvertes plus récentes, c'est que l'on peut
faire naître à volonté la puissance magnétique sans communication directe avec un aimant, et produire des effets
semblables à ceux du magnétisme, en employant uniquement des appareils propres à développer le fluide électrique.

Par exemple, si l'on réunit les deux extrémités ou *pôles*

d'une pile voltaïque au moyen d'un fil conducteur, il s'é-
tablit aussitôt dans tout l'appareil une circulation de
fluide, à laquelle on donne le nom de *courant électrique*.
Cette circulation est double et continuelle d'un pôle à
l'autre, parce que la source en est permanente. L'un des
courants se porte du pôle positif au pôle négatif, et l'autre
en sens contraire, du pôle négatif au pôle positif. On doit
à M. OErsted la première remarque que les courants électriques agissent d'une manière puissante sur les aiguilles
aimantées. D'autres physiciens reconnurent bientôt qu'ils
se comportent tout-à-fait comme des aimants ordinaires,
c'est-à dire, que les courants établis dans le même sens se
repoussent, et qu'ils s'attirent dans le sens contraire. On
remarqua que le fil conducteur des courants agissait
comme un aimant à l'égard des métaux magnétiques.
Enfin, on réussit à aimanter des barreaux d'acier au moyen
des courants, comme on l'avait fait à l'aide des décharges
électriques, et l'on prouva ainsi jusqu'à l'évidence, l'identité du magnétisme, du galvanisme et de l'électricité.

Des faits et des considérations qui précèdent, on peut
tirer cette conclusion : que les corps magnétiques, et même
le globe tout entier, représentent des appareils dans lesquels circulent constamment des courants divers de fluide
électrique. Selon la distribution plus ou moins irrégulière
des corps magnétiques dans l'intérieur ou à la surface de
la terre, les phénomènes qui en sont la conséquence se
montrent irréguliers ou constants. C'est ainsi que la direction de l'aiguille aimantée vers le nord est sujette à des

modifications continuelles qui varient selon les points du globe où sa marche est observée : c'est ce qu'on nomme sa *déclinaison*. L'*inclinaison* de l'aiguille aimantée, c'est-à-dire, l'abaissement de l'un de ses pôles au-dessous du niveau horizontal, et l'intensité de la *force magnétique*, que l'on mesure par le nombre d'oscillations que fait une aiguille écartée de sa direction, avant de revenir à une position fixe : toutes ces irrégularités peuvent être rapportées à la même cause et s'expliquer par la même théorie.

Bornons ici ces notions élémentaires, quel que soit leur intérêt. Quelques-uns des points déjà étudiés reparaîtront sous un nouvel aspect dans le chapitre suivant; mais, je le répète, il ne faut voir dans ces données que le point de départ des explications plus étendues que l'on doit rechercher dans les ouvrages spéciaux, ou que, plus tard, l'enseignement des écoles développera dans tous leurs détails.

CHAPITRE IV.

> Pharmacy is so intimately connected with
> chemistry, that the former can neither be
> understood as a science, nor practised as
> an art, without a constant reference to the
> principles of the latter.
>
> (Duncan, *Edinb. New. Dispens.*)

Des Médicaments chimiques, ou du 4ᵉ ordre. — Notions élémentaires de Chimie. — Classification des produits de cet ordre.

Les médicaments du quatrième ordre et que l'on comprend sous le titre de Combinés, sont tous ceux qui peuvent être soumis à l'action chimique ou qui en sont le produit; en sorte que cette dénomination s'applique à la fois aux corps simples inorganiques employés en médecine, et aux composés qui sont le produit de l'action réciproque de ces corps les uns sur les autres.

L'action chimique a, comme nous l'avons dit, pour caractère et pour résultat de douer les corps qui lui ont été soumis de propriétés nouvelles et spéciales. Elle peut avoir deux objets : 1º Celui de combiner ensemble des corps d'abord isolés : c'est la Composition ou la Synthèse ; 2º celui de séparer des principes primitivement réunis, c'est l'Analyse ou la Décomposition.

On donne le nom de Corps simples ou d'Eléments à

ceux qui, traités par tous les moyens d'analyse, ne fournissent que des particules semblables entre elles, ou d'une
seule et même nature, comme l'or, le fer, le soufre et
plusieurs autres. Les corps Composés, au contraire, renferment des particules de diverses espèces; mais elles sont
unies si intimement, que le plus petit fragment de l'un de
ces corps que l'on puisse détacher, contient encore une
particule de chacun des éléments dont il est chimiquement composé. Ainsi, la moindre particule d'iodure de
plomb que l'on puisse isoler par une action mécanique,
contiendra encore deux molécules, l'une de plomb et
l'autre d'iode, qui ne pourront être séparées l'une de
l'autre que par une action chimique.

On exprime assez bien cette différence entre un corps
simple ou *physique*, et un corps composé ou *chimique*, en
donnant aux plus petites fractions du premier le nom de
particules ou de *molécules intégrantes*, et à celles du second
le nom de *molécules constituantes* ou d'*atomes*.

« La force qui porte les particules des corps à se réunir
se nomme *attraction*. On l'appelle *cohésion* lorsqu'elle
s'exerce entre des particules de même nature; quand
elle retient combinés les divers éléments d'un composé
chimique, elle se nomme *affinité*. »

L'AFFINITÉ est une propriété générale des corps chimiques, dont chacun d'eux est pourvu à un degré plus ou moins
élevé relativement aux autres corps avec lesquels il peut se
trouver en contact. L'affinité paraît n'être autre chose que
la capacité électrique, ou, du moins, toute combinaison

serait le résultat de l'échange des électricités opposées
dont sont doués les corps entre lesquels l'affinité s'exerce.

Puisque l'affinité propre varie d'intensité entre les différents corps, il est clair que si on ajoute à deux éléments
combinés, A et B, un troisième élément C, doué à l'égard
de l'un des deux premiers (B, par ex.) d'une affinité supérieure à celle qui unissait entre eux A et B, il y aura :
1° décomposition de A B ; 2° combinaison nouvelle entre
B et C ; 3° élimination du corps A. Ce résultat est ce que
l'on nomme *affinité élective simple*.

L'affinité élective *double* ne peut s'exercer qu'entre quatre corps élémentaires au moins, unis primitivement deux
à deux, ou, comme on le dit, en composés *binaires*. Soient
les corps A B et C D ; si C est doué à l'égard de A d'une
affinité plus grande que B, il se formera C A, et B devenu
libre pourra s'unir à D abandonné par C, pour former B D.
Ce jeu de combinaisons peut même s'exercer entre un
plus grand nombre de corps, et c'est ce qui arrive fréquemment dans les opérations de la chimie.

Les corps simples ou élémentaires étant, ou le point de
départ, ou le but final de toute action chimique, il est
évident que c'est par leur étude qu'il faut préluder à celle
de leurs combinaisons. Les bornes de cet ouvrage ne nous
permettraient pas d'entrer dans tous les détails qui se rapportent à l'histoire particulière de chacun de ces corps.
D'ailleurs un grand nombre d'entre eux ne sont d'aucun
usage en médecine. Nous devrons donc nous borner à
donner une notion succincte de leurs caractères les

plus importants, et à présenter quelques généralités sur les combinaisons les plus remarquables et les plus employées dans lesquelles ils figurent.

§ 1. Le nombre des corps simples aujourd'hui connus s'élève à cinquante-quatre. Sans nous arrêter à la classification qu'en a donnée M. Ampère, et qui, modifiée par M. Berthier, se représentera plus loin, quand nous les considérerons sous le point de vue minéralogique, nous allons les passer rapidement en revue, en suivant l'ordre le plus généralement adopté, et qui établit entre eux deux grandes divisions principales : les *métalloïdes* et les *métaux*.

On comprend, sous la dénomination de MÉTALLOÏDES, treize corps simples ou élémentaires dont les caractères, très-variés d'ailleurs, s'éloignent assez de ceux que l'on attribue aux métaux pour ne pouvoir être confondus avec ces derniers. On les nomme :

1. Oxigène.	8. Hydrogène.
2. Azote.	9. Iode.
3. Bore.	10. Phosphore.
4. Brôme.	11. Sélénium.
5. Carbone.	12. Silicium.
6. Chlore.	13. Soufre.
7. Fluor.	

Les caractères généraux des corps simples de la deuxième classe, les MÉTAUX, sont d'être très-bons conducteurs du calorique et de l'électricité; de réfléchir vivement la lumière, propriété à laquelle on donne le nom d'*éclat métallique*, et de former avec l'oxigène des oxides qui, en s'unissant avec les acides, donnent naissance à des *sels* plus ou moins neutres.

Ils sont au nombre de quarante-un, savoir :

1. L'aluminium.	22. Le molybdène.
2. L'antimoine.	23. Le nickel.
3. L'argent.	24. L'or.
4. L'arsenic.	25. L'osmium.
5. Le barium.	26. Le palladium.
6. Le bismuth.	27. Le platine.
7. Le cadmium.	28. Le plomb.
8. Le calcium.	29. Le potassium.
9. Le cérium.	30. Le rhodium.
10. Le chrôme.	31. Le sodium.
11. Le cobalt.	32. Le strontium.
12. Le colombium ou tantale.	33. Le tellure.
13. Le cuivre.	34. Le titane.
14. L'étain.	35. Le thorinium.
15. Le fer.	36. Le tungstène.
16. Le glucinium.	37. L'urane.
17. L'iridium.	38. Le vanadium.
18. Le lithium.	39. L'yttrium.
19. Le magnésium.	40. Le zirconium.
20. Le manganèse.	41. Le zinc.
21. Le mercure.	

A. MÉTALLOÏDES. L'oxigène est un gaz incolore, inodore, dépourvu de saveur. Son poids spécifique est à celui de l'air atmosphérique comme 1,1026 est à 1,0000. Il peut se combiner avec tous les autres corps simples. Cette combinaison est toujours accompagnée d'un dégagement plus ou moins sensible de calorique et parfois de lumière : ensemble de phénomènes auquel on donne le nom de *com-bustion*. Aussi, tous les corps élémentaires, autres que l'oxigène, sont-ils quelquefois réunis sous la dénomination de corps *combustibles* ou *oxigénables*.

L'oxigène est l'un des éléments de l'air atmosphérique, de toutes les matières végétales ou animales, et de la plupart des corps composés. C'est lui qui, dans l'air, entretient la respiration des animaux, la combustion du bois, du charbon, et l'oxidation des substances métalliques. En se combinant avec les corps oxigénables, il se fixe sur eux à l'état solide, augmente leur poids, et laisse dégager le calorique qui le tenait à l'état gazeux.

L'oxigène entre dans la composition de l'air atmosphérique pour un cinquième de son volume. Dans l'eau, un volume d'oxigène est combiné à deux volumes d'hydrogène. Le gaz oxigène pur ne pourrait être respiré sans danger. Projeté sur un corps combustible en ignition, il en accélère la combustion au point d'enflammer rapidement les métaux. On l'obtient en soumettant le bioxide de manganèse à une chaleur rouge, et en recueillant le gaz qui s'en dégage dans un vase rempli d'eau, renversé sur la table d'une *cuve pneumatique* [1].

---

[1] Une cuve pneumatique est une sorte de baquet en bois ou en pierre rempli d'eau ou de mercure, dans lequel on place, un peu au-dessous de la surface du liquide, une table horizontale percée de quelques trous. Quand on veut recueillir un gaz, on ajoute, à l'extrémité de l'appareil d'où il se dégage, un tube quatre fois recourbé, dont on engage l'autre extrémité, après l'avoir fait plonger dans le liquide, dans l'un des trous

L'HYDROGÈNE est aussi un gaz sans couleur et sans saveur. Son poids spécifique est à celui de l'air comme 0,0688 est à 1,0000. Son extrême légèreté fait qu'on l'emploie pour gonfler les aérostats destinés à s'élever dans l'atmosphère. Ce gaz s'enflamme, quand on en approche un corps enflammé, au contact de l'air ; mais si l'on plonge dans l'hydrogène un corps en ignition, ce corps s'y éteint. Lorsqu'on mêle deux volumes de gaz hydrogène avec un volume de gaz oxigène, et que l'on fait passer à travers le mélange une étincelle électrique, il se produit une détonation avec dégagement de calorique et de lumière ; les gaz disparaissent, et il se forme une certaine quantité d'eau dont le poids représente exactement celui des gaz combinés. L'instrument dont on se sert pour cette expérience, et qui se nomme *eudiométre*, n'est autre chose qu'un large tube de verre fermé par l'une de ses extrémités, et traversé par des conducteurs propres à transmettre le fluide électrique.

L'hydrogène peut s'unir à la plupart des métalloïdes et à quelques métaux. Il est combiné avec l'oxigène et le carbone dans les matières végétales, et dans les matières

---

de la table. On renverse ensuite sur cette table un flacon plein du même liquide, de manière que le tube réponde à l'orifice du flacon. A mesure que le gaz se produit et se dégage du tube recourbé, il vient occuper la partie supérieure du flacon, dont le liquide retombe en même temps dans la cuve. Quand on opère sur des gaz solubles dans l'eau, on remplit de mercure l'appareil qui, dans ce cas, porte le nom de *Cuve hydrargyro-pneumatique.*

animales avec l'oxigène, le carbone et l'azote. On l'obtient
de la décomposition de l'eau, par l'intermède de l'acide
sulfurique et du zinc. Dans cette expérience, le métal ne
pouvant s'unir avec l'acide qu'après avoir été oxidé, s'empare de l'oxigène contenu dans l'eau; l'hydrogène mis en
liberté s'en dégage à l'état de gaz, et on le recueille sur la
cuve pneumatique comme nous l'avons dit précédemment. Le gaz hydrogène ainsi obtenu est un peu odorant;
mais lorsqu'on le lave avec de la potasse caustique il est
tout-à-fait sans odeur.

Le BORE est solide, sans saveur ni odeur; sous la forme
d'une poudre brune-verdâtre, il est infusible. Lorsqu'on
le chauffe dans du gaz oxigène, il brûle avec flamme, et le
résultat de cette combustion est de l'acide borique. C'est
de cet acide ou plutôt des borates qui sont assez répandus
dans la nature, qu'on retire le bore, par l'intermède du
potassium.

Le SILICIUM est également solide, il se présente sous la
forme d'une poudre brune, insipide, inodore, infusible,
même quand on la chauffe dans du gaz oxigène. Mais si on
met le silicium en contact avec les carbonates de potasse
ou de soude, il s'enflamme rapidement et il en résulte
une masse noire contenant des silicates de potasse ou de
soude et du charbon. Dans ce cas, le silicium s'empare
de l'oxigène de l'acide carbonique; il se forme de l'acide
silicique, des silicates, et le charbon mis à nu colore la
masse en noir.

Le silicium est la base de la silice et des silicates, corps très-abondamment répandus dans la nature, et qui forment la plus grande partie des masses terreuses et minérales dont se compose le noyau solide de notre globe.

Le CARBONE est la base du *charbon*, qui en est presque entièrement formé, et dans lequel il se trouve seulement uni à un peu d'hydrogène et de cendres. C'est un corps solide, sans odeur ni saveur, presque toujours noir, amorphe, poreux, friable, comme dans le charbon ordinaire, d'autres fois compacte et luisant, comme dans l'*anthracite* ; plus rarement cristallisé, transparent, très-dur, et à l'état de pureté parfaite, comme dans le *diamant*. Le carbone chauffé au rouge dans le gaz oxigène, brûle et se gazéifie en s'y combinant; il en résulte du gaz oxide de carbone ou du gaz acide carbonique. Il se combine également avec plusieurs métalloïdes et quelques métaux. Ce corps joue un très-grand rôle dans la nature, car il forme une des parties constituantes de toutes les substances végétales et animales. Le charbon est d'un usage très-varié et très-répandu. Non-seulement il sert dans les arts à l'usage des fourneaux et autres moyens calorifiques, mais la faculté qu'il possède d'absorber les gaz le rend très-propre à servir à la désinfection. On l'emploie encore pour clarifier et décolorer les liquides. Ces dernières propriétés, qui sont tout physiques, s'expliquent par l'extrême porosité de ce corps.

Le SOUFRE est solide, insipide, d'une couleur jaune-citron, très-friable, cassant. Son odeur bien connue ne se développe que par le frottement ou la chaleur. Son poids spécifique est à celui de l'eau comme 199 est à 100. Il se fond à 108°; au-delà de ce terme, et en le soumettant successivement à divers degrés de chaleur, il varie dans ses qualités physiques, il change de couleur, de consistance, sans que sa nature chimique soit altérée. Sa cristallisation naturelle est octaédrique. Lorsqu'on le fait cristalliser artificiellement, en le faisant fondre dans un creuset et en décantant avec soin la partie liquide quand il commence à se refroidir, on obtient des aiguilles cristallines qui affectent la forme d'un prisme oblique à bases rhomboïdales.

Le soufre est volatil; sa vapeur est jaune. Lorsqu'on le chauffe à 150° avec le contact de l'oxigène, il brûle avec une flamme bleuâtre, et il se produit du gaz sulfureux dont l'odeur est vive et suffocante. Il en est de même à l'air libre; seulement sa combustion est moins rapide. Le soufre se rencontre souvent à l'état natif dans certaines mines que l'on nomme des solfatares, et qui sont ordinairement voisines des volcans; mais on le trouve encore plus fréquemment à l'état de combinaison, soit comme sulfures, soit comme sulfates; enfin, il fait souvent partie des eaux minérales naturelles. Ses usages dans les arts, en chimie, en médecine et dans l'économie domestique, sont aussi nombreux qu'importants.

Le SÉLÉNIUM est un corps solide, inodore, insipide, fragile comme le verre, et friable comme le soufre avec lequel il a beaucoup d'autres rapports; cependant il ne s'électrise pas comme lui par le frottement. Son poids spécique est de 432, celui de l'eau étant de 100. Il se fond un peu au-dessus de 100 degrés. En se refroidissant il se

prend en une masse d'un brun obscur dont la cassure a l'aspect et la couleur du plomb. Il entre en ébullition au-dessous
de la chaleur rouge, et se transforme en un gaz d'un jaune
foncé qui se condense en gouttelettes noirâtres. Chauffé avec
le gaz oxigène, il brûle avec flamme et se convertit en acide
sélénieux ou en oxide de sélénium qui a une odeur de choux
pourris. Lorsqu'on fait détoner du sélénium avec du nitre
dans un creuset rougi, on obtient du séléniate de potasse.

Le sélénium n'a été trouvé jusqu'à ce jour qu'à l'état de
combinaison avec le cuivre et quelques autres métaux. Il
est fort rare, et n'est encore d'aucun usage.

Le PHOSPHORE est solide, sans saveur, flexible, facile à
rayer avec l'ongle. Son poids spécifique, comparé à celui
de l'eau, est comme 177 est à 100; son odeur est alliacée;
il est demi-transparent, d'une couleur blanche un peu jaunâtre. Le phosphore brûle au contact de l'air, même à une
basse température, et paraît lumineux dans l'obscurité. Il
entre en fusion à 43 degrés centigrades. Mis en contact avec
l'oxigène, à la température ordinaire, on ne remarque
aucune action réciproque; mais si l'on chauffe légèrement,
ou bien si l'on ajoute un peu de gaz azote, la combustion
a lieu avec vivacité, il y a un grand dégagement de chaleur
et de lumière, l'oxigène est absorbé, et il se forme de l'a-
cide phosphorique.

Le phosphore se combine avec un grand nombre de
corps élémentaires. On le conserve sous l'eau, pour éviter
l'action que l'air exercerait sur lui. On ne le rencontre
dans la nature que combiné, le plus souvent à l'état de

phosphate de chaux. Ce sel forme en grande partie la base solide des os , et c'est d'eux qu'on retire le phosphore par le procédé suivant : On calcine les os pour en détruire la matière animale ; on traite le phosphate de chaux qui en résulte par de l'acide sulfurique qui s'empare de la majeure partie de la chaux et convertit le sel phosphorique en phosphate acide. On filtre, on évapore, on calcine le produit avec du charbon dans une cornue de fonte, et , par la distillation, l'on obtient le phosphore fondu, dans un récipient en partie rempli d'eau.

Le CHLORE est un gaz d'une couleur jaune-verdâtre, d'une odeur et d'une saveur fortes et spéciales. Il éteint les corps en ignition; il est soluble dans l'eau. Il ne peut se combiner avec l'oxigène qu'à l'état de gaz naissant. Il s'unit vivement à l'hydrogène, avec lequel il forme un acide très-puissant : l'acide chlorhydrique.

Cette affinité si forte du chlore pour l'hydrogène est la source de deux propriétés importantes dont ce gaz jouit au plus haut degré : celle de blanchir les toiles, le papier , de décolorer, en un mot, les matières végétales; et celle de désinfecter l'air en détruisant les miasmes de nature végétale ou animale qui y sont répandus.

Le chlore est très-abondant dans la nature, mais il s'y trouve toujours à l'état de combinaison. Il est l'une des parties constituantes du chlorure de sodium ou sel marin, du chlorhydrate d'ammoniaque, et d'une foule de substances minérales. On l'obtient en traitant l'acide chlor-hydrique par le bioxide de manganèse. Le mélange étant chauffé dans une cornue, l'acide se décompose, son hydrogène s'unit à l'oxigène de l'oxide pour former de l'eau, tandis que le chlore, devenu libre, se partage en deux parties : l'une s'unit au métal désoxidé, et l'autre se dégage à l'état de gaz. On le recueille sur la cuve pneumatique dans des flacons d'abord remplis d'eau.

Le BRÔME est liquide à la température ordinaire, d'un rouge hyacinthe qui, en masse, paraît brun-foncé. Il se solidifie à 20 degrés au-dessous de zéro. Il bout à 47 degrés, en répandant des vapeurs rouges. Son odeur est désagréable, et se rapproche beaucoup de celle du chlore ; sa saveur est très-caustique.

Le brôme, comme le chlore, ne s'unit à l'oxigène qu'à l'état de gaz naissant. Il se combine, au contraire, à l'hydrogène avec beaucoup d'avidité, et il en résulte du gaz brômhydrique. Il est peu soluble dans l'eau, mais très-soluble dans l'alcool et dans l'éther. On ne le rencontre qu'à l'état de combinaison dans les eaux de la mer, dans certaines salines, dans les éponges; dans quelques plantes marines, et dans un petit nombre de minéraux. On le retire des eaux-mères des salines, où il est à l'état de brômate de magnésie, en les traitant d'abord par le chlore qui met le brôme en liberté, ensuite par l'alcool qui le dissout et auquel on l'enlève par la potasse. Le brômure de potassium est ensuite traité par l'acide sulfurique et le bioxide de manganèse; on distille et on recueille le brôme dans un récipient qui contient de l'eau.

L'IODE est un corps solide à la température ordinaire;

sa densité est de 4,946. Il se présente sous la forme de
lamelles bleuâtres ayant l'aspect métallique; son odeur est
analogue à celle du chlore; sa saveur est âcre. Il se fond
à 107 degrés; il entre en ébullition à 175 degrés, en donnant de belles vapeurs violettes; il est peu soluble dans l'eau,
mais assez bien dans l'alcool. Il ne s'unit à l'oxigène qu'à
l'état naissant; il en résulte de l'acide iodique. Il s'unit
très-vivement à l'hydrogène gazeux, pour former l'acide
iodhydrique, et se combine également avec plusieurs métalloïdes et quelques métaux.

On retire l'iode des eaux-mères de la soude que l'on prépare avec les varechs et les fucus des bords de la mer. On
le trouve aussi dans les éponges, dans quelques eaux salées, dans divers mollusques marins, mais toujours à l'état
d'iodure. On reconnaît facilement sa présence par sa propriété de colorer en beau bleu la solution aqueuse d'amidon.
Pour obtenir l'iode à l'état de pureté, on concentre les
eaux-mères de la soude qui contiennent de l'iodure de potassium, on y verse de l'acide sulfurique concentré, et l'on
distille. Il se forme du sulfate de potasse, du gaz sulfureux
qui se dégage, et l'iode se vaporise sous la forme de vapeurs violettes qui viennent se condenser dans le récipient.

Les trois derniers corps dont nous venons de parler ont
entre eux une telle analogie, sinon de propriétés physiques,
du moins de caractères chimiques, qu'on pourrait les regarder comme trois modifications d'une même substance.
On peut joindre à cette série un quatrième corps, le FLUOR,
qui s'en rapproche beaucoup dans ses combinaisons, mais

dont l'existence n'est admise que par analogie, attendu qu'on n'est point encore parvenu à l'isoler. On retire l'acide fluorhydrique (combinaison du fluor avec l'hydrogène) du spath fluor (fluorure de calcium), en traitant ce minéral par l'acide sulfurique concentré. On distille, et l'acide fluorhydrique étant volatil, vient se condenser dans un récipient entouré de glace. L'opération ne peut se faire que dans un appareil de plomb, car l'acide fluorhydrique attaque le verre très-vivement. On tire parti de cette propriété dans les arts, pour graver ou dépolir le verre et le cristal.

L'AZOTE est un gaz incolore, sans odeur ni saveur, qui forme les quatre cinquièmes environ de l'air atmosphérique. Il éteint les corps en combustion. Sa densité est à celle de l'air comme 0,975 est à 1,000. Il entre dans la composition de la plupart des matières animales et de quelques substances végétales. Il est sans action sur le gaz oxigène, si ce n'est à l'état naissant; dans ce cas, il peut former plusieur combinaisons dont la plus oxigénée est un acide très-énergique connu sous le nom d'acide nitrique ou azotique. L'azote se combine de la même manière avec plusieurs métalloïdes et métaux. Ce gaz n'est point propre à la respiration, bien qu'il fasse la plus grande partie de l'air atmosphérique, dans lequel il paraît n'avoir d'autre emploi que de modérer l'activité de l'oxigène. L'azote ne peut être liquéfié, même aux températures les plus basses; il est très-peu soluble dans l'eau; en un mot, il semble n'être doué que de propriétés négatives, et il n'acquiert de

caractères sensibles qu'à l'aide de sa combinaison avec
d'autres corps.

On obtient l'azote de la décomposition de l'air par le
phosphore. On place sur un morceau de liége, à la surface
d'une cuve pneumato-chimique, une petite capsule de
porcelaine contenant un fragment de phosphore que l'on
allume avec un fer rouge. On recouvre aussitôt ce petit
appareil d'une cloche de verre remplie d'air atmosphérique; le phosphore brûle rapidement en absorbant tout
l'oxigène; il se forme des vapeurs blanches d'acide phosphorique qui se dissolvent dans l'eau, et il ne reste plus
dans la cloche que de l'azote. Ce procédé est celui que
l'on emploie habituellement pour faire l'analyse de l'air.

Les *métalloïdes* dont nous venons de décrire les caractères les plus importants, sont, en général, mauvais conducteurs du calorique et de l'électricité; ils sont négatifs
par rapport aux métaux, et positifs relativement à l'oxigène. Les oxides qu'ils forment avec celui-ci ne sont pas
susceptibles de neutraliser les acides, caractère spécial
qui distingue les *métaux*.

B. Métaux. On divise les 41 métaux connus en six
sections, afin de les étudier plus facilement. Ces sections
réunissent ceux qui se distinguent par l'analogie de leurs
principaux caractères. La première section comprend les
métaux qui peuvent absorber l'oxigène à la température
la plus élevée et décomposer subitement l'eau à la température ordinaire, en s'emparant de son oxigène et en
dégageant l'hydrogène avec effervescence : ce sont le

potassium, le sodium, le lithium, le barium, le strontium et le calcium. On les appelle aussi métaux *alcalins*, parce que leurs oxides possèdent le caractère des *alcalis*.

La deuxième section renferme ceux qui peuvent absorber le gaz oxigène à la température la plus élevée, mais qui ne décomposent l'eau qu'à une chaleur de 100 à 200 degrés ; ce sont : le magnésium, le glucinium, l'yttrium et l'aluminium ; on les désigne aussi sous le nom de métaux *terreux*, parce que leurs oxides forment ce qu'on nommait autrefois des *terres*.

On range dans la troisième section les métaux qui absorbent l'oxigène à la température la plus élevée, mais qui ne décomposent l'eau qu'au degré de la chaleur rouge, comme le manganèse, le zinc, le fer, l'étain, le cadmium, le cobalt et le nickel.

Dans la quatrième section, on range tous ceux qui peuvent absorber le gaz oxigène à la température la plus élevée, mais qui ne décomposent l'eau ni à chaud ni à froid. Cette section comprend 14 métaux que l'on partage encore en deux séries ; les uns sont *acidifiables* ; ce sont : l'arsenic, le molybdène, le chrôme, le vanadium, le tungstène, le colombium, l'antimoine et le titane. Les autres ne sont qu'*oxidables* ; ce sont : le tellure, l'urane, le cérium, le bismuth, le cuivre et le plomb.

La cinquième section comprend les métaux qui n'absorbent l'oxigène qu'à un certain degré de chaleur, et qui ne peuvent opérer la décomposition de l'eau, comme le mercure et l'osmium.

Enfin la sixième section renferme ceux qui n'absorbent l'oxigène et ne décomposent l'eau à aucune température, et dont les oxides se réduisent au-dessous de la chaleur rouge. Ces métaux sont l'argent, le palladium, le rhodium, le platine, l'or et l'iridium.

Un dernier groupe qui pourrait servir d'appendice, ou plutôt qui devrait être placé comme intermédiaire entre les métalloïdes et les métaux, comprend deux corps qui ont entre eux beaucoup d'analogie : le zirconium et le thorinium.

Le ZIRCONIUM est la base de la substance connue sous le nom de *zircone*, laquelle se rencontre seulement dans le zircon, minéral assez rare qui est un silicate de zircone et de fer. Le zirconium se présente sous la forme d'une poudre grenue, cohérente, noire ; il prend difficilement l'éclat métallique ; il est inodore, insipide, plus dense que l'eau. Elevé au rouge, il s'enflamme et se convertit en zircone ou oxide blanc de zirconium. Ce corps s'unit assez bien au soufre, au chlore, au carbone. Les acides concentrés ont peu d'action sur lui ; l'acide fluorhydrique est le seul qui le dissolve complètement.

Le THORINIUM a été obtenu de la thorite, substance minérale dans laquelle il se trouve à l'état d'oxide, connu sous le nom de *thorine*. On extrait le thorinium du chlorure de cette substance ; il se présente sous l'aspect d'une poudre grise, lourde, qui brûle avec un vif dégagement de lumière quand on la chauffe au contact de l'air ; il en résulte de la thorine, qui est d'un blanc de neige éclatant. Ce corps se combine au soufre, au phosphore, et ne se dissout bien que dans l'acide chlorhydrique. La découverte du zirconium et du Thorinium est due à M. Berzélius. Ces deux corps simples sont fort rares.

Jetons maintenant un coup d'œil sur chacun des *métaux* que nous venons d'énumérer, et décrivons d'une manière succincte les caractères les plus saillants qui les distinguent.

1re Sect. *Métaux alcalins*. Le POTASSIUM est un métal solide à la température ordinaire. Il est ductile, mou comme de la cire. Il a beaucoup d'éclat métallique et la couleur de l'argent mat; mais il se ternit bientôt et prend l'aspect du plomb. Son poids spécifique est de 0,865, celui de l'eau étant 1,000. Il entre en fusion à 58 degrés; il est volatil. A la température commune, il absorbe l'oxigène de l'air presque sans dégagement de chaleur; mais si on l'échauffe, il s'enflamme rapidement. L'action est beaucoup plus vive dans le gaz oxigène pur. Cette tendance à l'oxidation oblige à le conserver dans de l'huile de naphte.

Lorsqu'on place un fragment de potassium sur de l'eau, le métal s'enflamme, s'agite en tournant sur lui-même, et se convertit en une petite masse d'oxide de potassium qui détonne et se dissout dans l'eau. Cet oxide hydraté, qui jouit de propriétés alcalines très-prononcées, est connu sous le nom de *Potasse*. C'est une des substances les plus utiles et les plus employées en chimie, en médecine et dans les arts. Le potassium n'existe point à l'état natif; mais il est très-répandu dans la nature à l'état de protoxide combiné avec divers acides, c'est-à-dire, sous forme de sels à base de potasse. C'est du carbonate de potasse que l'on extrait le potassium. On calcine fortement ce sel avec du charbon dans une cornue de fer, et l'on recueille le potassium qui se volatilise dans un récipient maintenu à une basse température, et qui contient de l'huile de naphte.

Le SODIUM est également solide à la température ordinaire, inodore, ductile et mou, comme le potassium. Sa couleur est à peu près celle du plomb; sa section est brillante; son poids spécifique est de 0,972. Il se fond à 90 degrés, et se volatilise difficilement. Il n'a pas d'action sur l'oxigène ni sur l'air atmosphérique à une basse température; mais à chaud la combustion est très-vive; il y a dégagement de chaleur, de lumière, et il en résulte de l'oxide de sodium qui est jaune. Cet oxide hydraté constitue la *soude*, dont les caractères chimiques sont très-rapprochés de ceux de l'hydrate de potasse, et qui forme comme lui une base alcaline très-puissante. Mais tandis que l'hydrate de potasse, exposé à l'air, en attire l'humidité et prend la forme liquide, l'hydrate de soude se dessèche, au contraire, et s'effleurit. Le sodium ne se rencontre jamais naturellement à l'état de pureté; on le trouve toujours combiné à l'oxigène et à divers acides, notamment dans le sel marin (chlorhydrate de soude), dans le natron et dans beaucoup d'eaux minérales naturelles. Le procédé d'extraction du sodium est fort analogue à celui par lequel on obtient le potassium.

Le LITHIUM est un métal blanc, solide, ductile et fusible. Son oxide, qui porte le nom de *Lithine*, est une base alcaline que l'on rencontre dans la triphane, la pétalite, la tourmaline apyre et dans quelques eaux minérales. Lorsqu'on chauffe le lithium dans l'air ou l'oxigène, il brûle et donne naissance à de la lithine. Parmi les métalloïdes, il ne s'unit qu'au soufre, et, parmi les métaux, au mercure seulement. Il décompose l'eau à la température ordinaire, avec dégagement de lumière et de chaleur. Ce métal est rare et encore peu connu.

Le BARIUM est blanc comme l'argent, solide à la température ordinaire, plus lourd que l'acide sulfurique. Il s'oxide facilement à l'air, et décompose l'eau en s'emparant de son oxigène; il en résulte un protoxide qui est la *barite*, base puissante, alcaline, caustique, susceptible d'absorber une nouvelle quantité d'oxigène pour passer à l'état de bioxide de barium. On ne trouve ce métal dans la nature qu'à l'état de sulfate ou de carbonate. On le retire de l'hydrate de barite à l'aide de la pile voltaïque. La barite est fort employée en chimie et dans les arts; mais le barium a été fort peu étudié jusqu'ici.

Le STRONTIUM est la base de la *strontiane*, base alcaline qui se rapproche beaucoup de la barite. C'est du sulfate ou du carbonate de strontiane, sels assez abondants dans la nature, que l'on retire le strontium par le même procédé à l'aide duquel on obtient le barium de la barite. Ce métal est blanc, solide, très-lourd; il brûle vivement dans l'air et dans l'oxigène, décompose l'eau à la température ordinaire, et forme un protoxide alcalin, la strontiane, susceptible d'absorber une nouvelle quantité d'oxigène, et de se convertir en un bioxide neutre, blanc, brillant, insipide et inodore.

Le CALCIUM est le métal dont le protoxide constitue la *chaux.* Il est blanc et ressemble beaucoup, par ses propriétés physiques et chimiques, au strontium. On l'obtient par le même procédé. Ce métal n'existe pas à l'état naturel; mais à l'état de protoxide ou de chaux, c'est une des bases les plus abondamment répandues dans la nature, ainsi que les sels dont elle fait partie. Le carbonate de chaux constitue la craie, la pierre à chaux, le marbre, et se trouve dans un grand nombre de minéraux. Le sulfate de chaux est connu sous le nom de plâtre et de gypse. Le bioxide de calcium est neutre, et présente beaucoup d'analogie avec les bioxides des deux métaux précédents.

2ᵉ Sect. *Métaux terreux.* Le MAGNÉSIUM est solide, d'un blanc d'argent, brillant, dur, malléable, plus dense que l'eau, fusible sans être volatil. Il n'a point d'action sur l'air sec à la température ordinaire, mais à l'air humide il s'oxide lentement. Lorsqu'on élève la température, il brûle avec rapidité, et se convertit en un oxide que l'on connaît sous le nom de *magnésie.* Ce métal se combine aussi avec le soufre et le mercure. Il ne décompose l'eau qu'à la température de 100 degrés, il se combine vivement avec les acides énergiques, et il en résulte des sels magnésiens très-connus et très-employés. On ne rencontre pas le magnésium natif dans la nature, mais seulement à l'état de sel ou d'oxide hydraté. On l'obtient comme les autres métaux terreux, en décomposant à chaud son chlorure par le potassium.

L'YTTRIUM est peu connu; on l'a trouvé dans la gadolinite, l'yttrotantalite et quelques autres minéraux assez rares. Il se présente sous la forme de petites écailles luisantes, d'un gris noir, et cependant douées d'éclat métallique. Il brûle dans l'air à une température élevée, avec dégagement de lumière, et il en résulte un oxide blanc, infusible, qui porte le nom d'*yttria*.

Le GLUCINIUM est le radical de la *glucine* ou oxide de glucinium, base terreuse trouvée dans l'émeraude et l'euclase. Ce métal brûle vivement dans l'air au degré de la chaleur rouge, et se convertit en oxide blanc. Il se combine avec la plupart des métalloïdes et à quelques métaux. Il est très-rare, et par conséquent il n'est d'aucun emploi.

L'ALUMINIUM, au contraire, est très-abondant dans la nature, mais non pas à l'état natif. Il constitue le radical de l'*alumine* ou oxide d'aluminium, si répandu à l'état de sel dans un grand nombre de minéraux et surtout dans l'*alun* (sulfate acide d'alumine et de potasse). L'aluminium a été obtenu sous la forme d'une poudre grise, qui prend l'éclat métallique quand on la comprime; il est très-difficile à fondre. Chauffé au contact de l'air, il brûle vivement avec dégagement de lumière et se transforme en oxide. L'aluminium se combine avec plusieurs métalloïdes et quelques métaux; il s'unit à la potasse, la soude, l'ammoniaque, et semble, dans ce cas, jouer le rôle d'acide; aussi donne-t-on aux sels qui en résultent le nom d'aluminates. Enfin, il se combine avec les acides forts, en donnant lieu à des sels d'alumine.

3ᵉ Sect. Le MANGANÈSE est un métal gris blanc, cassant, grenu, assez dur, peu éclatant; sa cassure est cristalline; sa densité est de 7,05, celle de l'eau étant 1,00. Il est difficilement fusible, il se ternit et s'oxide promptement à l'air. Mis en contact avec un acide étendu d'eau, il décompose celle-ci, absorbe son oxigène, en dégage l'hydrogène, et se dissout dans l'acide.

On ne le trouve qu'à l'état d'oxide, de combinaison avec les métalloïdes, ou sous forme de sels. Ce métal est très-avide d'oxigène; aussi ne peut-on le conserver à l'abri de son action que dans de l'huile de naphte ou dans le vide. Il peut former, par sa combinaison avec l'oxigène, trois oxides à différents degrés, et deux composés acides capables de saturer les bases. On retire le manganésium du peroxide en le calcinant fortement avec du charbon et du borax.

Le FER est le plus abondant et le plus utile de tous les métaux. Il est solide, d'un gris bleuâtre, dur; sa cassure est à gros grains, quelquefois lamelleuse. Il est ductile, malléable et fort tenace. Son poids spécifique est de 7,788; il n'entre en fusion qu'à 130 degrés du pyromètre de Wedgwood. Il jouit au plus haut degré de la propriété magnétique. Il n'est pas altéré par l'air atmosphérique à la température ordinaire, seulement il se couvre d'une couche d'oxide irisée. A la chaleur rouge, il s'oxide rapidement; si on le plonge alors dans du gaz oxigène pur, il brûle avec un vif dégagement de lumière et va même jusqu'à se fondre. Le fer ne décompose pas l'eau à la température ordinaire lorsqu'elle ne contient point d'air, mais il la décompose au degré de la chaleur rouge. Les acides étendus d'eau agissent vivement sur lui; il s'empare de l'oxigène de l'eau, dégage son hydrogène, et l'oxide qui en résulte se dissout dans les acides. C'est même par ce moyen que l'on se procure ordinairement le gaz hydrogène. Le fer se combine avec la plupart des métalloïdes et s'allie avec un grand nombre de métaux. On le trouve quelquefois à l'état natif, souvent à l'état d'oxide à différents degrés d'oxidation, mais très-fréquemment combiné avec des acides sous forme de sels. On l'obtient à l'état pur en le calcinant avec du charbon dans les hauts fourneaux. On sait que la plombagine, la fonte et l'acier, sont le résultat de la combinaison du fer et du charbon dans des proportions diverses. Un très-grand nombre de préparations de fer sont en usage dans les arts et dans la médecine.

Le zinc est un métal solide, blanc-bleuâtre, d'une texture cristalline, lamelleuse, d'une dureté faible. Son poids spécifique est de 7,10. Il entre en fusion au-dessous de la chaleur rouge, et se volatise à un degré supérieur qui n'est pas déterminé. Il est ductile, mais ne passe pas facilement à la filière. Il a peu d'odeur et de saveur. On l'extrait de la calamine et de la blende par la calcina-

tion et la distillation. A peine fondu, sa surface s'oxide ;
mais, à la chaleur rouge , il brûle avec un vif dégagement
de lumière. Le protoxide qui est le résultat de cette
combustion , est connu sous les noms de *fleurs de zinc*,
de *pompholix*. Il se comporte comme le fer avec l'eau et
les acides ; il décompose la première et se combine avec les
seconds. Les sels de zinc sont très-nombreux et fort
employés. Ce métal s'unit aussi avec plusieurs métalloïdes
et métaux. On ne le trouve dans la nature qu'à l'état de
sulfure (blende) , de carbonate et de silicate (calamine) ,
et quelquefois combiné à l'acide sulfurique , au fer et au
manganèse.

Le CADMIUM accompagne presque toujours les minérais
de zinc. On l'a découvert, en 1817, dans quelques variétés
de blende et de calamine. Il est blanc comme l'étain ; il
a beaucoup d'éclat métallique ; il n'a ni odeur ni saveur ;
il cristallise par la fusion sous forme de feuilles de fougère.
Il est ductile, d'une texture compacte ; sa densité est de
8,69. Il se fond avant d'arriver à la chaleur rouge et se
volatilise. L'air froid a peu d'action sur lui ; mais si on le
chauffe, il brûle comme le zinc, et il en résulte une
fumée épaisse qui se condense en un oxide d'un brun
rougeâtre. Il agit sur l'eau et sur les acides énergiques à
la manière des métaux de la même section ; il se combine
avec plusieurs métalloïdes et peut s'allier à beaucoup de
métaux. Comme il est plus volatil que le zinc, il passe le
premier lorsqu'on traite la blende, qui toutefois n'en contient guère qu'un centième de son poids. Le cadmium est
jusqu'à présent assez rare et peu employé.

L'ÉTAIN est solide, d'un blanc d'argent, très-facile à laminer, malléable et ductile. Il est plus mou que le zinc, mais moins que le plomb. Lorsqu'on le plie, il fait entendre un bruit que l'on nomme le *cri* de l'étain. Sa densité est de 7,29. Il est fusible à 212 degrés, mais non volatil. A la température ordinaire, il n'agit pas sur l'air sec ou humide. A la chaleur rouge, sa surface se couvre promptement d'une couche d'oxide gris-blanc. L'étain se combine en deux proportions avec l'oxigène; il s'unit facilement avec plusieurs métalloïdes, et s'allie avec divers métaux. Il décompose l'eau à la température rouge; si l'eau contient de la potasse ou de la soude, l'oxide formé peut se dissoudre dans l'alcali. Les acides énergiques le convertissent en sels. On ne trouve pas l'étain à l'état natif; mais il est assez abondant dans quelques mines, à l'état d'oxide ou de sulfure. On l'extrait en grand du bioxide. Les usages de l'étain sont très-répandus dans les arts et dans la chimie; il est moins employé en médecine.

Le COBALT est solide, dur, cassant, peu ductile, gris-blanc, sensiblement magnétique, fusible à 130 degrés du pyromètre; non volatil. Il se combine avec l'oxigène en deux proportions; l'oxide le plus oxigéné se combine à l'ammoniaque, à la manière d'un acide. Le cobalt s'unit avec la plupart des métalloïdes. Parmi les métaux, il s'allie surtout avec l'arsenic. Il se dissout dans les acides forts en décomposant l'eau. On le trouve dans la nature à l'état de sesquioxide, de sulfure, de sulfate, et d'arséniate ou de sulfo-arséniure. C'est de ce dernier minéral qu'on l'extrait.

Les sels de cobalt ont assez d'emploi dans les arts, mais n'en ont aucun en médecine.

Le NICKEL est pulvérulent, poreux, moins blanc que l'argent, ductile, tenace; son poids spécifique est de 8,66. Sa cassure est fibreuse; il est plus magnétique que le cobalt, mais moins que le fer. Il est difficile à fondre, un peu volatil; il agit sur l'air, sur l'eau et sur les acides énergiques, comme les métaux de la même section. Il offre deux degrés d'oxidation et se combine avec plusieurs métalloïdes et un grand nombre de métaux. On le trouve naturellement à l'état d'arséniate, de silicate, d'arséniure et de sulfure; il fait partie des pierres météoriques. On l'extrait du sulfo-arséniure ou *speiss*, produit d'usine qui résulte de la fabrication du bleu d'azur. Le nickel n'a d'autre emploi que d'entrer dans certains alliages métalliques.

4ᵉ Sect. La première série de cette section comprend neuf métaux, qui se distinguent de ceux de la seconde en ce qu'ils sont acidifiables. L'ARSENIC est celui qui, par ses propriétés énergiques, occupe dans cette série le premier rang. Il est solide, d'un gris d'azur, brillant, friable; sa texture est lamelleuse et grenue; il a une odeur alliacée qui se développe par le frottement; sa saveur est nulle; son poids spécifique est de 5,95. C'est un poison très-violent.

L'arsenic se volatilise à 180 degrés, se sublime et cristalise en tétraèdres; sa vapeur est blanche et répand une odeur d'ail très-prononcée. Il se combine avec l'oxigène en trois proportions ; la plus faible est un oxide, les deux autres sont l'acide arsénieux, et l'acide arsénique. Ce métal s'unit facilement au soufre, au phosphore et aux autres métalloïdes. Ses alliages sont nombreux; il ne décompose pas l'eau, mais il s'oxide à la faveur de l'oxigène qu'elle contient, et finit par s'y dissoudre. Sous l'influence des alcalis, il s'empare de l'oxigène de l'eau, dégage de l'hydrogène et se convertit en arsénite. Avec l'hydrate de potasse, il y a en outre formation d'arséniure de potassium.

On trouve quelquefois l'arsenic à l'état natif; plus souvent à l'état d'oxide, de sulfure, d'arséniure de cobalt, de nickel, de fer, de bismuth, d'antimoine ou d'argent. On le retire ordinairement de l'oxide blanc (acide arsénieux), en le calcinant avec du charbon. Ce métal est employé dans les arts. Ses usages, en médecine, sont très-bornés, en raison des graves dangers qui en sont presque inséparables.

Le Molybdène est d'un blanc mat, argentin; il est peu ductile, très-réfractaire; sa densité est de 8,60. Il se combine avec l'oxigène en trois proportions, savoir : deux oxides et un acide. Le protoxide est brun, le péroxide est bleu; le protoxide hydraté est noir. Le molybdène s'unit au soufre, au chlore et au fluor, parmi les métalloïdes; on ne connaît pas ses alliages avec les métaux. Il n'a point d'action sur l'eau, et se dissout difficilement dans les acides. On ne le trouve dans la nature qu'à l'état de bisulfure ou de molybdate de plomb; il n'est jusqu'ici d'aucun usage.

Le chrôme est bien plus remarquable et plus employé. Il est d'un blanc grisâtre analogue au platine ; il est fragile, très-dur à fondre ; sa densité est de 5,90. Il s'unit à l'oxigène en trois proportions, savoir : deux oxides et un acide. Il se combine également avec le phosphore, le soufre, le fluor, le chlore et quelques métaux. Il agit comme les métaux de la même section sur l'eau et les solutions alcalines. Les acides les plus énergiques sont presque sans action sur lui. Le caractère le plus remarquable des sels de chrôme (chromates) est d'être très-diversement colorés. Cette propriété les rend très-utiles dans les arts, surtout dans la peinture. On trouve le chrôme naturellement à l'état d'oxide, de chromate de plomb et de cuivre, de magnésie et d'alumine, et dans quelques minérais de fer. C'est dans le plomb rouge de Sibérie (chromate de plomb) que Vauquelin l'a découvert. On l'extrait en réduisant l'oxide de chrôme par le charbon.

Le vanadium n'a été découvert qu'en 1830, dans un minérai de fer de Jaberg, en Suède. Il est d'un blanc d'argent ; il est facile à réduire en poudre, cassant, bon conducteur de l'électricité. Il s'unit à l'oxigène en trois proportions ; l'une de ses combinaisons est acide. Il brûle dans l'air au-dessous de la chaleur rouge ; il n'a aucune action sur l'eau. On connaît quelques-unes de ses combinaisons avec les métalloïdes, les métaux et les acides forts. Du reste, ce métal est encore très-rare et n'est pas employé.

Le TUNGSTÈNE est solide, très - dur, d'un blanc grisâtre comme le fer; sa cassure est cristalline. Il est difficile à fondre. Sa densité est de 17,6. Il n'a pas d'action sur l'air à froid; mais à la chaleur rouge, il s'oxide et peut même s'enflammer. Il se combine à l'oxigène en deux proportions; la plus faible est un oxide, la seconde un acide. La couleur de l'oxide varie du brun au rouge de cuivre; l'acide est solide, jaune, inodore et insipide. Il se combine avec plusieurs métalloïdes, s'allie assez bien avec les métaux, et se dissout dans les hydrates alcalins, beaucoup mieux que dans les acides. On ne le trouve qu'à l'état de tungstate de chaux, de fer et de magnésie. Il n'a pas d'emploi connu.

Le COLOMBIUM, qui porte aussi le nom de TANTALE est un métal noir, pulvérulent; lorsqu'il est poli, il prend l'éclat métallique et une couleur grise. Il est infusible par les moyens ordinaires. Chauffé à l'air libre, il s'enflamme et se transforme en acide colombique. Si on chauffe cet acide avec du charbon, on obtient l'oxide de colombium. On ne l'a encore combiné qu'avec un petit nombre de métalloïdes et de métaux. Il n'est attaqué que par l'acide fluorique et par l'hydrate de potasse. On le trouve à l'état de tantalate, combiné avec la chaux, l'yttria, la zircone, etc., dans quelques minéraux originaires d'Amérique. Il est rare et n'est point employé.

Il n'en est pas de même de l'ANTIMOINE, métal connu depuis plusieurs siècles, et dont les chimistes se sont beaucoup occupés. L'antimoine métallique est solide,

d'un blanc bleuâtre, brillant, facile à casser et à réduire
en poudre. Sa texture est lamelleuse ou grenue, sa densité est de 6,70. Il cristallise naturellement en cubes;
mais quand il a été fondu, il affecte une cristallisation en
feuilles de fougère. Il se fond au-dessous de la chaleur
rouge; il n'est pas assez volatil pour être distillé. Chauffé
avec le contact de l'air, il absorbe vivement l'oxigène, et
donne lieu à un oxide blanc, volatil, sublimable, connu
sous le nom de *fleurs d'antimoine*.

Indépendamment de cet oxide, l'antimoine, en se combinant avec l'oxigène, peut donner lieu à deux acides :
l'acide antimonieux et l'acide antimonique. Ce métal se
combine aussi avec plusieurs métalloïdes, mais surtout avec
le soufre; aussi le trouve-t-on naturellement presque toû-
jours à l'état de sulfure. Il s'allie à plusieurs métaux; il n'a
aucune action sur l'eau, soit à froid, soit à une température
élevée, mais il se dissout dans plusieurs acides forts. On
le trouve quelquefois à l'état natif; on l'extrait le plus souvent du sulfure par le grillage. L'antimoine est fort employé en médecine; ses préparations pharmaceutiques sont
nombreuses et importantes; on compte surtout, parmi
elles, le tartre émétique, le kermès, le soufre doré, le per-
chlorure ou beurre d'antimoine, et l'antimoine diaphoré-
tique.

Le TITANE se présente sous forme de grains cubiques,
d'un rouge jaunâtre analogue au cuivre bruni. Il est dur,
cassant, infusible. Sa densité est de 5,30. On le trouve dans
les scories de quelques hauts fourneaux, et dans le schorl

rouge de Hongrie. Il peut donner lieu à deux degrés d'oxidation ; le plus riche en oxigène peut saturer les bases et jouit de propriétés acides. Il porte le nom d'acide titanique, et il est connu en minéralogie sous le nom de *ruthile.* Le titane se combine avec plusieurs métalloïdes et métaux. Il est assez abondant dans quelques mines à l'état de titanate, souvent combiné avec le fer, la chaux ou la silice. Ce métal n'a aucun emploi dans les arts ni en médecine.

Le TELLURE est solide, brillant, cassant, gris-blanc, d'une structure lamelleuse ; il est fusible et volatil ; sa densité est de 6,13. Chauffé avec le contact de l'oxigène, il brûle et donne naissance à un oxide blanc volatil, avec production d'une flamme bleue, verdâtre sur les bords. Cet oxide fait fonction de base quand on le combine avec les acides, et joue le rôle d'acide quand il est en contact avec les bases. Le tellure s'unit avec l'hydrogène et donne lieu à un autre acide qui porte le nom de gaz acide tellurhydrique. Il se combine également avec le soufre, le sélénium et quelques métaux. L'eau n'a aucune action sur lui. On le trouve dans la nature, combiné à l'or, à l'argent, au bismuth ou au plomb. L'ensemble de ses caractères semblerait le rapprocher autant des métalloïdes que des métaux.

L'URANE se présente sous la forme d'une poudre brune, infusible, dont la densité est de 8,50 à la température rouge et au contact de l'air ; il brûle et forme un protoxide. On le retire d'un minéral nommé *pech-blende*; il se trouve aussi dans la nature, à l'état d'hydrate, de deutoxide et de phosphate double, combiné à la chaux ou au cuivre. Ce

métal est rare, peu connu ; cependant il partage les propriétés des métaux de la deuxième série de cette section.
On ne l'a jusqu'ici appliqué à aucun usage.

Le CÉRIUM a été découvert dans la *cérite*, minéral dans
lequel il se trouve à l'état de protoxide uni à de la silice,
de la chaux et du peroxide de fer, ainsi que dans plusieurs
autres minéraux. Il se présente sous la forme d'une poudre
rougeâtre. Il acquiert l'éclat métallique par le frottement ;
il est infusible. Chauffé avec l'oxigène, il s'enflamme et
laisse dégager une odeur d'hydrogène. Il se combine avec
l'oxigène en deux proportions. Il décompose l'eau à une
faible chaleur, surtout sous l'influence des acides. Il se
combine assez bien avec les métalloïdes. On ne connaît
pas ses alliages ; on l'obtient pur en traitant son chlorure
par le potassium. Le cérium est rare et sans emploi.

Le BISMUTH est plus connu et plus utile ; c'est un métal
blanc-jaunâtre, ductile, peu tenace, un peu moins dur que
le cuivre, cassant, facile à pulvériser ; sa structure est lamelleuse ; il cristallise facilement en cubes disposés en pyramide décroissante ; son poids spécifique est de 9,82. Il fond
à 246 degrés ; il est peu volatil ; il se ternit à l'air humide
et froid ; mais à chaud, il s'oxide facilement. Ce protoxide
est jaune et son hydrate est blanc ; le second oxide de bismuth (sesquioxide) est brun foncé. Ce métal se combine avec l'hydrogène, le phosphore et le soufre, parmi
les métalloïdes ; ses alliages avec les métaux sont très-nombreux. Il n'a aucune action sur l'eau. L'acide azotique
est celui qui le dissout le mieux. Si l'on met les cristaux

qui en résultent en contact avec beaucoup d'eau, il se forme un azotate acide soluble, et un sous-azotate insoluble, blanc, connu sous le nom de *blanc de fard* et de *magistère de bismuth*, que l'on emploie en médecine. Le bismuth est aussi employé dans les arts.

Le PLOMB est un métal connu de toute antiquité. Les alchimistes le nommaient *Saturne*. Il est solide, d'un blanc bleuâtre assez éclatant; le frottement y développe une odeur particulière. Il est mou, dépourvu de sonorité, malléable, peu ductile et peu tenace; sa densité est de 11,445; il se fond à 260 degrés; il est très-peu volatil. Il se ternit promptement à l'air. Son protoxide est jaune, cristallisable en lames d'un jaune rougeâtre; il absorbe, à l'aide de la chaleur, une nouvelle quantité d'oxigène et passe à l'état de *minium*, qui est un mélange de protoxide et de deutoxide de plomb. Ce métal est sans action sur l'eau, à moins qu'elle ne contienne de l'oxigène et de l'acide carbonique. Les acides énergiques ne l'attaquent que lorsqu'ils sont très-concentrés et à chaud. Le plomb s'unit avec plusieurs métalloïdes, notamment avec le carbone, le phosphore, le soufre et le sélénium. Il s'allie avec un grand nombre de métaux; on le trouve dans la nature assez abondamment, surtout à l'état de sulfure ou de sels. On l'extrait ordinairement du sulfure connu sous le nom de *galène*. Ce métal fournit à la médecine plusieurs préparations importantes, mais presque toutes destinées à l'usage extérieur.

Le CUIVRE est, après le fer, le métal le plus employé.

Les anciens chimistes lui donnaient le nom de *Vénus*; il est solide, rouge, un peu jaunâtre, très-brillant; lorsqu'on le frotte il acquiert une odeur sensible. Il est très-sonore, ductile, malléable, assez tenace; son poids spécifique est de 8,90; il est fusible à 27 degrés du pyromètre de Wedgwood; il n'est pas volatil. Après avoir été fondu, il cristallise par le refroidissement en rhomboïdes; sa cristallisation naturelle est le cube. L'air sec et froid a peu d'action sur le cuivre, cependant il se couvre à la longue d'un peu d'oxide et de carbonate; à chaud, son oxidation est rapide; il en résulte un oxide brun. Il se combine avec l'oxigène en trois proportions, savoir : un protoxide rouge, un bioxide brun-noir, et un quadroxide brun-jaune.

Le cuivre se combine avec presque tous les métalloïdes; ses alliages métalliques sont très-nombreux. Combiné avec le zinc il forme le laiton ou cuivre jaune; uni à l'étain, il forme le bronze, le métal des canons et celui des cloches. Il est mêlé à l'or et à l'argent dans la monnaie.

Ce métal est sans action sur l'eau, même alcalisée par la potasse ou la soude; cependant l'ammoniaque, aidée du contact de l'air, le convertit en protoxide bleu. Il se dissout dans les acides forts, surtout lorsqu'ils sont concentrés, et secondés par la chaleur. On le trouve quelquefois à l'état natif, plus souvent à l'état d'oxide, de sulfure, de sulfate, carbonate, arséniate ou phosphate. Les préparations pharmaceutiques de cuivre ne s'emploient guère qu'à l'extérieur; la plupart des sels cuivreux sont des poisons.

5e Sect. Le MERCURE connu aussi sous le nom de *vif-argent*,

est un métal liquide très-brillant, d'un blanc bleuâtre. Sa
densité est de 13,56 ; il entre en ébullition à 360 degrés ;
il se vaporise à une faible chaleur, en sorte qu'on peut le
distiller facilement pour le purifier. Il se solidifie à 39 degrés
au-dessous de zéro ; il cristallise alors en octaèdres , et sa
densité est de 14,02. A la température ordinaire, le mercure agit peu, ou du moins très-lentement sur l'air sec ou
humide ; mais à une haute température, il absorbe l'oxigène et se convertit en bioxide rouge. On connaît deux
oxides de mercure ; le protoxide est gris-noirâtre ; peut-être
n'est-ce qu'un mélange de mercure pur et de bioxide.
Celui-ci, connu sous le nom de *précipité rouge*, s'obtient
en décomposant l'azotate de mercure par la chaleur.

Le mercure s'unit à plusieurs métalloïdes, notamment
au soufre, au chlore, à l'iode ; ses combinaisons avec les
métaux sont nombreuses et portent le nom d'*amalgames*.
Ce métal est sans action sur l'eau ; les acides énergiques
concentrés le dissolvent, surtout lorsqu'ils sont aidés de la
chaleur. On le trouve soit natif, soit combiné au soufre ,
à l'argent ou au chlore. Ses usages sont très-nombreux
dans les arts comme dans la médecine. Au nombre des
préparations pharmaceutiques de mercure, on compte
principalement le mercure doux (protochlorure), le su-
blimé corrosif (deuto-chlorure), le turbith minéral (sous-
sulfate de bioxide), le précipité rouge (bioxide) et plusieurs autres.

L'osmium est un métal gris-blanc, assez semblable au
platine, mais moins brillant ; on peut le réduire en feuille ,

il est facile à pulvériser ; sa densité est de 10,00. Il est infusible, fixe, sans action sur l'air froid ; mais à chaud il brûle avec dégagement de lumière et se convertit en acide osmique qui se volatilise. Il peut prendre 4 degrés d'oxidation, et devenir acide en absorbant une nouvelle quantité d'oxigène. Il ne se dissout que dans l'acide azotique et dans l'eau régale (mélange d'acide chlorhydique et d'acide azotique). Il se combine avec le phosphore, le soufre, l'iode, et peut s'allier avec plusieurs métaux. On le trouve dans les minérais de platine, mêlé avec de l'iridium et d'autres métaux.

6ᵉ Sect. L'IRIDIUM se rencontre également dans les minérais de platine. On peut l'obtenir sous forme d'une poudre grise, très-réfractaire, d'une densité de 18,68. Il n'agit point sur l'air ; mais l'iridium qui a été réduit par l'oxigène ou par le chlore peut s'oxider et donner lieu à quatre oxides différents. Il s'unit à quelques métalloïdes, mais très-difficilement aux métaux. Dans les minérais de platine, il existe à l'état d'osmiure. Ce métal est fort rare, et jusqu'ici sans emploi.

Le PALLADIUM a été aussi d'abord découvert dans les minérais de platine, et plus tard, à l'état natif, au Brésil. Il est blanc, dur, malléable et ductile. Sa densité est de 11,30 ; il entre difficilement en fusion, s'oxide à la chaleur rouge, et se réduit à la chaleur blanche. Il existe deux oxides : un protoxide noir, et un bioxide que l'on ne peut obtenir qu'en combinaison avec la potasse. Il se combine avec quelques métalloïdes et s'allie à plusieurs métaux ; il est sans action sur l'eau et se laisse difficilement attaquer par les acides ; on l'obtient en calcinant le nitrate de palladium. Il peut servir aux mêmes usages que le platine.

Le RHODIUM est le quatrième métal que l'on rencontre dans les minérais de platine ; celui-ci est dur, de la même couleur que le palladium, infusible. Sa densité est de 10,64; il ne s'oxide qu'à la température rouge ; l'eau et les acides sont sans action sur lui. Il peut s'unir au soufre, au chlore et à plusieurs métaux. On l'obtient en traitant son chlorure par le gaz hydrogène.

L'ARGENT est un métal dont la découverte remonte à la plus haute antiquité; il est d'un blanc pur et éclatant, très-malléable, très-ductile et fort tenace. Son poids spéfique est de 10,47; il cristallise en octaëdres ou en prismes à quatre faces. Il entre en fusion à 22 degrés du pyromètre ; il est peu volatil ; l'air sec ou humide, froid ou chaud, est sans action sur lui, du moins il se réduit par le seul refroidissement. Cependant on connaît deux oxides d'argent : le protoxide, que l'on obtient en décomposant l'azotate d'argent par la potasse ou la soude; et le peroxide, que l'on prépare en décomposant une solution d'azotate d'argent par la pile.

L'argent se combine avec presque tous les métalloïdes, et s'allie avec la plupart des métaux. L'eau n'a aucune action sur lui. Les acides forts ne l'attaquent qu'autant qu'ils sont concentrés ou aidés de la chaleur; cependant l'acide azotique le dissout à froid, il en résulte un azotate en cristaux blancs et lamelleux, que l'on emploie en médecine. Lorsque cet azotate est soumis à la fusion, il devient noir et porte le nom de *pierre infernale*. On trouve quelquefois l'argent à l'état natif, plus souvent combiné avec l'antimoine, l'arsenic, le mercure, l'or, le soufre, le chlore, l'iode, ou bien à l'état de carbonate. On connaît les usages de l'argent dans les arts et comme signe représentatif de l'industrie. C'est un réactif fort employé en chimie, et il fournit quelques préparations à la médecine. Les anciens chimistes lui donnaient le nom de *Lune* ou de *Diane*.

L'or, qui n'est pas moins connu que l'argent, et que les alchimistes désignaient sous le nom de *Soleil*, est un métal jaune, solide, très-brillant, insipide et inodore; c'est le plus malléable et le plus ductile de tous les métaux. Il n'est pas très-dur, il a beaucoup de ténacité; son poids spécifique est de 19,25; il cristallise en octaèdres; il est fusible à 32 degrés du pyromètre W.; il n'est pas sensiblement volatil. L'oxigène n'a aucune action sur lui, soit à froid, soit à chaud. On connaît néanmoins deux oxides d'or : le protoxide que l'on obtient en versant sur du protochlorure d'or une solution de potasse; et le trioxide, que l'on prépare en traitant le trichlorure d'or par la magnésie. Le premier est une poudre verte, le second est brun quand il est bien sec.

L'or s'unit avec plusieurs métalloïdes et s'allie avec la plupart des métaux : les acides les plus énergiques ont peu d'action sur lui; mais l'eau régale le dissout très-bien. On le trouve soit à l'état natif, soit combiné avec l'argent ou le tellure. Tout le monde connaît les nombreux usages de l'or. En médecine, on l'emploie soit à l'état de *pourpre de Cassius*, précipité de sa dissolution dans l'eau régale par le protochlorure d'étain, soit à l'état de chlorure double d'or et de sodium.

Le PLATINE est un métal solide, d'un blanc plus gris que l'argent, brillant, ductile et malléable ; il est assez facilement rayé, et peut se couper avec des ciseaux. Il est fort tenace ; sa densité est de 21,53 ; le platine est, par conséquent, le plus lourd de tous les métaux ; il n'est ni fusible, ni volatil par les moyens connus. Il n'a d'action sur le gaz oxigène à aucune température ; on connaît néanmoins deux oxides de platine. Le protoxide s'obtient en précipitant le protochlorure de platine par la potasse caustique, sous la forme d'une poudre noire ; le second se prépare en précipitant l'azotate de bioxide de platine par la soude caustique ; il en résulte un bioxide hydraté qui se présente en flocons bruns-rougeâtres. Le platine se combine avec la plupart des métalloïdes. Il s'allie avec un grand nombre de métaux, souvent avec dégagement de lumière. Calciné avec les hydrates de potasse ou de soude, au contact de l'air, ce métal s'oxide et s'unit à l'alcali. Il est soluble dans les acides qui dissolvent l'or. Si dans une dissolution de chlorure de platine on verse une dissolution de chlorhydrate d'ammoniaque, on obtient un sel double qui, calciné, forme ce que l'on nomme l'*éponge de platine*, laquelle a la propriété d'enflammer le gaz hydrogène.

On ne trouve le platine dans la nature que combiné

avec le fer, le palladium, le rhodium, l'iridium et l'osmium, dans quelques mines du Brésil, du Mexique, à Saint-Domingue et en Sibérie. On emploie ce métal pour fabriquer des instruments inaltérables par les agents les plus énergiques. Il n'est d'aucun emploi en médecine.

Les corps simples que nous venons de décrire peuvent s'unir entre eux de plusieurs manières. La combinaison la plus restreinte est celle qui s'exerce seulement entre deux corps. On donne aux produits qui en résultent le nom de composés *binaires*. Ils peuvent aussi se combiner en nombre *ternaire*, *quaternaire*, et quelquefois au-delà. C'est à ces derniers produits que l'on donne le nom de *sels*. Quel que soit le nombre des éléments qui entrent dans la composition d'un sel, ces éléments se partagent en deux groupes doués de propriétés électriques opposées, en sorte qu'on peut toujours les séparer au moyen de la pile voltaïque. On trouve ainsi que presque toutes les combinaisons multiples des sels sont le résultat de l'association de deux combinaisons binaires de l'oxigène, ou de quelque autre métalloïde.

Les combinaisons binaires de l'oxigène sont, en effet, les plus nombreuses et les plus importantes; aussi est-ce sur elles que reposent spécialement la classification, la nomenclature, et les théories principales de la chimie. Parmi ces composés binaires auxquels on donne le nom générique d'*oxiques*, les uns possèdent une saveur aigre et font passer au rouge la couleur bleue de l'infusion de violettes : ce sont les ACIDES[1] ; d'autres ont une saveur âcre, urineuse, et changent en vert les couleurs bleues végétales : on les appelle ALCALIS. D'autres, enfin, ne possèdent aucune de ces propriétés caractéristiques, et on les nomme des OXIDES.

L'oxigène n'est pas le seul métalloïde qui puisse donner lieu à des combinaisons analogues. L'hydrogène, l'azote, le chlore, l'iode, le soufre, en présentent une foule qui toutes ont un grand intérêt, et dont la plupart sont au nombre des agents que la pharmacie fournit à l'art de guérir.

Il n'entre pas dans notre plan de décrire les nombreux composés chimiques qui font partie de la matière médicale, ni les opérations à l'aide desquelles on peut les obtenir. A mesure que l'occasion s'en présentera dans le cours de leur pratique, les élèves devront rechercher dans les ouvrages spéciaux les caractères qui distinguent ces produits, les procédés à l'aide desquels on les obtient, ainsi que la théorie de leur formation. Néanmoins, afin de faciliter aux jeunes gens l'intelligence des traités de chimie, en attendant qu'ils puissent se livrer à cette étude d'une manière suivie et méthodique, nous croyons utile de fixer, dès ce moment, leurs idées sur les premiers éléments de cette science, en exposant en peu de mots les théories principales qui servent d'introduction à son étude.

---

[1] La propriété de rougir les teintures bleues végétales ne suffit pas toujours pour caractériser les *acides*, car il en est quelques-uns qui ne la possèdent pas. Le caractère le plus absolu et le plus général de l'acidité, est la faculté de neutraliser les *bases*. (Voy. p. 205).

§ 2. Nomenclature. La nomenclature chimique a surtout pour objet de donner à chaque composé un nom qui
exprime le mieux possible les éléments dont il est formé,
et les proportions relatives de ces éléments.

Lorsque le composé n'est formé que de deux corps,
on place toujours en premier lieu le nom de celui qui est
électro-négatif par rapport à l'autre. Ainsi, lorsqu'on
soumet à l'action de la pile un des composés binaires de
l'oxigène, il se décompose, l'oxigène se rend au pôle
positif, et le corps auquel il est uni se montre au pôle
négatif. Si ce corps était le fer, par exemple, et si le
composé ne jouissait d'aucune propriété acide, ni alcaline, on le nommerait *oxide de fer*. Seulement, pour indiquer qu'à chaque molécule ou atome de fer sont unis
un, deux, ou trois atomes d'oxigène, on ferait précéder
le mot oxide de l'une des particules grecques *proto, deuto,*
ou *trito*, et l'on dirait *protoxide, deutoxide* ou *tritoxide*
de fer.

La dénomination serait différente si le composé était
acide. Dans ce cas, on exprimerait d'abord cette propriété, et en y ajoutant le nom latin du corps uni à l'oxigène, on indiquerait, par la désinence de ce nom, le
degré d'oxigénation du composé. Quelques acides n'ont
que deux degrés différents d'oxigénation ; dans ce cas, le
nom du plus oxigéné se termine en *ique*, et celui de l'acide
le moins chargé d'oxigène se termine en *eux*. Ex. *acide*
sulfurique, acide sulfureux.

D'autres fois l'oxigène se combine avec la base en un plus

grand nombre de proportions, et le mot *hypo* (sous), placé devant le dernier nom, sert à indiquer les degrés intermédiaires d'oxigénation de cette base. Ainsi par les mots acide *sulfurique*, acide *hypo-sulfurique*, acide *sulfureux* et acide *hypo-sulfureux*; on exprime 4 degrés différents d'acidification du soufre par l'oxigène. Le premier est celui qui en contient le plus, et le dernier est le moins oxigéné de tous.

Les composés binaires dont l'oxigène ne fait point partie sont acides, ou ne le sont point. Pour les premiers, on exprime d'abord le mot *acide*; puis on fait précéder le nom de la base de celui du corps électronégatif qui l'acidifie. Ainsi, le composé acide qui résulte de la combinaison du chlore et de l'hydrogène se nomme *acide chlorhydrique*. Si le composé n'est pas acide, on place toujours le premier le corps électro-négatif, mais on lui donne une terminaison en *ure*. Ainsi, la combinaison du soufre et du fer porte le nom de *sulfure de fer*. On peut exprimer les proportions relatives des composants, soit en faisant précéder le premier nom des particules numératives *proto*, *deuto*, *trito*, *tetra*; soit, comme le fait M. Berzélius, en donnant à la base une terminaison en *ique* ou en *eux*. Ainsi, *proto-chlorure de fer*, *deuto-chlorure de fer*, répondraient à *chlorure ferrique* et *chlorure ferreux*.

Les combinaisons multiples qui donnent naissance aux *sels* sont toujours formées, comme nous l'avons dit, de deux groupes doués d'une force électrique opposée. L'un

de ces groupes, celui qui est toujours électro-négatif, est
ordinairement un *acide*, et l'autre est ce qu'on nomme une
base. On forme le nom du sel en réunissant les noms de ces
deux composés le plus souvent binaires ; seulement, le nom
de l'acide est modifié dans sa terminaison. Les acides en *ique*
se terminent en *ate*, et les acides en *eux* finissent en *ite*.
Ainsi, les sels formés par l'acide sulfurique sont des *sulfates*, et ceux formés par l'acide sulfureux sont des *sulfites*.
Quant à la base, elle porte sa dénomination normale :
le résultat de la combinaison du protoxide de calcium
(chaux) avec l'acide chlorhydrique, sera, en conséquence,
du *chlorhydrate de protoxide de calcium ou de chaux.*

La combinaison des acides avec les bases peut avoir
lieu dans des proportions diverses. 1° Lorsque les propriétés de l'acide prédominent dans le composé, on ajoute
le mot *acide* à la dénomination du sel ; 2° si la base est
en excès, le sel est *basique ;* 3° si les propriétés de l'un et
de l'autre sont neutralisées, le sel est appelé *neutre.* Du
reste, dans les deux premiers cas, on peut indiquer aussi
les proportions relatives de l'acide ou de la base, en faisant précéder leur nom de particules numériques ; ainsi,
il y a des *bisulfates*, des *quadricarbonates*, comme il y a
des sels *bibasiques*, *tri* ou *quadribasiques*, etc. La théorie
des proportions définies va achever de nous éclairer sur
la signification de cette partie de la nomenclature.

PROPORTIONS DÉFINIES. Deux corps simples ne se combinent pas entre eux dans toutes les proportions. Ils ne
peuvent former qu'un certain nombre de combinaisons

telles, qu'une quantité donnée de l'un d'eux soit toujours unie à une quantité semblable de l'autre, ou à des quantités multiples de la première.

Une découverte due à M. Gay-Lussac avait démontré que les corps gazeux ne se combinent qu'à volumes égaux, ou par volumes multiples l'un de l'autre. Ainsi, une mesure de gaz oxigène se combine avec 2 mesures de gaz hydrogène, pour former de l'eau. De la même manière, 10 parties de soufre se combinent à 5 parties d'oxigène pour former de l'acide hypo-sulfureux, à 10 parties pour former de l'acide sulfureux, et à 15 parties pour donner lieu à l'acide sulfurique; mais il n'y a pas de combinaison possible des deux mêmes corps entre ces limites, et 10 parties de soufre, par exemple, ne pourraient se combiner à 6 ni à 12 parties d'oxigène. C'est à cette loi que l'on donne le nom de *Théorie des proportions définies ou multiples.*

ÉQUIVALENTS, OU NOMBRES PROPORTIONNELS. Un même corps simple, en se combinant avec d'autres corps élémentaires, absorbe des quantités différentes de chacun d'eux. Ainsi, 100 parties d'oxigène peuvent changer en oxide, par exemple, 1350 parties d'argent,

855   de barium,

886   de bismuth,

395   de cuivre;

tandis que les mêmes quantités de ces métaux exigeront 200 parties de soufre pour se convertir en sulfure. On conclut de cette observation, 1° que 100 parties d'oxigène *équivalent* à 200 parties de soufre; 2° en prenant 10 ou 100 parties d'oxigène pour terme de comparaison, les quantités de chaque corps nécessaires pour équivaloir à l'oxigène dans une combinaison analogue, sont leurs *nombres proportionnels*. Ainsi, dans le cas que nous venons de citer, et relativement à 100 parties d'oxigène, les chiffres 1350, 855, 886, et 395, sont les nombres proportionnels de l'argent, du barium, du bismuth et du cuivre. Cette loi permet quelquefois de déduire la composition d'un corps, des résultats de l'analyse d'un autre corps; mais elle est surtout utile pour l'étude de la composition des sels.

Atomes. Théorie atomique. On donne le nom d'*atome* à une particule si déliée d'un corps quelconque qu'on la suppose incapable d'être divisée davantage. Cette particule, mise en contact avec une particule d'un autre corps, se combine avec elle pour donner naissance à un composé. L'atome d'un corps *composé* est donc formé par la réunion des atomes des corps *simples* qui entrent dans sa constitution. Lorsqu'à l'aide de l'analyse on sépare les atomes simples qui entrent dans un composé, ils reparaissent avec toutes leurs propriétés primitives, ce qui prouve que les atomes proprement dits ne subissent aucune altération dans leur constitution intime, par l'acte de la combinaison.

Les différents corps, sous des volumes égaux, ont des poids différents. Le rapport entre leur poids et leur volume est ce qu'on nomme leur *densité*. Pour l'évaluer, on prend

pour terme de comparaison la densité connue d'un corps,
l'eau, par exemple ; et les corps qui, à volume égal, pèsent
plus ou moins que ce liquide, ont une densité plus ou moins
grande que la sienne. Le *poids* d'un corps dépend donc du
nombre des atomes qu'il renferme, tandis que son *volume*
dépend de la distance qui sépare les atomes ; en sorte qu'un
corps peut changer de volume sans changer de poids. Aussi,
pour mesurer la densité des corps, faut il tenir compte des
circonstances qui pourraient faire varier leur volume ; et
quand on compare leur densité, on doit les placer, à cet
égard, dans des circonstances tout-à-fait semblables.

On ne peut connaître directement le poids des atomes
d'un corps, parce que leur petitesse ne permettrait pas
de les peser ; aussi leur poids n'est-il pas absolu, mais
relatif. L'expérience ayant constaté que « tous les gaz,
quelle que soit leur nature, cèdent d'une manière uniforme à l'action de la chaleur et de la pression », on en
a conclu que, dans tous les gaz, les atomes étaient placés
à une égale distance ; que, par conséquent, un même volume en renfermait un nombre égal ; et enfin, « que le
poids des atomes des gaz était proportionnel à leur densité ». En faisant l'application de cette règle, et en prenant
l'oxigène pour terme de comparaison, on a d'abord déterminé le poids des atomes de tous les corps simples,
gazeux, ou susceptibles d'être réduits en vapeur ; puis,
à l'aide d'une autre loi, suivant laquelle « les atomes de
tous les corps simples auraient la même capacité pour la
chaleur », on est parvenu à déduire avec exactitude le poids

des atomes, soit de la chaleur spécifique de chaque corps simple, soit des proportions dans lesquelles ils peuvent se combiner.

COMBINAISON. ÉLECTRO-CHIMIE. Nous avons dit que la combinaison était le résultat de l'échange des deux électricités opposées dont les corps hétérogènes sont animés au moment du contact. Entrons à ce sujet dans quelques détails. On avait remarqué que, dans les phénomènes électriques, toutes les fois que des électricités de nom contraire se neutralisaient, il y avait dégagement de chaleur et de lumière. Or, dans les combinaisons chimiques, il y a toujours aussi dégagement de chaleur plus ou moins intense, et, quand l'action est vive, émission de lumière : ensemble de circonstances auquel on donne le nom de *combustion*. On en a conclu que ces deux phénomènes étaient identiques. On suppose donc que deux corps hétérogènes, au moment du contact, se constituent dans deux états d'électricités différentes, et que la réunion de ces deux électricités est la cause du dégagement de calorique et de lumière qui accompagne toute combinaison. L'action de la pile voltaïque sur les composés est venue confirmer cette hypothèse. Quand on soumet un composé quelconque à l'action de deux sources d'électricités de nom contraire, ses éléments se séparent et se portent aux deux extrémités opposées de la pile. On regarde comme élément électro-négatif celui qui se rend au pôle positif de l'appareil, et comme électro-positif celui qui se porte au pôle négatif.

La nature de l'électricité dont paraît doué chaque corps, au moment de son contact avec un autre corps, n'est pas absolue, mais seulement relative. Ainsi, un **corps** se montre électro-négatif vis-à-vis d'un deuxième corps, et peut être électro-positif à l'égard d'un troisième. On a dressé, en conséquence, une table dans laquelle les corps simples se trouvent rangés dans l'ordre de leur propriété électrique relative, de telle manière que le premier est électro-négatif par rapport au second, mais que celui-ci, à son tour, est électro-négatif relativement au troisième et à tous ceux qui le suivent. L'oxigène est à la tête de cette liste, en sorte que dans toutes les combinaisons binaires dont ce corps fait partie, il joue toujours le rôle d'élément électro-négatif. Voici cette table, à laquelle nous avons joint le poids relatif des atomes de chaque corps, et le signe abrégé par lequel on le désigne dans les formules chimiques :

Corps élémentaires rangés dans l'ordre de leur propriété électrique relative.	Signes qui les représentent.	Poids de leurs atomes.
Oxigène.	O	100,000
Soufre.	S	201,165
Azote.	N ou Az	88,518
Fluor.	F	116,900
Chlore. , ...	Ch ou Cl	221,325
Brôme.	Br	489,153
Iode.	I	789,750
Sélénium.	Se	494,581
Phosphore.	P	392,310
Arsenic.	As	940,084
Chrôme.	Cr	351,819
Molybdène.	Mo	598,520
Tungstène.	Tu ou W	1183,000
Vanadium.	V	855,840
Bore.	B	68,102
Carbone.	C	76,528
Antimoine.	Sb	806,452
Tellure.	Te	403,226
Tantale.	Ta	1153,715
Titane.	Ti	303,662
Silicium.	Si	138,656
Hydrogène.	H	6,2598
Or.	Au	1243,013
Osmium.	Os	1244,487
Iridium.	Ir	1233,499
Platine.	Pt	1233,499
Rhodium.	R	651,387

Corps élémentaires rangés dans l'ordre de leur propriété électrique relative.	Signes qui les représentent.	Poids de leurs atomes.
Palladium.	Pa	665,899
Mercure.	Hg	1265,823
Argent	Ag	675,803
Cuivre.	Cu	395,695
Urane.	U	2711,358
Bismuth.	Bi	1330,577
Étain.	Sn	735,294
Plomb.	Pb	1294,498
Cadmium.	Cd	696,767
Cobalt.	Co	245,994
Nickel.	Ni	369,675
Fer.	Fe	339,205
Zinc.	Zn	403,226
Manganèse.	Mn	345,887
Cérium.	Ce	574,696
Thorinium.	Th	844,900
Zirconium.	Zr	420,220
Aluminium.	Al	171,166
Yttrium.	Y	402,514
Glucynium.	G	331,261
Magnésium.	Ma	158,352
Calcium.	Ca	256,019
Strontium.	St	587,285
Baryum.	Ba	856,880
Lithium.	L	80,375
Sodium.	Na ou So	290,897
Potassium.	K ou Po	489,916

Lorsqu'au lieu d'agir sur un composé binaire, la pile exerce son influence sur un composé complexe, les éléments dont celui-ci est formé se divisent en deux groupes aussi doués d'électricités opposées, et qui, par conséquent, se rendent aux deux pôles opposés de la pile. Si l'oxigène fait partie de l'un et l'autre de ces groupes, celui qui est le plus riche en oxigène se rend au pôle positif, et dès lors il joue le rôle d'*acide* à l'égard de l'autre groupe, qui lui-même fait fonction de *base*.

CAPACITÉ DE SATURATION DES ACIDES. De la combinaison d'un acide et d'une base résultent les SELS. Il y a des sels *acides*, des sels *basiques* et des sels *neutres*. Ce n'est pas seulement le défaut d'action sur les couleurs bleues végétales qui caractérise ces derniers : on peut déterminer d'avance, par le calcul, la quantité de base que doit absorber un acide pour donner naissance à une combinaison neutre. L'expérience a prouvé « que cette quantité était toujours proportionnelle à la quantité d'oxigène que renfermait la base, et, par suite, que l'oxigène de l'oxide était en rapport constant avec l'oxigène de l'acide.» Ainsi, en supposant que 100 parties d'acide sulfurique saturent une quantité telle d'oxide de sodium que la proportion d'oxigène y soit comme 20; 100 parties du même acide exigeront pour se saturer une proportion telle de potasse, de baryte, d'oxide de fer, ou de tout autre métal, que cet oxide contienne 20 parties d'oxigène, et réciproquement. C'est ce rapport entre l'oxigène d'un acide et celui de la base

qui doit le neutraliser, que l'on nomme sa *capacité de saturation.*

CRISTALLISATION. Lorsque les molécules intégrantes
d'un sel se rapprochent lentement pour se solidifier, elles
s'arrangent entre elles dans un ordre plus ou moins régulier,
et finissent par prendre une configuration symétrique à
laquelle on donne le nom de *cristal ;* le phénomène qui y
donne naissance se nomme la *cristallisation.*

Les cristaux du même sel affectent toujours la même
forme. Lorsque cette forme est altérée par une circonstance quelconque, il est facile de rapporter ces altérations
à la forme normale ; celle-ci dépend le plus ordinairement
de la forme primitive des corps élémentaires qui entrent
dans le composé.

Cet arrangement symétrique des molécules intégrantes
d'un composé se représente aussi dans un grand nombre
de corps simples, ce qui ne permet pas de douter que les
atomes de ceux-ci n'aient également une forme primitive
constante.

Lorsque les éléments d'un composé viennent à changer,
la forme cristalline ne change pas toujours ; on a même
reconnu qu'un nombre égal d'atomes assemblés de la même
manière produisait la même forme cristalline, quelle que
soit la différence des éléments. On conçoit que la forme
primitive des atomes ne contrarie point cette disposition,
attendu qu'ils ne sont pas réunis immédiatement, mais
qu'il reste toujours entre eux des intervalles ou des pores.

On a nommés *isomorphes* les composés différents qui affectent une forme cristalline semblable, et l'on peut conclure de l'isomorphisme de deux composés hétérogènes, qu'ils renferment tous deux un nombre égal d'atomes élémentaires.

On a aussi observé que, contrairement au phénomène de l'isomorphisme, certains corps simples pouvaient affecter deux formes cristallines différentes et incompatibles. On a remarqué, d'autre part, que quelques composés parfaitement identiques sous le rapport de la composition, pouvaient, non-seulement affecter des formes cristallines diverses, mais posséder des propriétés chimiques différentes. On dit de ces corps qu'ils sont *isomères*.

Les sels peuvent se combiner entre eux; soit qu'ils aient un acide commun , soit qu'ils aient la même base, soit enfin que leurs acides ou leurs bases soient différents. Il en résulte des *sels doubles* qui sont soumis à cette règle générale : « que la quantité d'oxigène dans l'une des bases est toujours multiple de la quantité d'oxigène contenue dans l'autre. »

Chimie organique. On donne le nom de matières organiques à toutes celles qui proviennent des substances végétales ou animales; on les divise en deux classes. Les unes sont définies, susceptibles de cristalliser ou de former des combinaisons cristallisables , ou bien encore de se volatiliser sans décomposition, à un degré de chaleur déterminé; ce sont des *principes immédiats*. Le sucre, le camphre, l'acide tartrique, l'acide urique, etc., sont au nombre de ces principes.

Les autres sont des matières complexes qui renferment un plus ou moins grand nombre de principes immédiats, que l'on parvient à en isoler par les moyens analytiques. On peut les comparer à la gangue des minéraux, ou au mélange de plusieurs sels : ce sont des *produits immédiats organiques*. Les gommes, les résines, le sang, la bile, font partie de ces produits.

Les principes immédiats sont surtout l'objet des recherches de la chimie organique; ces principes sont eux-mêmes formés par la réunion de quelques éléments qui appartiennent à la matière inorganique, notamment l'oxigène, le carbone, l'hydrogène, l'azote; plus rarement, le soufre, le phosphore, le chlore, etc. Ces éléments se réunissent quelquefois en combinaison binaire, plus souvent en combinaison ternaire ou quaternaire, et très-rarement au-delà. La plus grande partie des substances végétales résultent de la combinaison de l'oxigène, du carbone et de l'hydrogène; quelques-unes renferment en outre de l'azote. Toutes les substances animales contiennent ces quatre éléments, auxquels se réunissent bien rarement quelques autres.

Le nombre des corps élémentaires dont sont formés les principes organiques étant très-restreint, la variété de ces principes dépend nécessairement des proportions relatives de ces éléments, ainsi que de l'ordre atomique dans le-

quel ils sont réunis. Aussi arrive-t-il fréquemment que cet
ordre et ces proportions étant intervertis, les principes se
dénaturent et se changent en d'autres composés. C'est
ainsi que l'amidon peut se convertir en sucre et en gomme.
Ces exemples de transmutation sont très-ordinaires, et
rendent d'autant plus difficile l'étude des matières organiques.

Pour simplifier cette étude on la divise en *chimie végétale*
et en *chimie animale*; puis on s'occupe successivement
des principes et des produits immédiats qui appartiennent
à chacune de ces branches. La plupart d'entre eux offrent
de puissants moyens thérapeutiques à l'art de guérir et sont
d'un emploi journalier, soit dans les laboratoires, soit dans
les officines pharmaceutiques.

Signes et formules chimiques. Les formules ont pour
objet d'exprimer le plus brièvement possible la composition des corps et les proportions des éléments qui les
constituent. On représente d'abord chaque corps simple
par un *signe* qui n'est autre chose que l'initiale de son nom
latin ; seulement, quand cette initiale est commune à plusieurs corps, on l'accompagne de la deuxième ou de la
troisième lettre suivante. Un composé binaire formé d'a-
tome à atome, s'exprime simplement en plaçant à côté
l'un de l'autre le signe de chaque élément; ainsi Pb S indique une combinaison formée d'un atome de plomb et
d'un atome de soufre. Si le nombre des atomes est diffé-
rent, on ajoute, à droite et en haut de chaque signe, un
chiffre qui représente le nombre de ses atomes. S O^3 si-

gnifiera, par conséquent, un atome de soufre combiné à trois atomes d'oxigène, ce qui équivaudra à un atome d'acide sulfurique. Un chiffre placé en bas et à gauche multiplie les atomes de tous les signes placés à sa droite jusqu'au signe $+$. Ainsi 2 S O³ signifie deux atomes de soufre et six d'oxigène, ou deux atomes d'acide sulfurique.

Comme l'oxigène entre dans un grand nombre de combinaisons, on l'exprime souvent par un simple point que l'on place au-dessus du corps auquel il est combiné, et par plusieurs points, si le nombre de ses atomes est multiple. Ainsi Ṗb a la même signification que Pb $+$ O, et S̈ est la même chose que SO³. Les formules chimiques sont surtout fort utiles pour déterminer à l'avance les réactions qui auront lieu entre des composés dont les éléments et leurs proportions atomiques sont connus. Le calcul à l'aide duquel on peut prévoir ces résultats se nomme une *équation chimique*.

§ 3. Disons maintenant quelques mots sur les principaux corps et produits chimiques qui font partie de la matière médicale. Parmi les corps simples, il en est plusieurs que les arts chimiques et la métallurgie fournissent au commerce. Un petit nombre d'entre eux seulement peuvent être extraits ou du moins purifiés dans nos laboratoires; l'oxigène, l'hydrogène, le chlore, le phosphore, le soufre, l'antimoine, l'argent, le mercure, doivent être préparés ou purifiés par les mains du pharmacien, avant d'être employés ou soumis à des combinaisons ultérieures.

A. Les composés BINAIRES qui résultent de l'union des métalloïdes entre eux, ou bien avec les métaux, forment une série immense divisée en plusieurs sections, dans lesquelles on a classé les combinaisons d'un même corps avec chacun des autres, lorsque cette combinaison est possible. Ainsi les OXIQUES sont tous les composés binaires dont l'oxigène est l'un des éléments. Ces composés sont divisés, comme nous l'avons dit, en *acides*, en *alcalis*, et en *oxides*. Les *acides* oxigénés jouent un grand rôle parmi les préparations pharmaceutiques; on compte dans ce nombre les acides sulfurique et sulfureux, azotique, carbonique, borique, arsenique, phosphorique, et beaucoup d'autres. Parmi les *alcalis*, on compte la potasse, la soude, la chaux, la strontiane, la baryte, la magnésie, etc.; enfin, au nombre des *oxides*, on signale ceux d'antimoine, de mercure, de plomb, d'or, de fer, de cuivre et de zinc.

Les AZOTIQUES dans lesquels l'azote joue le rôle d'élément électro-négatif, sont peu nombreux, mais très-importants. L'un d'eux résulte de la combinaison de l'azote et du carbone: c'est le cyanogène; un autre est le produit de l'action de l'azote sur l'hydrogène, et c'est l'ammoniaque.

Les CHLORIQUES font presque tous partie des préparations usitées en médecine. Il y en a d'acides, tels que l'acide chlorhydrique, qui résulte de la combinaison du chlore et de l'hydrogène; d'autres, tels que les *chlorures*, sont les produits de l'action du chlore sur les métaux. Les chlorures d'antimoine, de barium, de calcium, de magnésium, de mercure, d'or, de potassium, de sodium, etc., sont très-employés.

Les IODIQUES présentent, ainsi que le chlore, un acide résultant de la combinaison de l'iode avec l'hydrogène : l'acide iodhydrique, puis un grand nombre de produits analogues aux chlorures et qu'on nomme des *iodures*. On emploie en médecine les iodures d'antimoine, de barium, de calcium, de fer, de mercure, de potassium, de plomb et de soufre.

Enfin, les SULFURIQUES, dans lesquels le soufre forme l'élément électro-négatif, donnent, comme les deux précédents, un acide avec l'hydrogène : l'acide sulfhydrique, et plusieurs *sulfures* dont l'emploi est fort répandu, entre autres ceux de potassium, de sodium, de calcium, de fer, de mercure, d'antimoine, etc.

B. Les composés TERNAIRES, lorsqu'ils sont soumis à l'action de la pile, se comportent de diverses manières. Tantôt ils se décomposent en un corps simple d'une part, et un composé binaire de l'autre, et, dans ce cas, l'un ou l'autre de ces éléments peut être électro-négatif, et *vice versá*. Tantôt ils se séparent en deux composés binaires ayant ou l'élément négatif ou l'élément positif commun. Enfin, ils peuvent se diviser en deux composés, dont l'un binaire et l'autre ternaire, avec deux éléments communs; ou bien encore en deux composés ternaires, c'est-à-dire, ayant les mêmes éléments, mais réunis en proportions diverses.

Cette classe de produits est très-considérable; elle comprend un grand nombre de composés en usage dans la médecine, l'acide hydrocyanique et les cyanures, les acides végétaux, beaucoup de sels, parmi lesquels des carbonates, des nitrates, des borates, des phosphates, des sulfates et des sulfites. La plupart des principes immédiats des végétaux, l'alcool et les éthers font partie de cette classe. Tous ces produits peuvent être préparés dans nos laboratoires, et doivent être l'objet d'une sérieuse étude de la part du pharmacien.

C. Les composés QUATERNAIRES peuvent, comme les précédents, se diviser par sections, suivant les résultats de leur décomposition par la pile voltaïque. On compte parmi eux un très-grand nombre de sels à base simple et double, les savons, les bases salifiables végétales, plusieurs principes immédiats organiques, enfin, les produits pyrogénés.

L'ordre général dans lequel nous venons de ranger les corps et les produits chimiques est plus conforme aux données théoriques de la science, qu'en rapport avec l'utilité pratique de notre art. Comme, dans la plupart des composés de cette classe, les propriétés médicales dépendent plutôt de la base ou de l'élément électro-positif, que du corps électro-négatif, il nous semblerait donc plus rationnel, en les considérant comme préparations pharmaceutiques, de les réunir dans un ordre fondé surtout sur leur base électropositive. Ainsi, au lieu de classer les sels par genres, et de passer successivement en revue tous les sulfates, tous les nitrates, les carbonates, etc., peut-être vaudrait-il mieux étudier ensemble tous les sels de potasse, de soude, d'ammoniaque, de mercure, d'antimoine, de fer et autres. C'est ce dernier ordre qu'a adopté M. Soubeiran, dans son excellent Traité de Pharmacie, et celui que nous conseillons aux élèves de suivre de préférence, dans l'étude de cette quatrième classe des médicaments.

CHAPITRE V.

Devoirs particuliers d'un premier élève. — Pharmacotechnie
magistrale.

> .... C'est en faisant qu'on apprend à
> faire. La meilleure méthode est de beau-
> coup travailler. Le meilleur maître est
> celui qui exerce ses élèves et qui donne à
> leur esprit le plus d'activité.
>
> (*Spect. Fr.*, t. iii, 165.)

Après une année consacrée toute entière aux travaux
du laboratoire et aux soins divers qui font partie du même
service, l'élève doit se sentir en état d'occuper le premier
rang parmi les élèves de l'officine. Les avantages de tout
genre attachés à cette nouvelle position, la haute confiance dont elle l'investit, la responsabilité qu'elle entraîne,
le peu de temps, enfin, qui reste encore à s'écouler avant
la fin de ses études pratiques, tout lui fait un devoir de
développer dans ces nouvelles fonctions tout le zèle,
l'intelligence et l'application dont il se sent capable. Ces
fonctions sont importantes et variées ; elles s'étendent à la
fois à tout ce qui concerne l'officine, le service public, et
à tous les détails intérieurs de l'établissement. Aussi, ne
parviendra-t-il à remplir cette triple attribution qu'au
moyen d'une distribution judicieuse de ses travaux, de
l'emploi de son temps, et à l'aide de la bonne direction

qu'il saura donner aux travaux de tous ceux qui le secondent ou qui lui sont subordonnés.

Dans ce qui concerne l'officine, son premier devoir est de tenir la main à l'ordre général et à la propreté, qui sont, pour le public, le témoignage sensible de la bonne tenue d'un établissement. Il doit ensuite veiller à ce que l'officine soit pourvue de tout ce qui est nécessaire pour le service habituel. Chaque jour et dès le matin, à mesure que l'on s'occupe des soins préliminaires, chaque élève doit prendre note des bocaux, flacons, boîtes et autres vases qui ont été vidés la veille. Le premier élève, en s'assurant de la bonne qualité de tout ce qu'on destine à les remplir, notera, à son tour, les approvisionnements à faire, les préparations à renouveler, et il en référera au chef que regardent seul l'administration et la comptabilité.

Le service public est, sans contredit, la partie la plus importante des mêmes fonctions. Ce service peut se diviser en deux séries. La première comprend les médicaments que l'on prépare chaque jour, à la même heure, et que l'on nomme *médicaments à l'usage*, parce qu'ils font partie du régime prescrit au malade par le médecin. Ce sont les tisanes, le petit-lait, les sucs d'herbes, les bouillons médicinaux, les apozèmes, etc. Le premier élève doit veiller à ce que ces médicaments, qui se préparent le plus souvent au laboratoire, soient identiques dans leur composition comme dans leurs qualités apparentes, et surtout qu'ils soient distribués régulièrement à l'heure indiquée. Un tableau des médicaments à l'usage, rédigé par lui-même et constamment à jour, doit être habituellement sous ses yeux, attendu qu'il est spécialement responsable de tout ce qui se rapporte à cette partie du service.

Les médicaments magistraux de la seconde série sont ceux que l'on prépare à chaque instant, sur la demande des malades et d'après la formule écrite des médecins. C'est à lui que doivent être remises toutes ces formules. Après avoir lu attentivement chacune d'elles, il inscrit au bas le nom, l'adresse du malade, l'heure à laquelle le médicament doit être délivré, et, suivant l'importance ou la difficulté de la préparation, il doit ou s'en réserver l'exécution à lui-même, ou bien la confier à un autre élève en lui donnant toutes les indications convenables. La préparation étant achevée, il s'assure qu'elle a été faite exactement, en examinant le produit et en relisant la formule. C'est alors qu'il copie cette formule sur un registre particulier, qu'il la numérote, qu'il y applique le timbre de la maison, et qu'il fixe le prix du médicament. On ne saurait être trop pénétré de l'importance de cette sorte de contrôle, tant pour la sécurité des malades, que dans l'intérêt de l'établissement. Mais, pour qu'il conserve toute son utilité, il est essentiel qu'il ne soit jamais exercé que par le chef ou par le premier élève, et qu'il ne se glisse jamais la moindre lacune dans son exécution.

C'est à la même époque de ses études pratiques que l'élève doit s'attacher d'une manière toute spéciale à cette branche de la pharmacie qui a rapport à l'exécution des formules extemporanées, et que l'on pourrait nommer la

Pharmacotechnie magistrale : art difficile dont les bases ne
sont posées nulle part, et qui n'a vraiment d'autres moyens
et d'autres règles que l'aptitude et l'habileté particulière
de chaque praticien. Tant sont innombrables les combinaisons auxquelles il peut s'appliquer, tant sont imprévus
les résultats auxquels des rapprochements insolites et des
contacts multipliés peuvent donner lieu.

L'art de rédiger des formules a bien été l'objet de quelques traités spéciaux; d'habiles médecins ont essayé de
répandre la lumière sur cette branche de la pharmacologie.
Les uns ont voulu assujettir à certaines règles la prescription des médicaments magistraux; d'autres ont signalé les
substances incohérentes et les rapprochements à éviter.
Mais était-il possible de limiter ainsi, ou de prévoir cette
multitude de combinaisons que la circonstance inspire
au médecin, sans qu'il puisse toujours en imaginer *à
priori* le résultat, et parfois, sans qu'il soit possible au
pharmacien de répondre tout-à-fait à ses vues? Cet art
d'associer les substances les plus disparates, en tenant
compte de leurs caractères physiques et chimiques
comme de leurs propriétés actives, de les présenter sous
toutes les formes, de rendre propres aux emplois médi-
caux les plus divers, les objets si nombreux dont se compose
la matière médicale; cet art, dis-je, est à peine le fruit
de la plus longue carrière pharmaceutique et de l'habileté
naturelle la plus heureuse, secondée par des connaissances
profondes et variées. J'insiste sur ce point, parce qu'il
peut servir à prouver que la pharmacie n'est pas, comme

on l'a dit, uniquement fondée sur des principes empruntés à d'autres sciences, mais qu'elle possède aussi des données qui lui sont propres, des faits qui constituent son domaine particulier, et qui lui méritent un rang distingué parmi les arts scientifiques. Aucune science, en effet, n'enseigne cette foule de moyens et de procédés qui se rapportent à l'exécution des formules magistrales, et dont la connaissance constitue surtout le pharmacien habile, parce qu'elle ne peut s'acquérir que par une longue pratique de la profession. Plus le médecin est savant en pharmacologie, plus il accompagne sa formule de détails auxquels le pharmacien doit se conformer avec le plus grand scrupule. Mais aussi, plus le médecin néglige les circonstances accessoires et laisse de latitude au *modus agendi*, plus le pharmacien doit mettre de soin à se pénétrer de ses vues, et à suppléer par ses propres connaissances aux lacunes que présente la prescription.

§ 2. Tout en reconnaissant l'impossibilité de faire de la PHARMACOTECHNIE MAGISTRALE l'objet d'un enseignement théorique, nous ne négligerons pas l'occasion de consigner ici les données les plus générales qui se rapportent à cette partie de l'art, et dont les élèves auront à faire la plus fréquente application. Ces données, bien que susceptibles d'exceptions ou de modifications nombreuses, peuvent néanmoins se réduire aux préceptes suivants :

Présenter le médicament dans le meilleur état de conservation et d'activité médicale, ainsi que sous la forme la plus commode et la plus durable.

Lorsque dans un composé, la formule laisse la dose de quelque substance à l'arbitraire du pharmacien, n'employer de cette substance que la quantité strictement nécessaire, afin de ne pas augmenter sans utilité le poids ou le volume du médicament.

Lorsque l'excipient est indéterminé, choisir la substance dont la propriété se rapporte le mieux à celle de la base principale du composé.

Préférer toujours le mode opératoire qui doit donner au médicament moins de volume, le rendre plus agréable à l'œil, moins repoussant au goût ou à l'odorat, et plus facile à conserver.

Approprier les ustensiles à la nature des corps sur lesquels ils doivent agir, afin d'éviter la réaction mutuelle des uns sur les autres.

Approprier la nature des vases où l'on renferme les médicaments, ainsi que leur capacité, à la nature et à la quantité des substances qu'ils doivent contenir.

Employer les moyens les plus rationnels pour fermer ces mêmes vases, soit pour éviter la déperdition des principes volatils, soit pour que le contenu soit mieux à l'abri des causes extérieures d'altération.

Dans un mélange de poudres de densités ou de pesanteurs spécifiques très-différentes, triturer et éteindre par petites portions la plus lourde dans la plus légère (exemple : magnésie et crême de tartre).

Dans un mélange de liquides de densités différentes, ajouter par fractions le plus léger au plus lourd, et suc-

cessivement, à mesure que le mélange partiel est com·
plètement opéré (ex. : sirop et eau distillée).

Dans tout mélange de corps de consistances diverses,
ramener le plus dur , par des moyens appropriés, à la consistance des plus mous, avant de mêler les uns et les autres.

Dans tout mélange, la première condition à rechercher
est la parfaite homogénéité de la masse.

Lorsqu'une mixture ou une potion doit renfermer un
sirop, une teinture alcoolique et un liquide aqueux, il faut
mêler d'abord la teinture alcoolique au sirop, et ajouter
ensuite le véhicule.

Dans un liniment où se trouvent réunis de l'ammoniaque, de l'alcool et un corps huileux, il faut former en
premier lieu le savonule ammoniacal, et le dissoudre ensuite dans la liqueur alcoolique.

Pour qu'une potion gommo-huileuse présente l'aspect
d'une émulsion et se conserve sans se séparer , il faut diviser la gomme dans l'huile, puis ajouter aussitôt trois
parties d'eau pour une de gomme, si l'on opère avec la
gomme arabique, et cinq parties si l'on emploie de la
gomme adragante. Le mucilage une fois développé, on
ajoute le reste du véhicule par petites portions, et en tri-
turant avec soin.

Si nous étendions plus loin ces préceptes, nous sortirions
bientôt des généralités, pour aborder des détails qui sont
hors de notre plan, et que l'on trouve d'ailleurs dans toutes
les pharmacopées. Il est évident que les divers procédés
à l'aide desquels on peut suspendre du camphre ou des

résines dans un véhicule aqueux, unir des gommes, des extraits, des corps gras et des liquides de diverses natures; que le choix de l'excipient pour former un électuaire, ou une masse de pilules, que tout cela, disons-nous, dépend de la nature, du nombre, de la proportion des ingrédients que l'on emploie, et d'une multitude de circonstances impossibles à prévoir. Ces procédés, ces manipulations varient donc à l'infini, et cette variété elle-même excite sans cesse le génie du praticien qui, forcé d'imaginer toujours de nouveaux moyens, crée ainsi de nouvelles ressources à son art, en s'appuyant sur les progrès et le développement de toutes les sciences accessoires. Enfin, c'est cette nécessité de répondre à toutes les exigences de la médecine, de prévoir jusqu'à certain point tous les résultats d'un si grand nombre de combinaisons possibles parmi les substances empruntées à tous les règnes, qui a rendu la pharmacie la mère commune de toutes les sciences naturelles, de la chimie, de presque tous les arts, et qui assure aux pharmaciens une place si honorable parmi les hommes dont les travaux éclairent l'industrie ou servent au soulagement de l'humanité.

La meilleure, la seule école dans laquelle cette partie de l'art puisse être convenablement étudiée, est, sans contredit, une officine publique, surtout une officine placée au sein d'une grande population, car les formules sont d'autant plus variées que le nombre des médecins et celui des cas pathologiques sont plus considérables. C'est là seulement qu'on pourra se rompre aux détails pratiques les plus importants de la profession, et que l'on parviendra à acquérir ce tact pharmaceutique qui constitue le véritable praticien. L'intelligence et l'activité constamment excitées et soutenues, l'habitude de l'observation, l'exemple des condisciples, les avis multipliés du chef, l'expérience acquise par le travail de chaque jour, tout concourra simultanément au même but, tout servira à placer l'élève au niveau des fonctions dont il est chargé, et dont aucune ne saurait être négligée sans danger pour le public, sans préjudice réel pour sa propre instruction.

A tout ce qui précède et qui forme la base des attributions du premier élève, je dois ajouter ici la surveillance générale qu'il est appelé à exercer sur toutes les parties du service, et d'une manière plus soutenue, plus intime peut-être que le chef lui-même, soit à cause de sa position qui le tient plus constamment à portée des moindres détails, soit par ses rapports habituels avec le public et tous les employés de la maison. Cette position a encore pour lui un autre avantage : celui de l'accoutumer de bonne heure à l'administration; non cette administration élevée qui fonde la réputation d'un établissement et la soutient par la confiance et l'estime qu'inspire un chef habile, mais celle qui comprend toute l'économie des soins intérieurs, qui pourvoit aux approvisionnements en temps opportun, qui règle le bon emploi de toute chose, qui s'applique à tous les intérêts de la maison, qui maintient entre les employés une hiérarchie raisonnée, et cette bonne harmonie si profitable au bien du service comme à l'intérêt de tous.

Ce n'est pas chose facile, même pour les supérieurs, que de savoir obtenir de la déférence sans exciter la jalousie ou le mécontentement; mais cette tâche est d'autant plus délicate que les rangs sont plus rapprochés. En général, une sorte de préjugé porte les subalternes à croire leurs intérêts propres toujours en opposition avec ceux du chef. Si l'un d'entre eux semble s'attacher de préférence à ce qu'ils appellent la cause du maître, ils s'en éloignent dès lors et lui retirent léur confiance de condisciple. C'est là l'écueil de tous les sous-chefs, c'est celui d'un premier élève chargé de diriger et de surveiller le travail des autres. Mais il réussira à l'éviter si, bien pénétré avant tout de ses véritables devoirs, il s'applique à prendre vis-à-vis des autres élèves l'ascendant naturel de l'âge et des lumières, à obtenir leur affection, à les forcer par sa conduite à lui rendre justice, et à convenir secrètement qu'il mérite la confiance dont il est entouré. Qu'il évite soigneusement de blesser leur amour-propre; qu'il ne s'arroge de lui-même aucun privilége; et que, loin de se prévaloir d'une autorité qu'il ne possède que par reflet, il s'attache à en acquérir une plus réelle dont il puisera la source en lui-même. Celle-là ne lui sera jamais contestée, et il est plus important qu'on ne pense de ne jamais commander qu'avec la certitude d'être obéi. Enfin, qu'il n'oublie pas que, bien mieux que ses ordres, son exemple, bon ou mauvais, sera toujours suivi, et c'est encore là une sorte de responsabilité qui lui est imposée, du moment où il vient occuper le premier rang parmi ses égaux. (*Voy.* note B.)

LIVRE III.

Période scolaire.

CHAPITRE PREMIER.

Ordre des études pendant cette période.

> Il est toujours utile d'essayer de frayer
> la route, quand même elle serait imparfai-
> tement tracée.
>
> (ORFILA , *Toxicol.*, t. I, 9.)

En accordant aux travaux pratiques relatifs à la profession de pharmacien, la priorité sur les études théoriques,
nous n'avons pas prétendu que l'élève dût se livrer d'abord
exclusivement aux uns et négliger ou ajourner les autres,
pour en faire l'objet unique de ses recherches pendant la
période suivante. Il est bien évident que les faits et la
théorie ont dû jusqu'ici marcher à peu près d'un pas égal ;
que chaque phénomène, à mesure qu'il s'est présenté à
son observation, lui a inspiré le désir de le voir expliqué,
et que la réflexion, les leçons du maître et la lecture des
ouvrages spéciaux, sans cesse rapprochées de la pratique
des opérations, ont dû lui laisser peu de chose à désirer
sous ce double rapport. Toutefois, ces nombreux détails,
arrivés fortuitement, pour ainsi dire, à sa connaissance,
recueillis isolément et sans suite, ont besoin maintenant

d'être étudiés par séries, médités dans leur ensemble, réunis par des rapports généraux, et disposés d'après un ordre systématique qui les fixe facilement et pour toujours dans sa mémoire. Des lacunes importantes doivent être remplies; il faut généraliser les principes, présenter les faits avec méthode et régularité; il faut que toutes les théories s'enchaînent, s'éclairent et se soutiennent mutuellement. C'est là l'objet de l'enseignement que l'élève vient recevoir dans les écoles, et auquel il doit consacrer la seconde période de ses études pharmaceutiques.

Aux moyens d'instruction que nous ont fournis jusqu'ici l'observation des faits et la lecture des ouvrages scientifiques, va s'en joindre un troisième : l'enseignement oral. Ce nouveau moyen a sur les autres de réels avantages. En effet, ce qui manque surtout à un élève pour qu'il tire tout le fruit possible de ses études privées, c'est l'attention, c'est cette faculté de concentrer tous les efforts de son intelligence sur certains objets, dans le but de les connaître et de les approfondir. Tous les points d'une science ne sont pas également dignes d'intérêt, et il est bien certain qu'on ne se livre à une étude avec ardeur et persévérance qu'autant que l'on en conçoit l'utilité et le but prochain. Or, cet intérêt que n'offre pas toujours par elle-même la matière de certaines recherches est nécessairement excité, soutenu, par l'attrait des expériences et celui de la dissertation orale. Une partie de cet intérêt dépend, il est vrai, du talent du professeur, talent qui dépend lui-même d'un concours de qualités naturelles et de facultés acquises qui sont le partage d'un petit nombre d'hommes privilégiés. (*Voy*. note C.) Mais à ce premier avantage de l'enseignement des écoles s'en ajou tent plusieurs autres : l'étude méthodique des drogues simples sur des échantillons choisis et conservés avec soin, celle des plantes médicinales réunies systématique-ment dans les jardins botaniques, ou recueillies au lieu même de leur station naturelle dans les herborisations rurales, la pratique des opérations les plus compliquées ou les plus délicates de la pharmacie, de la chimie, de la physique, enfin, les cabinets, les laboratoires, les collec-tions, les bibliothèques, tout concourt, dans les écoles, à exciter le zèle, le goût de la science, et multiplie pour les élèves les moyens de compléter et de perfectionner leur instruction.

Le point essentiel est d'établir une relation méthodique, une subordination rationnelle entre tous ces objets d'é-tude. Trop souvent un élève, arrivé à cette période de son éducation pharmaceutique, se présente dans les écoles sans guide, sans plan arrêté. Il suit de préférence les cours qui répondent à ses goûts particuliers ou qui lui semblent offrir plus d'intérêt, et il recueille sans ordre, et presque au hasard, les notions qui s'offrent à lui. Il serait à désirer qu'un plan d'études théoriques fût adopté dans les écoles spéciales, comme cela a lieu dans les colléges pour les études classiques. Essayons, en attendant, de tracer l'ordre dans lequel on pourrait les disposer pour les enchaîner mutuellement, et surtout pour éviter les lacunes. Cet ordre nous semble devoir être fondé sur la progression naturelle du connu à l'inconnu, du simple au composé, et sur la nécessité de faire coïncider l'observation successive des faits avec la série des principes qui leur servent d'explication.

Nous avons dit, dans le livre premier, que les études théoriques relatives à la pharmacie comprenaient les sciences naturelles et les sciences physiques. Examinons lé lien qui réunit ces deux sortes de connaissances, et nous en déduirons l'ordre dans lequel on doit les étudier.

Les sciences NATURELLES ont pour objet la classification et l'histoire des êtres ou des corps naturels répandus sur la surface du globe.

Les sciences PHYSIQUES ont pour objet l'étude des *Forces* auxquelles les corps naturels sont soumis et des *Lois* générales qui en règlent l'action.

A. Les *Corps naturels* qui composent le globe que nous habitons forment deux grandes séries fondées sur le premier degré de distinction que l'ensemble de leurs caractères puisse établir entre eux. Les uns sont composés de parties homogènes et s'accroissent par *juxtà-position*, c'est-à-dire, par l'application, sur leur surface, de couches successives de matière analogue : c'est le *Règne Anorganique*, qui comprend les MINÉRAUX. Les autres sont composés de parties hétérogènes, ou plutôt d'*organes*, et s'accroissent par *intussusception*, c'est-à-dire, par l'absorption intérieure des matériaux nécessaires à leur développement : c'est le *Règne Organique*.

De ces deux grandes séries, la seconde peut être subdivisée en deux classes. L'une comprend tous les êtres organisés dépourvus de mouvement spontané et de cette cavité centrale que l'on nomme *estomac :* ce sont les Végétaux; l'autre renferme tous ceux qui sont doués de mouvement spontané et pourvus d'un estomac : ce sont les Animaux.

L'histoire des *minéraux* s'appelle la Minéralogie. La science qui s'occupe des *végétaux* se nomme la Botanique. L'étude des *animaux* est l'objet de la Zoologie.

B. Les forces qui agissent sur la matière sont en rapport avec la nature des êtres sur lesquels elles s'exercent. Ceux dont l'organisation est la plus simple sont soumis à des forces simples; ceux dont l'organisation est plus compliquée obéissent à des forces plus nombreuses.

Deux forces générales s'appliquent à tous les êtres naturels. L'une, qui agit à distance, suivant le rapport des masses et de l'éloignement, est *l'Attraction*. L'étude des lois de l'attraction est du ressort de la Physique. L'autre qui n'agit qu'au contact, ou du moins à une distance très-rapprochée, et qui ne s'exerce qu'entre des corps de natures différentes, est *l'Affinité*. L'étude de cette force et celle des lois qui la régissent sont l'objet de la Chimie.

Indépendamment de ces deux forces, il en est deux autres qui ne s'appliquent qu'aux corps organiques, et qui, tant qu'ils sont à l'état de vie, modifient l'action des forces précédentes. L'une est *la Force Vitale*, qui s'exerce également sur les deux classes d'êtres organisés; l'autre est *la Sensibilité*, qui s'applique seulement aux animaux. Ces deux forces président, chacune à leur manière, au jeu réciproque des organes et aux fonctions spéciales que remplit chacun d'eux. La science qui s'en occupe se nomme la PHYSIOLOGIE.

A cette série déjà considérable de connaissances générales, il faut joindre celles qui sont plus spéciales à l'art pharmaceutique. C'est ainsi qu'à côté de l'étude générale des sciences naturelles et de leurs diverses branches, se place l'étude particulière des substances employées en médecine, ou l'*Histoire naturelle des Drogues*. A l'enseignement de la physique et de la chimie, se lie un cours de *Pharmacie* proprement dite, ainsi qu'un cours pratique de *Manipulations*. L'étude de la botanique se complète par une série d'*Herborisations* rurales et les cours de chimie générale sont suivis d'un cours d'*Analyse*, de *Philosophie chimique* et de *Toxicologie*.

Tel serait donc l'ordre le plus rationnel à suivre dans les études de cette seconde période, qu'il serait fondé, comme nous l'avons dit, sur la progression du simple au composé, du connu à l'inconnu, et sur le rapprochement des faits et des théories qui se servent mutuellement de confirmation et d'appui. Ainsi, les minéraux n'obéissant qu'à l'attraction et à l'affinité, leur étude correspondrait avec celle de la physique et de la chimie minérale, qui ont pour objet les lois suivant lesquelles ces deux forces agissent sur les corps soumis à leur influence. La chimie des végétaux coïnciderait avec la botanique, surtout avec la physiologie végétale, qui considère le jeu des organes des plantes à l'état de vie, état pendant lequel l'action de l'affinité et de l'attraction est sans cesse modifiée ou suspendue. La chimie animale et la toxicologie répondraient à l'étude de la zoologie et de la physiologie des animaux ; en sorte qu'on n'aborderait les points les plus compliqués de la science qu'à l'époque où toutes les études seraient assez avancées pour aider à l'explication des phénomènes, et confirmer par l'application les théories dont ils peuvent être l'objet.

En partant de ces principes, les deux années de la période scolaire se partageraient en quatre semestres, et chaque semestre en plusieurs cours que les élèves suivraient dans l'ordre que nous allons parcourir, du moins autant que le permettrait le programme des cours arrêté par l'administration des écoles.

A. Pendant le semestre d'hiver de la première année, l'élève suivrait : 1°. Le cours de *Minéralogie*, précédé d'une introduction à l'étude générale de l'histoire naturelle. Ce cours, principal fondement de la chimie minérale, offre plus d'une sorte d'intérêt. Le professeur, dans la suite de ses leçons, ne manque point d'insister sur les minérais qui renferment les substances les plus répandues, les plus employées en médecine comme dans les arts. On conçoit combien il est important pour le pharmacien de connaître l'origine naturelle de ces substances, et les sources où le commerce et l'industrie vont les puiser. 2°. La première partie du cours de *Physique*, qui doit comprendre les notions générales sur la matérialité, les propriétés générales des corps, les lois du mouvement, les théories de l'attraction et de la pesanteur, la notion du calorique, les propriétés spéciales des liquides et des fluides aériformes, par conséquent tout ce qui se rapporte à l'histoire de l'eau, des vapeurs, de l'air atmosphérique et des différents gaz considérés sous les rapports physiques. 3°. La première partie du cours de *Chimie*, qui embrasse ordinairement les généralités de la science, ses théories principales, ses différents modes de procéder ou de philosopher; la nomenclature, la classification des corps chimiques; enfin, la chimie minérale, qu'il serait difficile de parcourir en entier dans l'espace d'un semestre, et que, pour cette raison, l'on pourrait diviser en deux parties. 4°. Enfin, les connaissances précédentes, à mesure qu'elles se développeraient aux yeux de l'élève, recevraient aussitôt leur application dans la première partie du cours de *Pharmacie*, et il tirerait d'autant plus de fruits de ce rapprochement, qu'à l'aide des études pratiques il s'y serait préparé de longue main. Aussi, en s'attachant aux données fondamentales de ces diverses sciences, il établirait facilement une corrélation entre les faits et les principes qui sont de leur ressort respectif, et c'est de cette base qu'il partirait pour s'élever aux études d'un autre ordre, qui seraient l'objet des leçons du semestre suivant.

B. L'étude principale du second semestre de la même année serait : 1°. Celle de la *Botanique*. Cette belle science, la plus vaste, la plus intéressante peut-être des branches de l'histoire naturelle, commence, il faut le dire, à être un peu négligée des élèves; aussi, dans les examens, cette partie des études, est-elle, en général, la plus faible. Séduits par les brillantes recherches qui sont du ressort de la physique et de la chimie, les jeunes gens semblent n'étudier les plantes qu'avec une sorte de dédain, et comme pour accomplir une des obligations qui leur sont imposées. Ils affectent de ne voir dans la botanique qu'une science de mots, un exercice de mémoire, une connaissance tout au plus indispensable à un herboriste. Nous sommes loin de partager cette façon de voir, et il nous serait facile de la combattre, si cette dissertation n'était pas ici hors de place. La botanique nous semble, au contraire, la partie de l'histoire naturelle la plus nécessaire au pharmacien; les êtres qu'elle étudie offrent à la médecine ses moyens les plus nombreux, et peut-être les plus énergiques. La nomenclature, l'organisation et la physiologie des végétaux, forment une introduction nécessaire aux parties correspondantes de l'histoire du règne animal; enfin, c'est sur les développements futurs de cette science que doit compter avant tout la thérapeutique, pour augmenter encore les ressources que possède l'art de guérir. 2°. L'étude des végétaux doit être secondée par un cours d'*Herborisations* rurales et par la formation d'un *herbier*. La botanique ne s'apprend pas dans les amphithéâtres, ni dans les livres. C'est en étudiant les plantes sur les lieux mêmes de leur naissance, c'est en les examinant un grand nombre de fois, aux différentes époques de leur développement, en les recueillant soi-même, les desséchant avec soin, et en les disposant selon les meilleures méthodes de classification, que l'on parvient à les connaître, non-seulement dans leurs formes extérieures, mais aussi sous leurs rapports scientifiques, économiques et industriels. C'est ainsi que l'on grave pour toujours dans sa mémoire cette connaissance si longue à acquérir, mais surtout si difficile à conserver. (*Voy. note* D.) 3°. Cependant, le cours de chimie générale, parvenu à la *Chimie Organique*, s'appuierait sur les données que l'élève aurait acquises en histoire naturelle, et l'examen chimique de plusieurs groupes de plantes dans lesquelles se retrouvent les mêmes principes immédiats, servirait de confirmation aux divisions botaniques fondées sur l'ensemble des caractères extérieurs. 4°. Enfin, c'est encore dans le cours de *Pharmacie* que viendraient se résumer les diverses connaissances acquises dans ce second semestre, soit que le cours déjà commencé se continue et s'achève dans une seule année, soit que l'élève fasse lui-même l'application de tous les principes recueillis dans la première partie des travaux de l'*École Pratique*.

C. Dans le premier semestre de la seconde année, se terminerait : 1°. Le cours de *Physique*, interrompu l'année précédente, au moment d'aborder l'histoire des fluides impondérables. Au point où nous sommes parvenus, cette histoire peut être reprise et développée sans crainte qu'elle paraisse trop abstraite. La chaleur, la lumière, l'électricité, ces trois parties d'une même théorie, qui bientôt n'en formeront plus qu'une seule, mais dont les subdivisions sont déjà si étendues, fournissent un champ immense aux développements de ce cours, qui, réduit à ses applications les plus directes à la pharmacie, peut remplir facilement

la durée de cette première moitié de l'année scolaire.
2°. A la même époque, aurait lieu le cours d'*Histoire naturelle des Drogues*, cours spécial qui, dans ses rapports
avec la pharmaceutique, est aux sciences naturelles ce
que le cours de pharmacie est aux sciences physiques,
mais qui n'atteindrait qu'imparfaitement son objet, si les
étudiants se contentaient des leçons du professeur et de
la vue des échantillons qui leur sont présentés. Aussi
croyons-nous indispensable que l'élève, à mesure que les
démonstrations se poursuivent, s'applique à composer lui-
même un *droguier*, qu'il formerait d'échantillons choisis,
étiquetés avec soin, et comparés à ceux du musée de
l'école; collection précieuse qui lui servirait plus tard pour
reconnaître et apprécier les substances qui lui seront fournies par le commerce. 5°. En même temps, on reprendrait
l'étude de la *Chimie générale*, seconde partie du cours de
l'année précédente, ou bien seconde année du même cours;
ce qui achèverait de familiariser l'élève avec les détails et
les théories les plus élevées de la science, tandis que,
4°, dans la seconde partie du *Cours Pratique*, comme dans
les cabinets et les laboratoires de l'école, il s'exercerait aux
manipulations les plus délicates de la pharmacie, de la
chimie et de la physique expérimentale.

D. Arrivé au dernier semestre de la période solaire, on
reprendrait: 1°. L'étude de l'histoire naturelle en général,
et de la *Botanique* en particulier. Cette dernière science
serait envisagée sous le nouveau point de vue de la *physiologie végétale*, de la *géographie botanique* et des propriétés
des plantes comparées avec leurs formes extérieures. 2°. Le

cours de *Zoologie* compléterait l'ensemble des connaissances qui composent les sciences naturelles; car si le nombre des médicaments tirés du règne animal n'est pas considérable, le pharmacien ne doit pas moins connaître d'une manière approfondie la classification générale, la distribution méthodique des êtres de cette classe, ainsi que la physiologie comparée des grandes familles qu'elle renferme. 3°. A la même époque, serait repris le cours de *Chimie Organique* (2° partie), et celui de *Toxicologie*, qui tous deux se rapportent à la zoologie et s'appuient sur des connaissances empruntées à l'histoire naturelle des animaux.

C'est aussi pendant la durée de ce dernier semestre que les élèves se prépareraient à leurs examens et à soutenir leur thèse inaugurale. Enfin, les données théoriques qu'ils auraient recueillies pendant toute cette période ne seraient point complètes, s'ils n'y joignaient des notions plus ou moins étendues sur l'*histoire* de la matière médicale, de la chimie et de la pharmacie, sur la *biographie* des pharmaciens célèbres, et sur la *bibliographie* pharmaceutique. Ces documents pourraient même devenir la matière d'un cours particulier, qui couronnerait l'ensemble de toutes les études et répandrait un intérêt nouveau sur des recherches souvent aussi graves que laborieuses.

Le tableau suivant peut montrer d'un coup d'œil le système des études scolaires, disposé d'après l'ordre que nous venons d'indiquer. Cette distribution n'a rien d'absolu, et peut être modifiée suivant les circonstances ; mais quel que soit l'ordre que l'on adopte, le point essentiel est de n'y pas laisser de lacune.

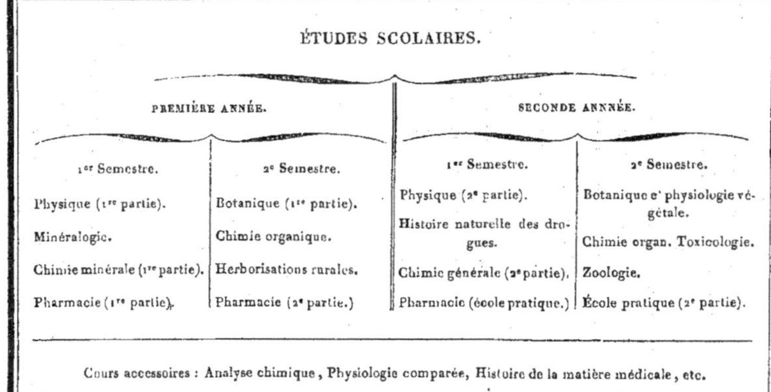

ÉTUDES SCOLAIRES.

PREMIÈRE ANNÉE.

SECONDE ANNÉE.

1er Semestre.

Physique (1re partie).

Minéralogie.

Chimie minérale (1re partie).

Pharmacie (1re partie).

2e Semestre.

Botanique (1re partie).

Chimie organique.

Herborisations rurales.

Pharmacie (2e partie.)

1er Semestre.

Physique (2e partie).

Histoire naturelle des drogues.

Chimie générale (2e partie).

Pharmacie (école pratique.)

2e Semestre.

Botanique e' physiologie végétale.

Chimie organ. Toxicologie.

Zoologie.

École pratique (2e partie).

Cours accessoires : Analyse chimique, Physiologie comparée, Histoire de la matière médicale, etc.

Nous avons, dans les deux premiers livres, présenté les généralités qui se rapportent à la pharmacie, à la physique et à la chimie. Les chapitres suivants seront consacrés à l'exposition des données générales relatives aux diverses branches des sciences naturelles, et aux études qui s'y rattachent.

CHAPITRE II.

Généralités sur les êtres naturels — Notions élémentaires de Minéralogie.

> Il en est de même de toutes nos connaissances :
> elles divergent, se rapprochent et finissent souvent
> par se confondre.
>
> (Haüy, *Traité de Phys.*, t. I.)

Tous les *Êtres* qui nous entourent, et que l'on nomme *naturels* lorsqu'ils n'ont pas été modifiés par la main des hommes, peuvent être, comme nous l'avons dit dans le chapitre précédent, partagés en deux grandes catégories : le *Règne Organique* et le *Règne Anorganique* ou *Inorganique*. Les premiers sont vivants, pourvus d'organes, et se nourrissent par *intus-susception*. Les autres sont dépourvus de vie, privés d'organes, et s'accroissent par *juxta-position*. Mais ces caractères ne sont pas les seuls qui distinguent les grandes classes d'êtres naturels : le règne ANOR GANIQUE, qui renferme tous les minéraux, se compose de masses inertes, incapables de mouvement spontané, formées par la réunion de particules semblables ou de nature analogue, par conséquent *simples* ou *composées*, susceptibles de prendre des formes régulières, symétriques, avec des faces planes, des angles, des arêtes, en un mot, avec les caractères de la *cristallisation*.

Dans le règne ORGANIQUE, les êtres sont assujettis à des formes déterminées qui se retrouvent les mêmes dans tous les individus d'une même espèce. Ils sont formés de tissus, de vaisseaux, de lamelles, et de fluides de diverses natures, qui, par leur combinaison, composent des appareils ou *organes* destinés à servir à l'accroissement, à l'existence, et à la reproduction de chaque individu. Leurs formes ne sont jamais géométriques comme celles qui distinguent la plupart des substances minérales. Enfin, un corps organisé tire son origine d'un être parfaitement semblable à lui. Le germe, l'œuf ou la graine, représentent en petit l'animal ou la plante qui doivent en provenir. Placé dans des circonstances favorables, ce corps se développe, grandit, s'arrête à un degré fixe d'accroissement, accomplit l'acte de sa reproduction, cesse de s'accroître, et finit par mourir.

Un corps INORGANIQUE, au contraire, ne doit sa formation qu'au rapprochement fortuit des particules de matière qui le composent. Son existence n'est soumise qu'à l'influence des forces physiques ou chimiques qui tiennent ces particules à l'état d'aggrégation. Il ne peut s'accroître que par une addition de nouvelles particules matérielles, et cet accroissement est illimité, ainsi que la durée de son existence dont le terme n'est subordonné qu'à l'action des causes extérieures.

Quant aux caractères qui, dans le règne organique, distinguent les ANIMAUX des VÉGÉTAUX, ils peuvent se résumer en ceci : que les premiers ont une structure et une organisation plus compliquées, qu'ils peuvent se mouvoir d'eux-mêmes et changer de place à *volonté*, ce qui suppose en eux un instinct, des désirs, des perceptions; qu'ils possèdent des organes particuliers que l'on appelle *des sens*, destinés à les mettre en rapport avec les objets extérieurs; qu'ils sont pourvus d'un tube digestif et d'une cavité centrale (*estomac*) propre à élaborer les éléments de leur nutrition; enfin, qu'ils sont doués d'un système d'organes que l'on nomme des *nerfs*, dont l'emploi est de porter au siége principal de la *sensibilité* l'impression qu'ils éprouvent de la part des causes extérieures.

Les VÉGÉTAUX, au contraire, ont une structure et une organisation plus simples; ils croissent, vivent et meurent à la place où ils sont nés. Ils n'ont aucun organe des sens, aucune cavité centrale destinée à préparer les matériaux de leur nutrition; enfin, ils sont dépourvus d'appareil nerveux, par conséquent de sensibilité; l'*irritabilité* dont ils paraissent doués n'étant qu'une propriété inhérente aux tissus qui les composent, et commune à tous les êtres du règne organique.

Si l'on veut pousser plus loin la distinction, on remarque que les animaux ne se nourrissent que de substances appartenant au règne organique, végétales ou animales; tandis que les plantes n'absorbent, pour servir à leur développement, que des matières inorganiques, comme l'eau, les sels, le carbone et les gaz; enfin, que sous le rapport de leur composition chimique, les végétaux n'offrent, le plus souvent, qu'une combinaison *ternaire* d'oxigène, d'hydrogène et de carbone, tandis que dans les animaux elle est généralement *quaternaire*, d'oxigène, d'hydrogène, de carbone et d'azote.

Néanmoins, à mesure que l'on descend des espèces dont l'organisation est la plus compliquée à celle où elle se montre la plus simple, on trouve que les caractères distinctifs entre les végétaux et les animaux sont de moins en moins prononcés, et ils finissent par s'effacer tellement qu'il devient difficile de poser entre eux une ligne de démarcation. Ainsi, certaines espèces animales, les Zoophytes, par exemple, jouissent à un degré si faible des facultés propres à cette classe, qu'ils semblent également rapprochés de l'une et de l'autre série, et qu'ils servent en quelque sorte de transition naturelle entre les plantes et les animaux.

Après avoir montré les caractères généraux qui distinguent ces trois grandes coupes d'êtres naturels, nous allons parcourir les généralités de chacune des sciences qui s'y rapportent. Nous commencerons par la Minéralogie, dont les sujets sont plus simples dans leurs formes, dans leur structure, les espèces moins nombreuses, et qui sont soumis à des lois générales moins compliquées, dont les données principales nous sont déjà connues.

NOTIONS ÉLÉMENTAIRES DE MINÉRALOGIE.

Les corps naturels qui sont l'objet de la minéralogie se présentent sous divers états physiques. Il y en a de solides, de liquides et de gazeux. Ils peuvent être *simples*, c'est-à-dire, formés de particules parfaitement homogènes, comme les métaux, le cristal de roche; ou bien *composés*, c'est-à-dire, formés de la réunion de molécules de natures différentes.

Lorsqu'on se borne à observer les minéraux dans leurs caractères physiques ou chimiques, afin de pouvoir les distinguer les uns des autres ou les grouper dans l'ordre de leur analogie de forme et de composition, en un mot, dans le but de les connaître et de les classer, cette étude constitue la Minéralogie proprement dite. Mais si l'on s'occupe de leur *gisement*, c'est-à-dire, de la nature des terrains dans lesquels on les rencontre; si on les considère d'une manière générale, si l'on étudie leur position au milieu des couches extérieures du globe, et si l'on en déduit les conséquences les plus probables relatives aux révolutions qu'a subies la constitution de la terre à diverses époques, on donne à cette partie de la science le nom de Géologie.

On peut encore étudier les minéraux d'une manière spéciale, sous le rapport : 1° de la *cristallographie*, qui considère les forces régulières et variées des cristaux, ainsi que les lois mathématiques qui président à la formation primitive ou secondaire des corps cristallisés; 2° de la *métallurgie*, qui s'occupe de l'extraction des métaux du sein de la terre et de leur purification en grand; mais nous n'insisterons point sur ces deux branches de la minéralogie, parce que leur étude nous obligerait à sortir de notre plan.

Il y a trois points essentiels à considérer dans l'étude

des minéraux : 1° leurs *caractères physiques*; 2° leurs *caractères chimiques*; 3° leur *gisement*. Les caractères physiques se reconnaissent à l'aide des sens et de certains instruments qui n'altèrent aucunement leur composition intime. Les caractères chimiques s'apprécient par l'emploi des réactifs et par l'analyse. Nous allons examiner successivement les uns et les autres.

§ 1. CARACTÈRES PHYSIQUES. Les principaux caractères de cet ordre sont : 1° la *forme*; 2° la *structure*; 3° la *cassure*; 4° les *propriétés optiques*, qui résultent de l'action de la lumière; 5° le *poids spécifique*; 6° les *propriétés électriques*; 7° la *consistance*, ou la résistance aux agents mécaniques; 8° l'*odeur*, la *saveur*, et quelques autres propriétés qui résultent de l'action des minéraux sur nos sens.

I. FORME. La forme des substances minérales peut être *régulière* ou *irrégulière*. Elle est toujours régulière lorsqu'en passant de l'état liquide à l'état solide, leurs particules peuvent se réunir lentement et librement. Elles prennent alors une configuration symétrique à laquelle on donne le nom de *cristal*. Si, au contraire, leurs particules, en se solidifiant, sont agitées ou troublées par quelque cause extérieure, elles se prennent en masse et n'ont aucune configuration arrêtée, symétrique; leur forme est alors *irrégulière* ou *amorphe*.

A. Les *formes régulières* des minéraux sont l'objet de la cristallographie; néanmoins, nous devons établir à cet égard quelques données propres à faire connaître les formes cristallines les plus importantes et les plus communes.

La forme des cristaux est toujours la même pour une même substance. Lorsque cette forme éprouve une modification par l'effet de quelque cause accidentelle, il est toujours possible de la rapporter à la forme primitive qui en est le type.

Dans tout cristal, on distingue : 1° les *faces* ; 2° les *arêtes* ; 3° les *angles solides*. Les faces sont les plans ou surfaces planes terminés par les arêtes. Les arêtes sont les lignes saillantes qui résultent de l'intersection de deux faces. Les angles solides sont les points de jonction des arêtes.

Les faces sont de même espèce quand elles sont égales entre elles et placées dans la même position. Les arêtes sont de même espèce quand elles résultent de l'intersection de deux faces semblables et également inclinées ; enfin, deux angles solides sont de même espèce quand les angles-plans dont ils sont formés sont semblables entre eux. Dans un cristal quelconque, les parties de même espèce sont toutes modifiées à la fois, et les parties d'espèces différentes sont modifiées différemment.

Comme dans une même espèce minérale les angles des cristaux ont constamment la même mesure, toutes les fois qu'ils sont soumis à une température semblable et qu'ils sont identiques dans leur composition chimique, la mesure des angles est d'un haut intérêt en minéralogie. On se sert, pour l'apprécier, d'un instrument fort simple nommé *goniomètre*. Il est formé de deux lames d'acier posées à plat l'une sur l'autre, et réunies à leur centre par une virole qui leur permet de se mouvoir autour de ce point fixe. Après avoir appliqué les bords des deux lames, écartées angulairement, sur les faces d'un cristal dont on veut mesurer les angles, on reporte l'instrument sur un demi-cercle gradué qui donne exactement la mesure de l'écartement des lames, et par conséquent celle de l'angle cherché.

Les formes simples cristallines les plus communément observées sont : 1° le *tétraèdre*, solide à 4 faces triangulaires; on le nomme *régulier* quand toutes les arêtes sont égales et les 4 triangles équilatéraux; 2° le *parallélipipède*, composé de 6 faces égales et parallèles entre elles deux à deux. Il comprend le *cube*, terminé par 6 faces carrées et égales, et le *rhomboëdre*, terminé par 6 faces rhombes ou en losange; 3° le *prisme*, solide terminé en haut et en bas par deux faces égales et parallèles, et latéralement par autant de parallélogrammes qu'il y a de côtés. Les deux faces terminales sont les *bases*, et les latérales, les *pans* du prisme. Le prisme est *droit* quand son axe est perpendiculaire à ses faces; il est *oblique* dans le cas contraire. Les bases du prisme peuvent être triangulaires, carrées, rectangles, rhombes, etc.; relativement à ses pans il peut être trièdre, tetraèdre, hexaèdre, octaèdre, etc.; 4° L'*octaèdre*, solide à 8 faces triangulaires, représentant deux pyramides à 4 faces appliquées base à base; il est *régulier* quand il se compose de 8 triangles égaux. Lorsqu'il est irrégulier, il peut être à triangles *scalènes* quand leurs trois côtés sont inégaux, ou à triangles *isocèles* quand deux côtés seulement des triangles sont égaux; 5° le *dodécaèdre*, solide à

douze faces, lesquelles peuvent être *rhomboïdales*, *penta-*
gonales, ou *triangulaires*; 6° les *polyèdres* à 24 et à 48
faces, qui peuvent aussi varier dans leur figure.

Quels que soient le nombre et la variété des formes que
présentent les corps cristallisés, ces formes ne sont, pour
la plupart, que de simples modifications les unes des autres,
et peuvent être rapportées à un très-petit nombre de formes
primitives que l'on nomme des *types*. On conçoit qu'en
altérant les angles et les arêtes d'un cristal, on peut multiplier à l'infini le nombre de ses faces, et dénaturer entièrement la forme qu'il présentait d'abord. Ainsi, en
remplaçant chaque arête et chaque angle d'un cube par
une troncature, on pourra former un polyèdre à 8, à 12,
à 24 et à 48 facettes. Quelles que soient ces altérations,
les recherches de la cristallographie sont parvenues à réduire à 6 le nombre des types primitifs, et ce sont les suivants :

1° Le cube ;

2° Le rhomboèdre ;

3° Le prisme droit à base carrée ;

4° Le prisme à base rectangle ;

5° Le prisme oblique à base rectangle ;

6° Le prisme oblique à base de parallélogramme obli-
quangle, ou le parallélipipède irrégulier.

L'ensemble des formes modifiées qui se rapportent à
chaque type compose ce que l'on nomme son *système*
cristallin.

L'altération des formes primitives des cristaux s'explique

à l'aide d'une théorie fort simple, celle des *décroissements*. Quelle que soit la forme des molécules ou atomes d'un corps, on peut supposer qu'elle est régulière et qu'elle se rapporte à un polyèdre très-simple. Ces molécules, en se réunissant et en s'appliquant par rangées ou par couches sur les faces qui sont analogues, doivent donner naissance à des corps qui représentent la forme primitive grossie à la fois de chaque côté. Supposons un cube, par exemple, qui, placé au milieu d'une eau chargée de particules salines de la même nature que celles dont il est formé, s'est accru sur chacune de ses faces de plusieurs rangées de petits cubes semblables; il est évident qu'il aura grossi sans changer de forme primitive. Mais si, au lieu de s'accroître à la fois par toutes ses faces, une circonstance quelconque a supprimé sur l'une d'elles une rangée de molécules, et si cette circonstance s'est présentée à chaque couche nouvelle, le cube sera devenu une pyramide à 4 faces triangulaires; et si un pareil décroissement a eu lieu à la fois sur les 6 faces du cube, il a dû devenir un dodécaèdre rhomboïdal.

Il arrive fort souvent que les cristaux, au lieu d'être isolés, se trouvent *groupés* entre eux, en sorte que certaines parties seulement sont libres et leurs formes distinctes; mais les faces et les angles de ces parties ayant toujours une inclinaison déterminée, il est facile d'en déduire la forme des parties engagées.

On réussit encore à reconnaître la forme primitive des cristaux à l'aide d'une opération mécanique que l'on

nomme le *clivage*. Les couches dont se compose un cristal
sont moins adhérentes entre elles dans le sens de leur
superposition ; il suffit donc souvent d'une percussion légère dans ce sens, pour détacher ces couches les unes
des autres. C'est en cela que le clivage consiste. En frap·
pant, par exemple, avec un marteau sur un cristal de
chaux carbonaté, on le divise en fragments rhomboï-
daux; si l'on agit de même sur un morceau de mica, on le
sépare en lames extrêmement minces. Lors même que la
percussion ne réussit pas complètement, elle met presque
toujours à découvert quelque fissure ou quelque angle qui
suffisent pour faire reconnaître la direction des faces.
Quelquefois un changement brusque de température,
en déterminant la formation de fissures légères, suffit aussi
pour indiquer la forme primitive d'un cristal; c'est ainsi
que l'on est parvenu à ramener toutes les formes si variées
des minéraux, au petit nombre de *formes-types* que nous
avons énumérées précédemment.

B. *Formes irrégulières*. Les minéraux se présentent bien
plus rarement sous forme cristalline régulière qu'en masses
brutes et amorphes. Néanmoins il existe certaines formes
irrégulières qui se présentent assez fréquemment pour que
l'on puisse les placer au nombre des caractères. Tels
sont : 1° les *dendrites* ou *arborisations*, qui résultent de l'ag-
glomération d'un certain nombre de cristaux irréguliers
et dont la disposition a quelque rapport avec celle d'un
arbre pourvu de ses rameaux; 2° les *stalactites*, sorte d'aiguilles ou de masses cylindroïdes qui pendent comme des

glaçons à la voûte des cavités souterraines, et qui sont formées par l'infiltration d'un liquide chargé ordinairement de particules salines ou calcaires ; 3° les *stalagmites*, formées par les gouttes d'un liquide également chargé de sels, dont les particules se déposent et cristallisent sous forme de couches mamelonnées. Ces couches s'accumulent parfois jusqu'à une grande hauteur, et finissent même par se réunir aux stalactites ; il en peut résulter des colonnes qui grossissent continuellement et s'élèvent depuis la base jusqu'à la voûte de quelques grottes souterraines ; 4° les *oolithes*, concrétions globuleuses ou ovoïdes formées de plusieurs couches de matière pierreuse, auxquelles un fragment de roche sert ordinairement de noyau ; 5° on nomme *géodes*, des fragments de silex arrondis en forme de *rognons* creux, dont la cavité intérieure est tapissée de cristaux ; 6° les *galets*, ou cailloux roulés, sont des fragments de roche ordinairement siliceuse, dont les angles ont été arrondis après avoir été long-temps entraînés et agités par les eaux ; 7° enfin, quelques minéraux présentent des formes *empruntées* à certains corps dans lesquels ils se sont moulés ou dont ils ont pris la place : c'est ce que l'on nomme des *pétrifications*. Tels sont ceux qui représentent des coquillages, des fragments de bois, des animaux ou d'autres débris de matières organiques. Ce phénomène se produit par l'infiltration des liquides chargés de substances minérales, lesquelles se déposent peu à peu, et prennent la place des parties organisées à mesure que celles-ci se décomposent et disparaissent. Ces sortes de substitutions s'opèrent aussi quelquefois entre des espèces minérales ; elles ont reçu le nom d'*épigénie*.

2. *Structure.* L'arrangement et la disposition relative des parties qui composent un minéral, constituent ce qu'on nomme sa *structure*. Quand elle est *régulière*, elle affecte la forme cristalline, et on la caractérise par les mêmes noms que les cristaux qu'elle représente ; mais la structure *irrégulière* est de différentes natures. Tantôt elle est *compacte*, c'est-à-dire, en masses épaisses et sans configuration déterminée ; elle est *vitreuse* quand elle se montre brillante, translucide et analogue à une masse de verre, comme le quartz. La structure est *lamellaire* quand elle est formée de petites lames, ou *lamelles*, dont l'aspect est *chatoyant*, comme le gypse et le talc ; *schisteuse* ou *feuilletée*, quand les lames sont plus grandes et faciles à séparer par le clivage, comme dans le mica et l'ardoise ; enfin, elle est *saccharoïde, fibreuse, granulaire, cellulaire, oolithique*, etc., quand elle offre la disposition que chacun de ces adjectifs caractérise suffisamment.

3. *Cassure.* Ce caractère offre une certaine importance, parce qu'il se rapporte en général à la structure ou à la texture des minéraux, et qu'il peut servir à la confirmer. Cependant la cassure est quelquefois spéciale et mérite alors d'être signalée. Ainsi, elle est *conchoïde* quand l'un des fragments rompus est concave et l'autre convexe, avec stries concentriques, à la manière de certaines coquilles bivalves. Elle peut être *plate, vitreuse, terreuse*, et offrir tantôt l'aspect de la *résine*, comme la craie, la

marne, tantôt celui de la *cire*, comme quelques pétrosilex.

4. Les *caractères optiques* sont ceux que l'on peut tirer de l'action de la lumière sur certains minéraux. Ceux-ci sont *transparents* quand le fluide lumineux les traverse assez facilement pour que l'on puisse apercevoir d'autres corps à travers leur épaisseur. On les nomme *translucides* lorsqu'ils se laissent pénétrer par la lumière, sans que l'on puisse distinguer les corps placés derrière eux. Quand ils sont tout-à-fait imperméables à la lumière, on dit qu'ils sont *opaques*.

La *réfraction* est la propriété dont jouissent les corps transparents de dévier les rayons lumineux qui les traversent. La *double réfraction* est la faculté que possèdent certaines substances cristallines de partager le rayon lumineux qui les traverse en deux faisceaux, de manière à présenter à l'œil une double image de l'objet placé derrière eux. Nous avons parlé de ces deux propriétés dans le chapitre 3 du 2ᵉ livre. Qu'il nous suffise de rappeler que la double réfraction ne se montre jamais dans les cristaux qui appartiennent au système de cristallisation cubique ; par conséquent, le diamant ne la possède point. Le minéral qui jouit de cette propriété de la manière la plus prononcée est le spath d'Islande.

La *couleur*, la *phosphorescence*, c'est-à-dire, la propriété qu'ont certains minéraux de devenir lumineux dans l'obscurité, soit par le frottement, soit en élevant leur température, soit en accumulant sur eux le fluide électrique, enfin, leur *éclat*, c'est-à-dire, la manière dont ils reflètent la lumière, sont autant de propriétés du même ordre et qui doivent figurer au nombre de leurs caractères physiques.

5. *Poids spécifique.* Nous avons vu précédemment (page 115) qu'on entendait par le poids spécifique d'un corps, le rapport qui existe entre son poids et celui d'un autre corps que l'on prend pour terme de comparaison, sous le même volume. Ainsi, un volume d'eau étant pris pour unité, un volume égal d'argent sera 10 $\frac{1}{2}$, et le même volume de plomb sera 11 $\frac{1}{3}$: c'est ce que l'on nomme leur poids spécifique. Nous avons dit aussi que pour le déterminer, on se servait de divers instruments dont nous avons décrit la forme et l'usage; nous ne reviendrons donc pas sur ce point.

6. La *résistance aux agents mécaniques* s'apprécie par les sens, ou au moyen de quelques instruments fort simples. Ces caractères sont : l'*élasticité*, qui permet à certains corps de se courber sous l'effort d'une pression, et de revenir à leur position primitive quand cette force a cessé d'agir; la *dureté*, qui consiste dans la faculté de résister au choc du marteau, à la pression des doigts, à l'action de la lime, ou à celle d'un autre corps pour le rayer; enfin, la *ténacité*, la *flexibilité*, la *ducticité* et la *malléabilité*, propriétés diverses dont nous avons eu déjà l'occasion de parler dans la partie physique de cet ouvrage.

7. *Propriétés électriques.* Elles consistent dans la manière dont se comportent les minéraux lorsqu'ils sont mis en rapport avec l'électricité ou le magnétisme. Chez quelques-

uns, le frottement, la pression ou l'élévation de la température, suffisent pour développer la propriété électrique.
Il en est qui manifestent l'électricité vitrée ou positive ;
d'autres, l'électricité résineuse ou négative ; chez d'autres
enfin, les deux sortes de fluides se développent à la fois et
se séparent en deux pôles. Certains minéraux reçoivent et
transmettent rapidement le fluide électrique : ils sont *bons
conducteurs* ; d'autres l'admettent moins vite et le retiennent
plus long-temps : ce sont des corps *isolants*.

Le fer, le nickel et le cobalt sont les seuls métaux sur
lesquels agisse le magnétisme. La tourmaline échauffée
présente deux pôles, à la manière d'un barreau aimanté.

8. Enfin, on réunit sous le titre de *propriétés diverses*,
quelques autres caractères physiques, comme ceux qui sont
relatifs à la *saveur* et à l'*odeur* particulière que manifestent
certains minéraux. Il en est aussi qui paraissent gras, onctueux ou âpres au *toucher*. Quelques-uns happent à la
langue, comme la plupart des argiles ; d'autres *s'effleuris-
sent* à l'air, en perdant leur eau de cristallisation, ou bien
attirent l'humidité de l'air et sont *déliquescents*. Mais ces
derniers caractères se rapprochent déjà des propriétés
chimiques, que nous allons maintenant passer en revue et
définir succinctement.

§ 2. CARACTÈRES CHIMIQUES. Quelle que soit l'importance des caractères physiques qui servent à distinguer les
minéraux, on ne parvient à les reconnaître d'une manière
certaine et complète qu'en y joignant leur analyse, c'est-
à-dire, en constatant la nature des éléments qui entrent

dans leur composition chimique. Néanmoins, cette analyse, quoiqu'elle exige des connaissances étendues en chimie, n'a pas besoin d'être aussi exacte que s'il s'agissait de connaître les proportions relatives des principes élémentaires du corps examiné. Il suffit le plus souvent de s'assurer de la nature de ces éléments, soit pour confirmer les présomptions tirées des caractères physiques, soit, en s'aidant de ces derniers, pour en déduire les proportions relatives des principes que l'analyse y a découverts. Ainsi, lors même que d'autres caractères n'apprendraient pas la différence qui existe entre le sel marin et le spath fluor, qui tous deux cristallisent en cube, l'analyse nous la ferait bientôt reconnaître; et de même, l'analyse ayant découvert qu'un minéral est formé d'arsenic et de soufre, les caractères physiques suffiraient aussi pour distinguer l'orpiment du réalgar et, par suite, pour connaître les proportions relatives des deux éléments dont ce minéral est formé.

Sans revenir ici sur les données élémentaires et les théories principales de la chimie, nous nous bornerons à indiquer les moyens assez simples auxquels le minéralogiste a ordinairement recours, lorsqu'il veut se rendre compte instantanément de la composition chimique d'un minéral. Il y a deux moyens d'analyse; l'une a lieu par la *voie sèche*, et l'autre par la *voie humide*. La première consiste dans l'emploi du *chalumeau*; la seconde s'exécute à l'aide des *réactifs*.

Essai par la voie sèche. Le chalumeau n'est autre chose qu'un tube de verre ou de métal, courbé à angle droit et renflé en boule vers une de ses extrémités, laquelle est effilée et se termine par une ouverture très-étroite. Quand on veut se servir de l'instrument, l'opérateur place dans sa bouche l'autre extrémité du chalumeau, puis il en dirige la pointe sur la flamme d'une bougie ou d'une lampe, et il souffle fortement. L'air insufflé porte la pointe de la flamme sur le corps soumis à l'expérience. Ce corps, que l'on place tantôt à l'extrémité d'une pince de platine, tantôt sur une feuille légèrement concave du même métal, tantôt sur un morceau de charbon creusé, éprouve alors une très-haute élévation de température, et, selon qu'on emploie le chalumeau seul, ou bien secondé par l'action d'un corps auxiliaire que l'on nomme un *fondant*, on peut obtenir des résultats très-variés.

A. Ceux que l'on peut retirer de l'emploi du chalumeau seul, se réduisent aux trois catégories suivantes : 1° le minéral peut éprouver une simple altération, c'est-à-dire, qu'il peut décrépiter et se fondre, perdre de sa transparence, s'exfolier, s'effleurir, bouillonner légèrement, ce qui annonce le dégagement de quelque gaz; mais tout cela sans perdre de ses caractères importants. 2° Il peut subir la *fusion* : dans ce cas il se couvre à sa surface d'une sorte de *vernis* vitreux, lorsqu'il est incomplétement fusible; s'il se fond tout-à-fait, il peut présenter l'aspect d'un *verre* transparent incolore ou de couleur variée; d'un *émail* ou d'une matière vitreuse opaque, diversement colorée; d'une *fritte* ou d'une *scorie*, si la matière est devenue boursoufflée et poreuse. 3° Enfin, il peut se *volatiliser*, et, dans ce cas, on peut encore reconnaître, à l'odeur et à la couleur, certains gaz qui en seraient le résultat, ou bien les recueillir sur l'appareil pneumatique et les examiner chimiquement.

On peut encore obtenir divers résultats par la manière dont on applique le chalumeau. Si l'on expose un fragment métallique à la pointe du dard de la flamme et au contact de l'air, le métal peut être oxidé. Si, au contraire, on le place dans l'intérieur de la flamme, c'est-à-dire en contact avec l'hydrogène carboné dont elle est formée, il peut y avoir désoxidation, ou ce qu'on nomme *réduction* du métal.

B. Les principales substances employées comme *fondants*, sont le borax, le sous-carbonate de soude, le phosphate de soude et d'ammoniaque, et le nitrate de potasse. Le *borax* est le plus employé. Il forme avec la plupart des oxides métalliques, des verres de différentes nuances qui servent à les reconnaître.

Le sous-carbonate de soude donne souvent lieu à des sels doubles solubles; il forme un verre avec les corps siliceux, et sert à réduire les oxides et les sulfures métalliques. *Le phosphate de soude et d'ammoniaque* peut aussi donner lieu à des sels doubles solubles, à l'aide de sa base fixe, tandis que son acide très-énergique dissout les métaux et même la silice des silicates. Le *nitre* sert à la fois de fondant, et convertit les métaux en oxides, lesquels communiquent aux verres des couleurs caractéristiques.

Essai par la voie humide. Parmi les cinquante-quatre

corps simples que compte aujourd'hui la chimie, il n'en est que treize que l'on trouve parfois à l'état libre dans la nature; ce sont : l'antimoine, l'argent, l'arsenic, le bismuth, le carbone, le cuivre, le fer, le mercure, l'or, le palladium, le platine, le soufre et le tellure. Les caractères distinctifs de ces corps sont tellement tranchés, qu'il n'est pas besoin de recourir à l'analyse pour les reconnaître. D'ailleurs, à l'exception du carbone et du soufre, ces corps étant tous des métaux, il serait facile, en les convertissant en sels, de déterminer leur nature à l'aide des caractères qui sont propres à ces derniers.

Les autres corps simples ne se rencontrent jamais naturellement qu'à l'état de combinaison binaire, ternaire ou quaternaire. Les combinaisons binaires sont les plus nombreuses. Celles que l'on rencontre le plus fréquemment sont : 1° les *oxides*, que l'on réduit en les plaçant sur un charbon, et en les traitant par le chalumeau; ou bien que l'on dissout dans les acides pour en former des sels ; 2° les *sulfures*, qui, traités au chalumeau, dégagent l'odeur d'acide sulfureux, et, par un acide étendu, donnent du gaz acide sulfhydrique, reconnaissable aussi par son odeur ; 3° les *chlorures*, qui sont moins abondants, et qui, traités par l'acide sulfurique, laissent paraître des vapeurs blanches d'acide chlorhydrique. Ceux qui sont solubles donnent, par le nitrate d'argent, un précipité blanc soluble dans l'ammoniaque.

Les combinaisons multiples sont ou des mélanges de deux composés binaires, ou, le plus souvent, des sels. Or,

nous avons dit que les sels étaient le résultat de la combinaison de deux composés binaires, dont l'un, qui est
l'*acide*, représente l'élément électro-négatif; et l'autre,
qui est la *base*, forme l'élément électro-positif. Ce sont ces
deux éléments dont il faut, avant tout, reconnaître la nature.

A. Les genres de sels qui se trouvent le plus communément dans la nature sont : 1°. Les *carbonates*, qui, mis en
contact avec un acide, font effervescence sans émission
de vapeur. Le gaz dégagé, lorsqu'on le recueille, précipite
l'eau de chaux. 2°. Les *chlorhydrates*, qui font également
effervescence avec un acide ; mais ils répandent des vapeurs
blanches qui, recueillies et mises en contact avec le nitrate
d'argent, le précipitent en blanc. Ce précipité, insoluble
dans l'acide nitrique, se dissout dans l'ammoniaque.
3°. Les *sulfates* ; lorsqu'on les traite par l'eau de baryte,
ils donnent lieu à un précipité insoluble dans l'acide nitrique. 4°. Les *nitrates*, qui dégagent des vapeurs rouges de
gaz acide nitreux quand on les met en contact avec de
l'acide sulfurique et du cuivre. 5°. Les *phosphates*, qui, avec
le nitrate d'argent, donnent un précipité jaune soluble
dans l'acide nitrique et l'ammoniaque. 6°. Les *silicates*, sels
insolubles, mais qui, traités par l'acide chlorhydrique et la
chaleur, donnent lieu à une gelée. 7°. Les *borates*, dont on
précipite l'acide borique sous forme de paillettes nacrées,
quand, après les avoir dissous, on les traite par l'acide sulfurique. 8°. Les *arséniates*, qui, projetés sur un charbon
rouge, dégagent des vapeurs blanches à odeur d'ail, et

qui, chauffés dans un tube avec du charbon, laissent volatiliser de l'arsenic métallique. 9°. Les *chromates*, qui précipitent en jaune par les sels de plomb. 10°. Enfin, les *molybdates*, qui, traités par les acides, donnent un précipité blanc d'acide molybdique. Ce dernier genre de sel est très-rare.

Quand on a à reconnaître la nature d'un sel insoluble, il faut d'abord le rendre soluble en le traitant par le carbonate de soude ou par le carbonate d'ammoniaque. Cependant, si c'est la base que l'on cherche à déterminer, il vaut mieux changer l'acide, et, pour cela, il faut le traiter avec du charbon, soit dans un creuset, soit au chalumeau. L'acide perd de son oxigène et change de nature, ainsi que la combinaison ; un sulfate insoluble, par exemple, peut devenir un sulfite ou un sulfure. Dès lors on dissout le nouveau produit dans l'acide chlorhydrique, et l'on obtient un chlorhydrate soluble, dont la base n'a pas changé de nature. Il ne s'agit plus que de la reconnaître par les moyens et à l'aide des caractères suivants :

B. Le premier réactif à employer pour déterminer la base d'un sel, est le sulfhydrate de potasse. Les sels à base de potasse, de soude, d'ammoniaque, de chaux, de baryte et de strontiane, n'en sont pas précipités. Les trois premiers de cette série ne précipitent pas non plus par le sous-carbonate de potasse; mais les sels de *potasse* précipitent en jaune par le chlorhydrate de platine, tandis que ceux de *soude* ne précipitent point par ce réactif; et les sels *ammoniacaux* chauffés, ou triturés avec de la chaux, laissent dégager de l'ammoniaque reconnaissable à son odeur vive et piquante. Quant aux trois autres, on ne les reconnaît bien qu'après les avoir rendus solubles par les moyens indiqués plus haut. Les sels de *chaux* sont ensuite précipités par l'acide oxalique, mais non par l'acide sulfurique très-étendu ; ceux de baryte et de strontiane le sont tous deux par ce dernier acide, mais on les distingue l'un de l'autre, en ce que le précipité de *baryte* est complètement insoluble, tandis que celui de *strontiane* peut se dissoudre dans beaucoup d'eau. D'ailleurs, l'alcool mêlé à la baryte brûle avec une flamme jaune, tandis que mêlé de strontiane, sa flamme prend une couleur rouge.

Les sels qui précipitent par le sulfhydrate de potasse sont ceux à base d'alumine, de magnésie et de tous les métaux autopsides. L'alumine et la magnésie précipitent en blanc toutes deux par ce réactif ; mais quand on précipite un sel d'*alumine* par l'ammoniaque, le précipité se dissout facilement dans la potasse ou dans la soude, et si l'on opère de même sur la *magnésie*, le précipité n'est pas soluble dans un excès des mêmes alcalis.

Le second réactif à employer est l'acide sulfhydrique. Les sels métalliques qu'il précipite sont nombreux et surtout remarquables par la couleur de leurs précipités. Ainsi, le plomb, le mercure, le cuivre et l'argent sont précipités en *noir* ; les sels de zinc neutre en *blanc* ; l'arsenic, les dento-sels d'étain, le cadmium, en *jaune* ; le bismuth, l'or, le platine et les proto-sels d'étain, en *brun* ; enfin, l'antimoine, en *rouge briqueté*.

Les sels que l'acide sulfhydrique ne précipite pas sont

les sels de manganèse, les proto-sels de fer, les sels de zinc acides, et ceux de nickel, de cobalt et d'urane; ils sont néanmoins précipités par les sulfhydrates solubles.

Terminons ces détails par l'indication de quelques réactifs à l'aide desquels on détermine la base des sels métalliques les plus répandus dans la nature. Les sels de *manganèse*, traités par la potasse et la soude, donnent un précipité qui, au contact de l'air, devient jaune, puis brun; le cyanhydrate de potasse y détermine un précipité brun rosé. Les sels de *protoxide de fer* donnent, par les alcalis, un précipité blanc verdâtre soluble dans l'ammoniaque, qui, au contact de l'air, devient vert-foncé, puis jaune. Le cyanhydrate de potasse les précipite en blanc bleuâtre qui ne tarde pas à devenir bleu-foncé. Les sels de *peroxide de fer* précipitent en jaune par les alcalis, en bleu par le cyanhydrate de potasse, et en bleu noirâtre par l'infusion de noix de galle.

Les sels d'*antimoine* précipitent en jaune par l'infusion de noix de galle, en blanc par les alcalis; ce précipité est soluble dans la potasse et la soude. Les mêmes sels neutres précipitent en blanc par l'eau distillée, mais non les sels acides. Lorsqu'on les chauffe dans un tube avec des sous-carbonates de potasse et du charbon on obtient de l'antimoine métallique. Les sels de *cobalt* donnent, par les alcalis, un précipité bleu soluble dans l'ammoniaque, et un précipité rose par les sous-carbonates, phosphates ou arseniates alcalins. Lorsqu'on les traite au chalumeau avec un peu d'alumine, celle-ci prend une teinte bleue. Les sels neutres de *bismuth* précipitent en blanc, par l'eau distillée, par la potasse, la soude et le sous-carbonate d'ammoniaque ; le précipité est soluble dans un excès de ce dernier sel. Les sels de *cuivre* précipitent en *bleu* par les alcalis ; le précipité est soluble dans l'ammoniaque en excès ; le cyanhydrate de potasse les précipite en brun marron, et les arseniates en vert. Les sels de *protoxide de mercure* précipitent en noir par les alcalis, en jaune verdâtre par l'iodure de potassium. Les *deuto-sels* du même métal précipitent en jaune par la potasse et la soude, en blanc par l'ammoniaque, et en rouge vif par l'iodure de potassium. Les sels de mercure, quand on les chauffe avec de la chaux ou de la potasse, laissent sublimer le métal. Les sels d'*argent* précipitent en blanc par les alcalis, par l'acide chlorhydrique et les chlorures solubles ; le précipité est soluble dans l'ammoniaque ; les phosphates solubles les précipitent en jaune.

On conçoit que nous n'avons pu qu'indiquer sommairement les caractères chimiques qui distinguent les minéraux les plus communément répandus dans la nature. C'est à la chimie elle-même à pousser ces sortes de recherches jusqu'à leurs dernières limites. Cette science est donc encore indispensable au minéralogiste : nouveau motif pour le pharmacien d'en poursuivre l'étude avec application et persévérance, et de la regarder comme l'une des bases sur lesquelles repose la généralité des connaissances qui se rapportent à sa profession.

§ 3. GISEMENTS DES MINÉRAUX. La position des minéraux,

la place qu'ils occupent dans le sein de la terre, parmi les autres substances qui les environnent, se nomme leur *gisement*. Tantôt les substances minérales se montrent en *couches* ou en *bancs* situés horizontalement, ou bien inclinés dans différents sens, quelquefois sinueux, continus ou brisés; tantôt on les trouve réunis en *amas*, plus ou moins variables dans leur forme ou leur grosseur, tels que les *rognons*, dont la figure est irrégulière, arrondie, noduleuse; les *nids* et les *noyaux*, qui semblent avoir été moulés dans une cavité quelconque. Les *filons* sont des masses aplaties, en forme de coins, qui paraissent avoir été d'abord fondues, puis s'être infiltrées rapidement dans une fente du terrain au milieu duquel on les rencontre, et qui offre, en général, une composition tout-à-fait différente. Les minérais métalliques se trouvent ordinairement en filons. On nomme *veines* des filons très-petits; cependant, les veines ne diffèrent souvent des couches environnantes que par leur coloration, comme on le voit dans le marbre et les agates. Enfin, on trouve certains minéraux sous forme de grains, de paillettes, de cristaux, disséminés sans aucun ordre au milieu des couches de terrains divers qui composent la croûte extérieure du globe.

Ce n'est, en effet, que les couches superficielles de la terre qu'il nous est possible d'étudier. Les profondeurs auxquelles les travaux des hommes sont parvenus ne sont rien en comparaison de celles où ils ne peuvent pénétrer. Quoi qu'il en soit, on a pu remarquer qu'au-delà des couches extérieures faciles à explorer, on en rencontrait

d'autres dont la nature différait entièrement des premières. Ces couches, ou plutôt ces masses, qui sont les plus
profondes, sont très-épaisses, compactes, en quelque
sorte cristallines, et toutes composées de silicates insolubles. On observe surtout qu'elles ne contiennent aucun
débris de matières organisées, végétales ou animales : ce
qui porte naturellemment à conclure que leur existence
est antérieure à celle des êtres qui composent le règne
organique. Aussi les a-t-on désignées sous le nom de
terrains primitifs.

Les couches qui sont superposées aux terrains primitifs
et qui arrivent jusqu'à la surface de la terre sont très-variées dans leur épaisseur, dans leur composition et dans
leur disposition relative. Elles sont formées de bancs alternatifs de substances tantôt homogènes, tantôt mélan-
gées. Elles contiennent généralement des cailloux roulés,
des fragments de roche, du sable, et des débris de matières
organiques ; c'est à ces couches que l'on donne le nom de
terrains secondaires. Les matières que renferme cette seconde sorte de terrain ne laissent aucun doute sur leur
origine et le mode de leur formation. Les cailloux roulés,
le sable, les débris de coquillages, annoncent assez qu'ils
sont le résultat de l'action des eaux, qui les ont déposés
sous la forme de sédiment.

Cependant, parmi les couches qui composent les terrains secondaires, on peut encore établir de grandes divisions fondées sur des caractères généraux faciles à distinguer. Ainsi, immédiatement au-dessus des terrains primitifs,

18

les plus profondément situés dans la masse du globe, formés de substances insolubles et qui ne contiennent aucun débris d'êtres organisés, on trouve généralement des couches de roche primitive brisées et mêlées à du sable, à des lits de terrain secondaire, et contenant quelques débris d'animaux marins, invertébrés, crustacés ou mollusques, dont les espèces sont perdues. On leur a donné le nom de *terrains intermédiaires ou de transition*, parce que leur existence paraît être postérieure à celle des terrains primitifs, mais antérieure à celle des terrains secondaires proprement dits, qui forment le second ordre de cette série. Ceux-ci ont pour caractère spécial d'être composés presque uniquement de grès et de calcaire, et de renfermer des débris fossiles de végétaux et d'animaux, surtout de poissons, de reptiles, et quelquefois d'oiseaux.

Après eux, se montrent les *terrains tertiaires*, superposés à la craie qui forme la dernière couche des terrains secondaires. C'est au milieu d'eux que l'on rencontre les lignites ou bois carbonisés, les pyrites, la pierre à plâtre, des débris de mammifères et des grands animaux perdus. Enfin, immédiatement au-dessous de l'*humus* ou terre végétale, placé à la surface du sol, on trouve une dernière couche de terrains d'une origine plus récente que les autres, qui paraissent être le résultat de la décomposition des roches détachées des montagnes, entraînées par les eaux, et auxquelles sont mêlés du sable, de la marne, de la tourbe et du tuf; on les nomme *terrains de transport* ou *diluviens*.

On peut ainsi distinguer, dans les couches extérieures du globe, cinq divisions principales ou *périodes*, savoir : 1° les terrains primitifs; 2° les terrains intermédiaires; 3° les terrains secondaires; 4° les terrains tertiaires; 5° les terrains de transport ou diluviens.

Avant d'énumérer les principales substances qui composent les différentes classes de terrains, disons un mot des masses minérales les plus généralement répandues, qui composent la majeure partie de ces diverses couches, et que l'on rencontre à la fois dans plusieurs sortes de terrains. Ces espèces générales sont : 1° la *silice* ou les *silicates*, qui, plus ou moins purs, ou seulement mêlés à quelques oxides qui les colorent diversement, composent le quartz ou cristal de roche, l'agate, la cornaline, le silex ou pierre à fusil, le quartz résinite, l'opale et une foule d'autres matières généralement dures, infusibles au chalumeau, faisant feu par le choc du briquet, pouvant rayer le verre sans en être rayé; 2° le *feldspath*, qui comprend l'orthose et l'albite; ce sont des trisilicates d'alumine et de potasse ou de soude, en masses lamellaires ou grenues, blanchâtres ou rosées, fusibles au chalumeau, faisant partie du granit. Le *kaolin* est un feldspath décomposé naturellement, qui contient moins de potasse et plus d'alumine; 3° le *mica*, silicate à base de potasse, d'alumine, de manganèse et d'oxide de fer, en lames transparentes, flexibles, de couleur variée, facile à séparer en feuillets extrêmement minces. Il se raye facilement par l'ongle et se fond au chalumeau. Le *talc* est un silicate de magnésie,

encore moins dur que le mica, avec lequel il a beaucoup
d'analogie ; 4° la *serpentine*, compacte, écailleuse, de
couleur verte foncée, infusible au chalumeau, est un silicate de magnésie hydratée ; 5° l'*amphibole*, qui comprend
la trémolite ou grammatite, l'actinote et la hornblende,
silicates de chaux, de magnésie et de protoxide de fer ; la
première en cristaux prismatiques, allongés, ou en masse
fibreuse, soyeuse, blanche, comme l'amiante qui est de
la même espèce ; la deuxième, verte, translucide, en aiguilles rayonnées ; la troisième, d'un vert noirâtre, compacte,
à cassure écailleuse ; 6° le *diallage*, en masses brillantes,
laminaires, tendres, composition analogue aux précéden -
tes ; ainsi que, 7°, l'*augite*, qui se présente sous forme
de cristaux noirâtres : silicate de magnésie, de chaux,
de protoxide de fer et de manganèse ; 8° le *calcaire* ou
pierre à chaux, de forme extrêmement variée, tantôt
cristallisé comme le spath d'Islande et ses nombreuses
variétés, tantôt amorphe comme le marbre, la craie, les
calcaires colithique, compacte, grossier, siliceux, argileux, etc.; 9° le *gypse* ou pierre à plâtre, sulfate de chaux
hydratée, facile à détacher par lames minces, transparentes, qui blanchissent lorsqu'on les chauffe, en perdant
leur eau de cristallisation ; jaunâtre, cristallisé ou amorphe. L'*albâtre* en est une variété.

1re *Période.* Les masses minérales qui composent les
terrains primitifs sont, en général, très-dures, et portent le
nom de *roches.* Les principales sont : 1° le *granit*, roche en
grains plus ou moins gros, composée de quartz, de feld-

spath et de mica; tantôt blanchâtre, tantôt gris, à points noirs, blancs, gris ou roses. Le granit forme les assises les plus profondes du globe, et paraît servir de base aux autres roches des terrains primitifs; 2° le *protogyne*, roche très-analogue au granit, mais dans laquelle le mica est remplacé par du talc; le feldspath en forme la base principale; on le nomme aussi granit vert ou alpin; 3° le *gneiss*, qui ne diffère des précédents qu'en ce qu'il est formé de lames ou de feuillets; 4° le *leptinite*, sorte de gneiss, ou de granit schisteux dans lequel on ne trouve pas de quartz; 5° le *pegmatite*, ou granit graphique, dans lequel le mica manque; 6° le *micaschiste*, autre granit schisteux sans feldspath, dans lequel le mica domine, en paillettes ou en feuillets; 7° le *schiste argileux*, formé de paillettes de mica en feuillets; on n'y retrouve plus de quartz; 8° la *siénite*, roche granulaire grise, verdâtre, composée de feldspath et d'actinote; 9° enfin, le *diorite*, qui diffère de la siénite en ce que sa structure est compacte et non granulaire, mais dont la composition est la même.

Tel est à peu près l'ordre dans lequel on retrouve le plus souvent ces différentes roches superposées les unes aux autres, quelquefois plus ou moins entremêlées. Néanmoins, on reconnaît en général dans les terrains primitifs quatre couches assez distinctes : la première, de *granit massif*; la seconde, de *gneiss*, qui contient aussi du granit, du leptinite et du quartz grenu; la troisième, de *micaschiste* ; la quatrième, de *schistes talqueux et argileux*, dans

laquelle on trouve aussi du protogyne, du quartz et du calcaire grenu. C'est ordinairement du sein des terrains primitifs que s'échappent les eaux thermales, et c'est au milieu
d'eux que l'on trouve les mines métalliques les plus riches.

2ᵉ *Période.* Les *terrains de transition*, qui se montrent
au-dessus des roches primitives, se composent de couches stratifiées de roche en décomposition, mêlées de grès
et de sable, parmi lesquelles on remarque des débris d'a-
nimaux et de végétaux d'une organisation assez simple.
C'est au milieu de ces couches que se trouvent ordinairement les dépôts de houille, et un grand nombre de filons
métalliques. Indépendamment du granit, de la siénite, et
du calcaire, on y trouve aussi : 1° des *phyllades*, roches
schisteuses, d'un gris noirâtre comme l'ardoise, en feuillets analogues à ceux des schistes argileux ou talqueux,
mais qui en diffèrent en ce que leur cassure est mate,
tandis que celle des schistes est brillante ; 2° un *grès* particulier nommé *grauwacke*, composé de grains de quartz,
de phyllade et de mica.

3ᵉ *Période.* Nous avons dit que les *terrains secondaires*
étaient remarquables par les deux grandes formations dont
ils se composaient : le grès et la craie. Le *grès*, d'abord rouge
et bigarré, se montre bientôt mélangé de débris de roche,
de sable, et plus tard de dépôts calcaires. Ceux-ci deviennent de plus en plus abondants, et finissent par former
des assises ou des couches horizontales, parallèles dans les
plaines, plus ou moins inclinées près des montagnes, ce
qui donne lieu de penser que cette direction est le résul-

lat de soulèvements intérieurs. Les fossiles que ces couches renferment, quoique plus nombreux que dans les terrains inférieurs, ne se composent encore que d'animaux vertébrés à sang froid, de mollusques, de poissons ou de reptiles, et de végétaux cryptogames ou monocotylédones. Ces terrains peuvent aussi se diviser en trois séries. La première est celle qui renferme les dépôts de houille, mêlés de grès quartzeux, *houiller*, et de calcaires compactes. La seconde est formée aussi de grès et de calcaires, mais ils sont mélangés de marnes schisteuses, compactes et nuancées. Quant aux calcaires de cette période, on les divise en deux sections : le *lias* ou calcaire alpin, gris noirâtre veiné de blanc, au milieu duquel on remarque les empreintes des coquillages fossiles connus sous le nom de gryphée arquée et de bélemnite ; le *calcaire jurassique*, qui contient beaucoup d'oolithes, et, parmi les fossiles, beaucoup de reptiles et de poissons. La troisième série de ces terrains contient la *craie*, qui, de grisâtre, mélangée de grès et de sable, devient terreuse, compacte, puis blanche, et contient quelques fossiles de mollusques, de poissons et de zoophytes.

4ᵉ *Période*. Les *terrains tertiaires* qui composent cette quatrième période commencent au-dessus de la craie, et contiennent des débris fossiles d'animaux vertébrés à sang chaud, comme des oiseaux et des mammifères, ainsi que des plantes dicotylédones. Ce qu'ils offrent peut-être de plus remarquable, c'est que les couches dont ils sont composés paraissent avoir été formées alternativement par des dépôts marins et des dépôts d'eau douce; en sorte que l'on trouve successivement dans ces couches alternatives et horizontales, tantôt des débris de baleines, de dauphins et de phoques, tantôt des coquilles fluviatiles, tantôt, enfin, des mammifères terrestres, et les énormes fossiles de paléothérium, de mammouth, d'éléphants et d'ours, différents des espèces actuelles. Ces terrains sont, en général, formés de calcaire grossier, siliceux, mélangé de grès, de marne et de gypse. C'est dans la couche inférieure que l'on trouve la pierre à bâtir connue sous le nom de calcaire à *cérites*, sorte de coquillage dont il est partout empreint.

5e *Période.* Le sable, les cailloux roulés, les graviers, et les blocs *erratiques*, dont se compose la dernière couche, appartiennent aux *terrains diluviens.* Il est facile de voir que ces débris, au milieu desquels se remarquent des fossiles appartenant aux espèces vivantes, végétales ou animales, sont le résultat d'une formation beaucoup plus récente, et dont les circonstances qui les entourent peuvent expliquer l'origine. Tantôt, ce sont les dépôts d'un torrent ou d'un fleuve qui se sont retirés depuis; tantôt les débris d'une montagne dont il s'est détaché des fragments, que l'action des éléments ou la main de l'homme ont agités et bouleversés de diverses manières. Ces couches ne sont recouvertes que par l'*humus*, ou terre végétale, et quelquefois par des tourbières situées immédiatement au-dessous de l'humus.

Telles sont les divisions principales que l'on peut établir entre les couches extérieures du globe que nous habitons.

Mais il arrive bien rarement que, dans une même localité, on les observe toutes à la fois et dans l'ordre que nous venons d'indiquer. Le plus souvent on ne remarque que deux ou trois couches ; d'autres fois le terrain primitif se montre tout-à-fait à la surface ; mais quand plusieurs couches existent, l'ordre naturel des terrains n'est presque jamais interverti. On ne trouve nulle part, par exemple, des terrains de la deuxième période superposés à ceux de la quatrième, à moins que cette disposition ne soit le résultat de quelque grand bouleversement que, d'ailleurs, on peut toujours reconnaître à ses autres effets. Quant à la situation horizontale ou inclinée des couches, nous avons dit qu'en se rapprochant des montagnes, l'inclinaison devenait de plus en plus marquée, et nous avons attribué cette circonstance aux soulèvements intérieurs qui avaient donné naissance à la montagne elle-même. Cette disposition se présente quelquefois de telle manière que les couches, devenues presque verticales, se trouvent placées à la suite les unes des autres dans le sens horizontal. Ces observations ont récemment servi de base à un système ingénieux à l'aide duquel on détermine, en quelque sorte, l'époque des grands bouleversements auxquels certaines contrées ont été soumises. Le redressement, comme on l'a observé, n'atteint pas toutes les couches de terrains ; il en est qui sont horizontales et qui recouvrent d'autres couches inclinées. On en conclut que ces dernières se sont formées depuis le redressement des autres ; par conséquent, les couches dressées sont antérieures au redressement, tandis que

les couches horizontales lui sont postérieures; en sorte
que la limite entre la dernière couche redressée et la première couche horizontale peut servir à déterminer l'âge
relatif des diverses montagnes, attendu que cette limite
se montre constante entre toutes les montagnes contemporaines.

Des volcans. Ces soulèvements intérieurs, auxquels on
attribue la formation de la plupart des montagnes, ont
eu évidemment pour cause des phénomènes analogues à
ceux qui, de nos jours, se présentent encore à notre observation, et que l'on nomme phénomènes volcaniques.
Les *volcans* sont des montagnes de forme plus ou moins
conique, dont le sommet tronqué présente une cavité
énorme que l'on nomme *cratère*, et d'où s'échappent continuellement, ou par intervalles, de la fumée, des vapeurs
sulfureuses et des substances en ignition. Quelques volcans
sont encore aujourd'hui en activité, mais un grand nombre
d'autres sont éteints. On appelle *éruptions*, les époques
communément intermittentes pendant lesquelles les cra-
tères des volcans vomissent des matières enflammées. Ce
phénomène est précédé par l'émission de tourbillons noirâtres de cendre et de fumée; il s'accompagne de détona-
tions intérieures et de violentes secousses qui ébranlent le
terrain environnant jusqu'à une grande distance. Les
matières inflammables qui sont contenues dans l'abîme,
bouillonnent, s'élèvent jusqu'au sommet, surmontent les
bords du cratère, et finissent par se répandre en torrents
de feu sur les flancs de la montagne. Elles s'y refroidissent

et ne tardent pas à acquérir une grande dureté : ce sont
des scories et des pierres ponces, plus ou moins poreuses
ou compactes, des cendres, du soufre et des laves.

Les volcans éteints que l'on rencontre sur un grand
nombre de points, dans presque toutes les contrées de la
terre, sont reconnaissables non-seulement à la forme des
montagnes, mais aussi aux terrains qui les environnent, et
qui ordinairement sont formés de deux espèces de produits
volcaniques : les Trachytes et les Basaltes.

Les *Trachytes* ont une structure poreuse et porphyroïde;
elle sont composées de feldspath, de mica et d'amphibole;
par conséquent, ce sont des silicates mêlés à quelques oxides
métalliques. Leur couleur est très-variée, grise, brune,
verte ou rougeâtre. Les *Basaltes* sont des roches aussi d'origine ignée, dans lesquelles domine le pyroxène. Leur structure est compacte, leur couleur d'un brun noirâtre; elles
sont presque toujours superposées aux trachytes. Quant
aux *Laves*, qui sont le produit des volcans encore en ignition, elles se rapprochent, par leur composition comme
par leur forme, tantôt des basaltes, tantôt des trachytes, et
paraissent être le résultat des mêmes matières soumises de
nouveau à l'ignition dans l'intérieur des volcans.

Géologie. Les données qui précèdent nous amènent naturellement à dire quelques mots de la théorie aujourd'hui
généralement adoptée, relativement à l'histoire de la terre
et aux principales époques de sa formation.

Parmi les différentes hypothèses imaginées par un grand
nombre de philosophes et de naturalistes, la théorie la

plus probable est celle qui résulte des suppositions qui
ont été émises par Descartes, Buffon et Laplace, auxquelles
sont venues se joindre les nombreuses observations de
Werner, de Saussure, de Cuvier, de MM. de Buch et de
Humboldt.

Quelle que soit la première origine de notre globe et
du système planétaire qui l'environne, on ne saurait douter
que la masse, ou tout au moins la surface extérieure de la
terre, avant d'arriver à l'état qui la caractérise actuelle-
ment, n'ait subi des modifications nombreuses et successives. Sa forme, qui est celle d'un sphéroïde aplati vers les
pôles, indique assez que son noyau a dû être primitivement liquide, ou du moins d'une consistance fluide. Or, les
matières dont ce noyau est composé n'ont pu être liqué-
fiées que par la chaleur ; il a donc commencé par être in-
candescent ; mais cet état d'incandescence du globe a dû
s'affaiblir progressivement, par suite de son mouvement
de rotation dans l'espace. C'est la partie extérieure qui a
dû se refroidir et se consolider la première ; aussi cette
incandescence a-t-elle diminué graduellement à la surface
et s'est-elle repliée vers le centre, qui paraît avoir conservé
une chaleur considérable, si l'on en juge à la fois par la
température intérieure qui s'élève constamment à mesure
que l'on descend dans les entrailles de la terre, par la chaleur des eaux thermales, enfin, par les volcans qui semblent être les issues naturelles que le foyer central s'est
ouvertes à la périphérie. Au moyen de cette hypothèse,
on peut déjà expliquer la formation des filons métalliques,

en supposant que les métaux, d'abord volatilisés à l'aide
d'un degré de chaleur que nous ne saurions produire, se
seraient condensés en se refroidissant, et se seraient infiltrés
dans les crevasses des terrains en partie solidifiés. La création des montagnes peut être le résultat de soulèvements
intérieurs, produits par le bouillonnement des matières qui
tendaient à se volatiliser. Enfin, l'on conçoit que la chaleur
excessive, ainsi que l'aridité de ces matériaux primitifs,
ont dû s'opposer long-temps au développement et à l'existence des êtres organisés, au milieu de pareils éléments.

Mais à mesure que l'enveloppe du globe se refroidissait,
les substances d'abord volatilisées, et qui formaient autour
de lui une immense atmosphère, ont dû se condenser et
tomber à la surface de la terre. Les plus lourdes se sont
enfoncées profondément, d'autres sont restées dans les
couches supérieures; enfin, l'eau elle-même a pu se condenser à son tour, se répandre à la surface, et, suivant les
pentes et les dispositions des terrains, se réunir dans les
points les plus bas, pour former les mers, les fleuves, les
rivières et les lacs. Dès ce moment a dû commencer l'apparition des êtres organisés, du moins dans les points recouverts ou traversés par les eaux. Mais avant que celles-ci eussent pris leur niveau définitif, et en se précipitant
dans les parties les plus déclives, elles ont dû entraîner
avec elles les terrains meubles qu'elles sillonnaient, ainsi
que les débris des végétaux et des animaux élémentaires
qui s'y étaient développés, et les déposer pêle-mêle, sous
forme de sédiments, dans les lieux où elles séjournaient.

Cependant, l'action de l'air et des eaux avait déjà altéré la couche extérieure des terrains primitifs, tandis que l'incandescence intérieure, forçant les gaz et les vapeurs à s'ouvrir un passage à travers la croûte du globe solidifiée, la soulevait dans quelques points pour former les chaînes de montagnes et les volcans, projetait les métaux fondus dans les fentes et les crevasses de cette enveloppe, sous la forme de filons, et donnait naissance aux terrains intermédiaires, où l'on trouve à la fois des fragments de roche, du sable, des cailloux roulés par les eaux, ainsi que les débris de quelques êtres d'une organisation très-simple, dont les espèces ou les analogues n'existent plus.

A une époque plus avancée, les couches supérieures de la terre, plus profondément altérées par l'influence des agents extérieurs, ont dû produire les terrains secondaires; mais le nombre des matériaux élémentaires déjà fort accru, plus diversifié, permettait à des êtres d'une organisation plus compliquée de s'y développer et d'y vivre. Aussi remarque-t-on dans les couches de cette troisième période, les débris ou les empreintes de mollusques, de coquillages, ou d'autres animaux invertébrés, qui eux-mêmes ont disparu pour faire place à des espèces d'une organisation plus parfaite, et dont les fossiles se retrouvent dans les assises des terrains qui leur sont superposés.

C'est ainsi que chacune des grandes couches qui enveloppent le noyau du globe présente les traces des révolutions auxquelles la terre a été soumise, et les vestiges des êtres organisés qui l'ont peuplée successivement. Après les animaux invertébrés, contemporains des couches inférieures des terrains secondaires, apparaissent, dans les assises supérieures, les poissons, les reptiles et les quadrupèdes ovipares. Puis, avec les terrains tertiaires se montrent les quadrupèdes vivipares, les mammifères marins ou amphibies. Bientôt, dans les bancs supérieurs de la même période, se trouvent les premiers fossiles des grands animaux terrestres, lesquels deviennent de plus en plus fréquents et se rapprochent davantage des espèces existantes, à mesure que l'on remonte plus haut, dans les couches des terrains de transport ou d'alluvions.

Plusieurs remarques importantes accompagnent la série des faits et des observations que nous venons de rapporter. La première, c'est que les ossements fossiles et les débris végétaux que l'on trouve dans le sein de la terre, parmi les terrains des premières périodes, sont d'une forme et de proportions plus grandes que celles des mêmes espèces encore existantes; probablement parce qu'alors l'atmosphère, plus humide et plus chaude, et le sein de la terre plus brûlant et encore vierge, ont dû donner à la végétation et au développement des animaux une activité d'autant plus grande. Secondement, un grand nombre d'espèces fossiles que l'on trouve dans les contrées septentrionales, comme les éléphants, les rhinocéros, les hippopotames et d'autres, n'existent aujourd'hui que dans les régions les plus chaudes du globe; ce qui peut faire croire, soit à une révolution totale dans la position de la terre relativement au soleil, soit à un énorme changement dans sa propre température. Mais le fait le plus étonnant, peut être, c'est que jusqu'ici on n'a trouvé nulle part, dans les entrailles de la terre, des ossements fossiles appartenant à l'espèce humaine. On peut en conclure que l'apparition de l'homme sur la terre est postérieure aux grands bouleversements qu'elle a subis, et même à la création de tous les animaux dont les débris fossiles se retrouvent dans les différentes couches de terrains dont le globe est enveloppé.

§ 4. CLASSIFICATIONS MINÉRALOGIQUES. Parmi les végétaux et les animaux, on nomme *individu* tout être que l'on ne peut diviser sans qu'il se trouve détruit en totalité ou en partie. Il ne saurait en être de même parmi les minéraux, dont toutes les parties sont semblables entre elles, et qui peuvent être divisés sans changer de nature. Néanmoins, il serait possible de faire aux minéraux l'application de cette dénomination primordiale; mais il faudrait remonter, pour cela, jusqu'à l'atome ou molécule constituante. L'atome, en effet, présente nécessairement une identité de composition et de forme à laquelle on ne peut refuser le nom d'*individu*, dans une acception tout-à-fait semblable à celle qui s'applique aux êtres du règne organique. Dans l'impossibilité de recourir aux atomes dont la petitesse échapperait à nos sens, on est convenu de donner le nom d'*individu* minéralogique à toute aggrégation de molécules identiques, quels que soient la forme ou le volume sous lesquels elle se présente; par conséquent, tout corps simple ou élémentaire, de quelque masse qu'il soit, peut être considéré comme un individu minéral. En prenant cette définition pour point de départ, l'*espèce* sera une collection de corps identiques par la nature et la proportion des éléments qui les composent, quelle que soit la forme sous laquelle ils se présentent. Ainsi, tous les minéraux qui seront composés de chaux et d'acide carbonique formeront une *espèce* minérale, sous le nom de chaux carbonatée. Mais comme cette espèce renferme un nombre considérable de substances différentes entre elles par les caractères extérieurs, on fera de chacune de ces substances une *variété* de l'espèce, comme la craie, le marbre blanc, le spath calcaire et autres. Les *variétés* minéralogiques seront donc les subdivisions de l'espèce, fondées sur la différence des caractères extérieurs.

En partant de ces données, on a, dans la plupart des classifications, réuni les individus pour former des espèces et les espèces pour composer des *genres*; puis, en remontant à des considérations plus générales, on a créé des *ordres*, des *classes*, et, enfin, des *familles*. La science des minéraux a donné naissance à un grand nombre de classifications. Les unes sont fondées uniquement sur leurs caractères extérieurs, comme celles de Cronstedt et de Brunner; d'autres, comme celles de Werner et de Hausmann, considèrent à la fois les caractères extérieurs et la composition chimique. Celles de Haüy, de MM. Berzélius et Brongniart sont fondées exclusivement sur la composition chimique; enfin, il en est d'autres, comme celles de Mohs et de Bresdorf, qui reposent sur la considération des formes cristallines. Parmi toutes ces classifications, nous nous arrêterons seulement à quelques-unes des plus récentes, surtout à celles qui paraissent réunir les meilleures conditions, et que l'on doit, l'une au savant Haüy, et les autres à MM. Berzélius et Beudant.

Haüy. La classification de Haüy est fondée spécialement sur la composition chimique. Publiée d'abord en 1803, avant les découvertes brillantes qui ont donné à la chimie une face toute nouvelle, elle fut modifiée par l'auteur, en 1822. Toutes les substances minérales y sont partagées en quatre grandes classes. La première renferme les *acides* que l'on trouve *libres* dans la nature. La deuxième et la troisième classes comprennent tous les *métaux*. Les uns, qu'il nomme *hétéropsides*, ne se présentent jamais sous la forme et avec l'éclat particulier qui caractérisent les métaux proprement dits; ils sont divisés en huit genres et forment la deuxième classe. Les autres métaux, qu'il appelle *autopsides* parce qu'ils se présentent avec des caractères extérieurs très-prononcés, forment la troisième classe, et sont divisés en trois ordres, selon qu'ils possèdent la propriété d'être oxidables ou réductibles avec ou sans intermédiaire. La quatrième classe renferme les *substances combustibles non métalliques*, comme le soufre, le diamant, l'anthracite. Enfin, dans un appendice, il place les *substances phytogènes*, c'est-à-dire, celles qui sont d'origine végétale, comme les bitumes, la houille, le jayet, etc.

Chaque classe est partagée en un certain nombre d'ordres, et chaque ordre renferme plusieurs genres fondés sur la nature de la base. Quant aux espèces, elles sont distinguées par la nature de l'acide, et chacune d'elles est divisée en variétés d'après leurs caractères extérieurs. Cette disposition du règne minéral est figurée dans le tableau suivant.

Classification minéralogique de HAUY.

1re Classe : ACIDES LIBRES.

2e Classe : MÉTAUX HÉTÉROPSIDES.

      Divisés en huit genres, d'après la nature des bases.

3e Classe : MÉTAUX AUTOPSIDES.

      1er *Ordre :* Non oxidables immédiatement, si ce n'est à un feu très-violent ; réductibles immédiatement.

      2e *Ordre :* Oxidables et réductibles immédiatement.

      3e *Ordre :* Oxidables, mais non réductibles immédiatement.

      A. Sensiblement ductiles.

      B. Non ductiles.

4e Classe : SUBSTANCES COMBUSTIBLES NON MÉTALLIQUES.

      Divisées en quatre espèces : soufre, diamant, anthracite, mellite.

Appendice : SUBSTANCES PHYTOGÈNES.

M. BERZÉLIUS. Le système minéralogique de M. Berzélius est fondé non-seulement sur la composition chimique des

minéraux, mais encore les espèces y sont rangées dans l'or
dre de leur propriété électro-chimique relative. Toutes les
substances minérales sont partagées en deux grandes classes. La première, qui est la plus étendue, comprend tous les
minéraux d'origine inorganique, c'est-à-dire les corps
simples élémentaires, ainsi que les corps composés dans
lesquels les atomes du premier ordre ne contiennent que
deux éléments. La seconde renferme les substances fossiles d'origine organique, par conséquent celles dans
lesquelles les molécules composées du premier ordre
contiennent plus de deux éléments. La première classe
comprend dix-huit familles disposées de manière que la
première est la plus positive, et la dernière la plus négative.
Quelques-unes ne renferment qu'une ou deux espèces;
d'autres en comprennent un grand nombre, et à l'oxigène
sont réunis tous les minéraux oxidés. Le tableau que nous
allons donner de cette classification est tracé d'après celui
que l'auteur a publié en 1825.

*Classification minéralogique d'après l'élément le plus
électro-négatif, par M. BERZÉLIUS.*

1re CLASSE : Minéraux composés à la manière des substances
    inorganiques.
  1re Famille : FER.
    Fer météorique.
  2e Famille : CUIVRE.
    Cuivre natif.
  3e Famille : BISMUTH.

Bismuth natif.

4ᵉ Famille : ARGENT.

Argent natif.

5ᵉ Famille : MERCURE.

Mercure natif.

6ᵉ Famille : PALLADIUM.

Palladium natif.

7ᵉ Famille : PLATINE.

Platine natif.

8ᵉ Famille : OSMIUM.

Osmiure d'iridum.

9ᵉ Famille : OR.

Or natif.

Or argentifère.

10ᵉ Famille : TELLURE.

Tellure natif.

Tellurures.

11ᵉ Famille : ANTIMOINE.

Antimoine natif.

Argent antimonial.

12ᵉ Famille : ARSENIC.

Arsenic natif.

Arséniures.

13ᵉ Famille : CARBONE.

Diamant.

Houille.

Anthracite.

Carbures.

14ᵉ Famille : AZOTE.

Gaz azote.

15ᵉ Famille : SÉLÉNIUM.

  Séléniures.

16ᵉ Famille : SOUFRE.

  Soufre natif.

  Sulfures.

  Sulfo-arséniures.

17ᵉ Famille : OXIGÈNE.

  Gaz oxigène.

  Oxides.

  Aluminates.

  Silicates.

  Silicio-aluminates.

  Oxide de titane.

  Titanates.

  Silicio-titanates.

  Tantalates.

  Acides et toutes leurs combinaisons.

18ᵉ Famille : CHLORE.

  Chlorures.

2ᵉ CLASSE : Minéraux composés comme les substances orga-
    niques dont ils paraissent tirer leur origine.

  A. Substances organiques peu changées :

    Terreau,

    Tourbe,

    Lignite,

    Dusodyle.

  B. Résines fossiles :

    Ambre jaune,

    Rétinasphalte,

    Bitume élastique.

C. Huiles fossiles :

    Naphte,

    Pétrole.

D. Bitumes :

    Bitume,

    Asphalte.

E. Houilles :

    Houilles de plusieurs variétés.

F. Sels :

    Mellite,

    Fer oxalaté.

M. Beudant. Dans la plupart des classifications minéralogiques, on fonde le caractère des familles et des genres sur le corps qui, dans le composé, joue le rôle de base, d'élément électro-positif, et que les minéralogistes ont longtemps appelé principe minéralisable. M. Beudant, au contraire, a cherché ce caractère primordial dans le corps électro-négatif, que l'on nomme encore aujourd'hui principe minéralisateur. On ne saurait, en effet, douter du rôle important que ces corps jouent dans les combinaisons. Comme l'a montré M. Mitscherlich, dans les composés qui ont un même élément électro-négatif ou un même acide, les formes cristallines sont presque constamment les mêmes, et, en général, les minéraux ainsi groupés se rapprochent davantage les uns des autres par l'ensemble de leurs caractères. Ainsi les carbonates, les nitrates, les sulfates, ont entre eux une très-grande analogie de forme, de structure, d'aspect général et cristallographique; chacun de ces groupes a donc formé un *genre*. Pour composer une famille, M. Beudant a réuni les genres qui avaient un élément chimique commun et qui présentaient entre eux une véritable analogie : par exemple, il a réuni le soufre, les sulfures, l'acide sulfureux, les sulfites, l'acide sulfurique et les sulfates, pour en former une famille à laquelle il a donné le nom de *Sulfides*. Le carbone, les carbures, l'acide carbonique et les carbonates composent, de la même manière, la famille des *Carbonides*. Ce système de classification a, comme on le voit, l'avantage de se rapporter à la fois à la meilleure classification chimique et à la division méthodique adoptée dans les autres branches de l'histoire naturelle.

Le nombre des familles dont se compose ce nouveau système s'élève à 35. Elle sont divisées en trois groupes. Le premier renferme les substances minérales dans lesquelles le type de la famille est ordinairement gazeux, ou bien peut donner naissance à un gaz permanent en se combinant à l'oxigène, à l'hydrogène, ou au fluor; on les nomme *Gazolytes*. Le deuxième comprend les familles dont les types ne donnent jamais lieu à des gaz permanents, et qui, avec les acides, ne forment que des combinaisons incolores, ce sont les *Leucolytes*. Le troisième réunit les familles dont les types ne forment jamais de gaz permanents, mais qui, dissous dans les acides, donnent naissance à des solutions colorées : on les nomme *Chroïkolytes*. Voici le tableau des familles dont se compose cette classification.

Classification minéralogique de M. BEUDANT.

1°. GAZOLYTES.

Familles.

1re Silicides.
2e Borides.
3e Anthracides.
4e Hydrogénides.
5e Sulfúrides.
6e Phtorides.
7e Chlorides.

Familles.

8e Iodides.
9e Osmides.
10e Sélénides.
11e Tellurides.
12e Phosphorides.
13e Arsénides.

2°. LEUCOLYTES.

14e Antimonides.
15e Stannides.
16e Zincides.
17e Bismuthides.
18e Hydrargyrides.

19e Argyrides.
20e Plombides.
21e Aluminides.
22e Magnésides.

3°. CHROÏKOLYTES.

23e Manganides.
24e Sidérides.
25e Cobaltides.
26e Cuprides.
27e Uranides.
28e Palladides
29e Platinides.

30e Aurides.
31e Chromides.
32e Molybdides.
33e Tungstides.
34e Titanides.
35e Tantalides.

C'est dans les ouvrages mêmes de MM. Haüy, Berzélius, Brongniart, Beudant et autres, que les élèves doivent chercher la description des espèces minéralogiques qui se rapportent aux classifications respectives de chacun de ces naturalistes. Qu'il me suffise, en terminant ce chapitre, de leur répéter que la minéralogie n'est pas plus que la botanique, ni toute autre branche de l'histoire naturelle, une science de nomenclature et qui puisse s'apprendre d'une manière complète par la lecture des ouvrages ou les leçons orales d'un professeur. Il faut, avant tout, voir, examiner, recueillir soi-même une grande quantité de minéraux. Il faut s'accoutumer à les reconnaître à leur aspect et à l'ensemble de leurs caractères apparents ou physiques, attendu que les moyens de recherches chimiques ne sont pas toujours à portée, et qu'ils altèrent plus ou moins les substances qui sont soumises à leur action. L'immense quantité de matériaux que le règne inorganique fournit à l'art médical, leur importance comme sujets chimiques, l'intérêt de leur étude sous le rapport de l'histoire naturelle, des arts et de l'industrie, doivent faire comprendre aux jeunes gens la nécessité de s'y livrer avec application, et de la regarder comme la base et le point de départ de toutes les sciences qui ont pour objet l'histoire des corps naturels et l'étude des phénomènes auxquels ils donnent lieu.

CHAPITRE III.

Notions élémentaires de Botanique.

> .... Quam certè non defuisse nobis doce-
> bimus (natura), et invisis quoque herbis in-
> seruisse remedia.
>
> (PLIN. SECUND., liv. XXII, ch. VII.)

GÉNÉRALITÉS. La connaissance des êtres qui composent le règne végétal est l'objet de la BOTANIQUE. Cette science extrêmement vaste se divise en plusieurs parties. La première, à laquelle on donne le nom de *Botanique proprement dite*, a pour objet spécial de reconnaître et désigner un végétal quelconque par la considération de ses caractères ou organes. La deuxième, qui est la *Physique végétale*, s'occupe de la structure intime des organes, de leurs fonctions, des phénomènes relatifs à la vie végétale. Elle comprend l'*Organographie*, la *Physiologie* et la *Pathologie* des végétaux. La troisième, la *Botanique appliquée*, considère le parti que l'on peut tirer des êtres de ce règne, sous le rapport de l'agriculture, de l'économie domestique, de la médecine et de l'industrie.

La botanique proprement dite arrive à la connaissance des plantes à l'aide de plusieurs moyens qui forment autant de parties séparées de la science. Son but essentiel étant de reconnaître et de désigner un végétal quelconque par

la considération de ses caractères ou organes, il est évident qu'il faut d'abord étudier ceux-ci, ou du moins connaître les noms qui les représentent. C'est ce qui compose
la langue botanique ou la *Glossologie*.

Les organes une fois connus, il s'agit de classer les
plantes, c'est-à-dire, de grouper ensemble les individus
qui possèdent des caractères analogues : c'est l'objet de
la *Taxonomie*, ou histoire des classifications.

Enfin, l'ordre une fois établi et la *Nomenclature* ayant
appris l'art de désigner chaque végétal par un nom propre,
on apprend à décrire les plantes, c'est-à-dire, à les faire
reconnaître par l'énumération de leurs caractères : ce qui
est le but de la *Phytographie*.

§ 1. Glossologie. En procédant d'après l'ordre que nous
venons d'indiquer, on doit commencer l'étude de la botanique par celle des termes qui servent à désigner les organes des plantes, et par la connaissance de ces organes.
C'est ce qui fera l'objet de ce premier paragraphe; mais,
avant tout, disons un mot des parties élémentaires dont
les organes sont composés.

Lorsqu'à l'aide d'une forte loupe, ou d'un microscope,
on examine l'organisation intérieure d'un végétal, on remarque qu'il est formé de deux sortes de tissus. L'un est
composé de petites cellules à parois transparentes, plus
ou moins régulières dans leur forme : on le nomme *tissu
cellulaire*. Il paraît doué d'une excitabilité organique qui
le rend propre à absorber les liquides. On le trouve dans
tous les végétaux, et quelques-uns d'eux, tels que les cham-

pignons et les algues, en sont uniquement formés. L'autre, le *tissu vasculaire*, est composé de petits tubes ou vaisseaux cylindriques, épars ou réunis en faisceaux, appliqués quelquefois bout à bout et anastomosés. Leur forme et leur disposition varient beaucoup. Ils ont pour objet de transmettre les liquides ou les fluides aériformes d'un point à un autre du végétal. Lorsqu'ils sont soudés en faisceaux allongés, ils constituent la *fibre*, charpente ou squelette de la plupart des organes; tandis que la partie molle, composée de tissu cellulaire, se nomme le *parenchyme*.

Ceux des vaisseaux destinés à transmettre les fluides aériformes dans l'intérieur du végétal, se nomment aussi des *pores*. Les pores servent également à exhaler au-dehors les gaz qui se forment dans la plante et surtout dans les feuilles. Les *glandes*, sorte de vésicules que l'on aperçoit assez bien à l'œil nu, sont des organes accessoires destinés à renfermer un fluide quelconque, quelquefois à sécréter ou à excréter les sucs propres du végétal. Enfin, les *poils* sont des organes allongés, filamenteux, qui servent à l'absorption et à l'exhalation. Ils sont quelquefois implantés sur des glandes, et semblent, dans ce cas, n'être que leurs canaux excréteurs; d'autres fois, ils ne sont qu'un simple prolongement de l'épiderme et servent à multiplier la surface absorbante des végétaux.

ORGANES. Les *organes* proprement dits se divisent en deux classes. Les uns servent à la nutrition ou à la vie végétative de la plante, comme la racine, la tige, les feuilles: ce sont les *organes nutritifs*. Les autres sont les parties destinées à la reproduction de l'espèce, telles que la fleur, le fruit, la graine : on les nomme *organes reproductifs* ou *de l a fructification.*

A. Les *organes de la nutrition* sont : 1° La *racine*; c'est la partie inférieure de végétal, celle qui plonge dans la terre et tend à descendre dans la direction du centre du globe. Elle sert à fixer la plante dans le sol et à absorber les sucs qui doivent servir à la nutrition. Les racines ont différentes formes; lorsqu'elles se ramifient en filets presque capillaires, on nomme ceux-ci des *fibrilles*; elles sont quelquefois *tuberculeuses* comme celles de la pomme de terre; on les appelle *pivotantes* quand elles s'allongent en forme de fuseau et s'enfoncent perpendiculairement dans le sol, comme celles de la carotte, etc. Les racines sont le seul organe des végétaux qui ne soit jamais coloré en vert. 2° La *tige*, qui croît en sens inverse de la racine et se dirige vers le ciel; elle se divise en *branches* et en *rameaux* qui portent les feuilles, les fleurs et les fruits. Dans quelques plantes, la tige est si petite qu'on la distingue à peine; dans d'autres, au contraire, elle s'élève à une grande hauteur. La tige des arbres se nomme *tronc*; celle des graminées prend le nom de *chaume*. La *souche* est une sorte de tige placée horizontalement au-dessous de la terre, mais qu'il ne faut pas confondre avec les racines. La base de la tige est ordinairement séparée de la racine par un plan intermédiaire que l'on nomme le *collet*; c'est de ce point que part le bourgeon de la tige annuelle dans les plantes vivaces.

Lorsqu'on coupe tranversalement une tige ou une racine, on remarque d'abord, dans un grand nombre de plantes (les dicotylédones), un tissu cellulaire blanchâtre qui en occupe le centre, et que l'on appelle la *moelle*. Dans d'autres (les monocotylédones), cette partie parenchymateuse manque absolument. On voit aussi des rayons de la même nature qui partent du centre pour atteindre à la circonférence : ce sont les *rayons médullaires*. La partie de la tige située entre la moelle et l'écorce est ce qu'on nomme le *bois* ou *corps ligneux*. L'*aubier* est cette partie du corps ligneux, d'une couleur plus pâle et d'une consistance plus molle, qui se trouve tantôt en dehors du bois (dans les dicotylédones), tantôt près du centre (dans les monocotylédones). On remarque encore que le corps ligneux est disposé par couches ou par zones qui entourent l'axe central et forment des cercles concentriques, ce sont les *couches ligneuses ;* chacune d'elles indique l'accroissement d'une année. Enfin, à la partie externe de la tige se trouve l'*écorce*, formée elle-même de *couches corticales* concentriques, dont les plus intérieures se séparent comme les feuillets d'un livre et portent le nom de *liber*, tandis que la membrane extérieure qui enveloppe toute la tige se nomme l'*épiderme*.

3° Les *Feuilles* sont des expansions membraneuses ordinairement planes et vertes, insérées sur la tige ou ses divisions et quelquefois sur le collet de la racine, qui servent à absorber les vapeurs et les gaz de l'atmosphère, ou bien à exhaler les excrétions de la plante. Elles se forment par le développement d'un faisceau de fibres qui partent de la tige et forment, en se ramifiant, le squelette de la feuille, dont la membrane intermédiaire est formée de tissu cellulaire et de parenchyme.

On distingue dans la feuille : 1.° Le *pétiole*, support situé à la base et qui part de la tige. Les feuilles qui sont dépourvues de pétiole se nomment *sessiles*. 2.° Le *disque* ou *limbe*, c'est la partie membraneuse, plane et verdâtre, sur laquelle on aperçoit les *nervures*, divisions principales du pétiole, qui font plus ou moins de saillie à la surface. 3.° Les *veines*, qui sont les ramifications moins proéminentes des nervures. Dans les dicotylédones, les nervures sont ordinairement très-ramifiées et anastomosées entre elles ; dans les monocotylédones, les nervures sont presque toujours peu ramifiées et le plus souvent parallèles.

Enfin, comme les feuilles sont le plus souvent horizontales, on remarque sur elles deux *faces* : l'une *supérieure*, qui regarde le ciel, ordinairement lisse et verte ; l'autre *inférieure*, tournée vers le sol, dont l'épiderme est couvert d'une sorte de duvet d'une couleur un peu moins foncée, ou de poils et de pores corticaux. C'est par cette seconde face que les feuilles absorbent les vapeurs et les gaz qui s'échappent de la terre.

On dit qu'une feuille est *simple*, quand son pétiole n'est pas divisé et que son disque est d'une seule pièce ; elle est *composée*, quand elle est formée de plusieurs feuilles plus petites que l'on nomme *folioles*, réunies sur un pétiole commun.

L'insertion, la disposition, la direction, la forme et la couleur des feuilles, ainsi que plusieurs autres considérations, forment autant de caractères qui servent à la détermination des espèces. Mais comme ces détails nous forceraient à sortir du cadre de ces notions élémentaires, nous ne nous y arrêterons pas.

Parmi les organes accessoires qui contribuent à la nutrition, on remarque encore les *stipules*, appendices foliacés qui naissent au point d'insertion des feuilles sur la tige. Ils sont le plus souvent au nombre de deux, tantôt fixés au pétiole, tantôt détachés de cet organe; c'est un caractère qui se retrouve dans presque tous les individus d'une même famille. Leur nature, leur forme, leur contexture, varient depuis la foliole jusqu'à l'épine. Les stipules sont destinées à protéger la feuille à son premier développement. Les *vrilles* et les *crampons* sont des appendices filamenteux, simples ou composés, qui se roulent en spirale et servent à soutenir la tige, en prenant un point d'appui sur les corps voisins. Ce sont des organes avortés, le plus souvent des pédoncules floraux, des stipules, des rameaux qui s'allongent et prennent cette forme. Les *épines* et les *aiguillons* sont des prolongements du tissu intérieur ou extérieur des végétaux; ce sont aussi des organes avortés, ou déformés, dont l'emploi paraît être de protéger la plante, de multiplier les surfaces propres à l'exhalation ou à l'absorption, et même de soutirer l'électricité de l'atmosphère pour la faire servir à la végétation. On les remarque en plus grand nombre sur les plantes qui croissent dans des terrains secs et arides. Lorsqu'on transporte les mêmes plantes dans un bon terrain, la plupart des épines se convertissent en rameaux.

B. Les *organes* généraux de la *reproduction* sont : 1° la fleur; 2° le fruit.

La FLEUR est l'appareil au sein duquel s'opère la fécondation des plantes; elle comprend les organes reproducteurs et les enveloppes extérieures qui sont destinées à les protéger.

On remarque principalement dans la fleur : 1° le pédoncule, 2° les enveloppes florales, 3° les organes sexuels.

1°. Le *pédoncule* est le support qui soutient la fleur et au moyen duquel elle se trouve liée à la tige. Quand cet organe manque, on dit que la fleur est *sessile*. Lorsque le pédoncule principal se ramifie, chacune de ses divisions prend le nom de *pédicelle*. Les *bractées* sont de petites feuilles qui diffèrent des autres par la forme, la consistance, la couleur, qui sont ordinairement placées près de la fleur, et qu'il ne faut pas confondre avec ce qu'on nomme les *feuilles florales*. Quand les bractées sont disposées autour de la fleur de manière à former comme une collerette, on les nomme *involucres*, et *involucelles* si le pédoncule est ramifié et que chaque pédicelle en soit pourvu.

2°. Les *enveloppes florales* forment ce que l'on nomme le *périanthe*. Le périanthe est simple ou double. Quand il est simple il se nomme *calice*, qu'il soit ou non coloré, comme cela a lieu dans les monocotylédones. Quand il est double , l'enveloppe la plus intérieure se nomme *corolle*, et l'extérieure conserve le nom de *calice*.

Le *calice* est entier ou divisé ; chaque division , quand elle se prolonge jusqu'à la base, se nomme *sépale* ; le calice entier se nomme *monosépale*.

La *corolle*, partie ordinairement la plus colorée du périanthe double , entoure immédiatement les organes de la fructification. Lorsqu'elle est divisée, chacune des pièces détachées dont elle se compose se nomme *pétale*. Quand la corolle est entière on la nomme *monopétale*, et *polypétale* quand elle est formée de plusieurs pièces.

Dans chaque pétale on distingue : 1° *l'onglet*, c'est la partie inférieure et rétrécie par laquelle elle est fixée ; 2° la *lame*, membrane mince , étalée , colorée , qui surmonte l'onglet. On appelle *limbe* le bord libre et supérieur de la lame.

Comme la forme et les autres modifications de la corolle ont fourni la base d'une classification célèbre, celle de Tournefort , nous entrerons à ce sujet dans quelques détails.

La corolle est *régulière* toutes les fois que ses divisions sont égales, ou disposées symétriquement autour d'un axe commun ; dans le cas opposé, elle est *irrégulière*.

La corolle monopétale régulière est *tubulée* quand sa base, que l'on nomme le *tube*, est très-allongée, comme dans le lilas. On l'appelle *campanulée* quand elle s'évase à la partie supérieure, en manière de cloche, comme le liseron. Elle est *infundibuliforme* quand le tube , d'abord étroit , se dilate de plus en plus de manière à figurer un entonnoir; la corolle du tabac en offre un exemple. La corolle *hippocratériforme* est celle dont le limbe s'évase à la manière d'une coupe antique, comme dans le jasmin. La corolle *en roue* est formée d'un tube court et d'un limbe étalé et planc, comme dans la bourrache.

Parmi les fleurs à corolle monopétale irrégulière, il en est plusieurs dont la forme est importante à connaître; par exemple, la corolle *bilabiée*, qui se compose d'un tube allongé et d'un limbe divisé en deux parties, dont l'une supérieure, est courte, et l'autre, inférieure, se sépare en deux *lèvres*. La famille des plantes connues sous le nom de labiées offre cette conformation. La corolle *personnée*, ou en *masque*, est formée d'un tube terminé par une gorge très-dilatée et d'un limbe à deux divisions inégales, dont chacune porte deux lèvres, de manière qu'elle représente à peu près le mufle d'un animal, ou bien un masque antique; telle est la fleur de l'*antirrhinum* ou mufle de veau.

Dans les fleurs à corolle polypétale, on considère d'abord le nombre des divisions, ainsi la corolle peut être *bipétale*, *tri*, *tetra*, *pentapétale*, etc. Parmi celles qui sont polypétales régulières, on remarque la corolle *cruciforme*, composée de quatre pétales disposés en croix, comme celle qui caractérise la famille des crucifères; la corolle *rosacée*, formée de trois ou cinq pétales disposés comme dans la rose, le prunier, l'amandier, et qui se retrouve dans toute la famille des rosacées; la corolle *caryophyllée*, à cinq pétales allongés et couverts en grande partie par le calice, comme dans l'œillet.

Enfin, la corolle polypétale irrégulière affecte plusieurs formes. La plus remarquable est celle que l'on nomme *papilionacée*. Elle se compose de cinq pétales, dont l'un, supérieur, est renversé sur lui-même et se nomme l'*étendard*; les deux latéraux constituent ce qu'on nomme les *ailes*; et les deux inférieurs, qui sont soudés par l'un des bords, forment la *carène*, parce qu'ils ressemblent à la carène d'un vaisseau. L'ensemble de la corolle représente assez bien un papillon prêt à s'envoler. Cette disposition appartient exclusivement à la famille des légumineuses.

5°. Les *organes sexuels* dont les plantes sont pourvues comme les animaux, sont l'*étamine*, qui est l'organe mâle, et le *pistil*, qui constitue l'organe femelle.

Ces deux organes, dans le plus grand nombre des plantes, se trouvent réunis au sein de la même fleur, qui, dans ce cas, est hermaphrodite; d'autres fois elle ne porte qu'un seul organe, et on l'appelle fleur *mâle*, ou fleur *femelle*, selon qu'elle est pourvue seulement d'étamines ou bien de pistils.

Quelquefois la même plante réunit, sur des rameaux différents, des fleurs mâles et des fleurs femelles; on l'appelle alors *monoïque*. Il peut arriver aussi que les fleurs femelles et les fleurs mâles se trouvent placées sur des pieds différents de la même plante qui, dans ce cas, se nomme *dioïque*. Enfin, quand sur le même pied ou sur des pieds différents du même végétal, on rencontre des fleurs mâles, des fleurs femelles et des fleurs hermaphrodites, on nomme *polygames* les plantes qui présentent ce caractère.

L'étamine, organe mâle de la fleur, comprend trois parties distinctes : 1° l'*anthère*, sorte de bourse située au sommet de l'étamine et qui renferme la poussière fécondante ; 2° le *pollen*, c'est le nom que l'on donne à cette poussière formée de petits grains vésiculeux ; 3° le *filet*, pièce plus ou moins allongée qui sert de support à l'anthère. Cette dernière partie manque totalement dans quelques étamines, qui, dans ce cas, sont *sessiles*.

Le nombre des étamines est le caractère sur lequel Linné a fondé les premières classes de son sytème. Les étamines peuvent aussi varier de grandeur, de forme, de situation, de direction ; elles peuvent être soudées ensemble, soit par les filets, soit par les anthères, et ce sont autant de caractères importants qui servent à distinguer les familles ou les genres, comme nous aurons bientôt occasion de le voir en nous occupant de la classification.

Le *pistil*, organe femelle des plantes, occupe ordinairement le centre de la fleur. On distingue, dans le pistil, trois parties : l'*ovaire*, le *style* et le *stigmate*.

L'*ovaire* est toujours situé à la base du pistil. C'est une sorte de poche de forme ovoïde, qui renferme une ou plusieurs loges dans lesquelles sont contenus les *ovules* ou rudiments de la jeune graine. L'ovaire est *libre* ou *adhérent*, c'est-à-dire que tantôt il repose sur la base commune de la fleur, ou le *réceptacle*, sans y adhérer, et tantôt il est placé au-dessous des autres parties dans le tube du calice, qui, dans ce cas, est toujours monosépale. On dit aussi de l'ovaire libre qu'il est *supère*, et de l'ovaire adhérent qu'il

est *infère*. Ces différentes insertions fournissent un caractère précieux pour la classification.

Le *style* est le prolongement de l'ovaire. C'est un tube
plus ou moins allongé, qui supporte le *stigmate*, et qui est
destiné à établir la communication entre celui-ci et l'ovaire.
Le style peut être unique ou multiple, simple ou divisé, quelquefois il manque absolument. Sa position, sa longueur, sa
forme, sa direction, varient beaucoup, et forment autant
de caractères qu'il importe de signaler.

Le *stigmate* est la partie qui termine le pistil supérieurement. C'est un corps glandulaire, destiné à recevoir
l'impression du pollen qui s'échappe des étamines. Il est
composé d'utricules allongés, réunis et recouverts par une
matière visqueuse. Quand le style manque, le stigmate se
trouve porté sur l'ovaire, et l'on dit qu'il est *sessile*. La
forme, la position, la direction du stigmate, sont aussi
des caractères qu'il ne faut pas omettre dans la description
du pistil.

L'*insertion* des étamines qui, ainsi que nous l'avons
dit, offre un caractère de première importance pour la
classification, exige ici quelques développements. Le pédoncule floral est ordinairement terminé à son sommet
par un épanouissement plus ou moins large qui sert de base
à toutes les parties de la fleur, et que l'on nomme *réceptacle*. Cependant, les étamines ont souvent un autre point
d'appui; elles sont fixées sur un corps charnu, de forme
très-variée, que l'on pourrait regarder comme le prolongement de leur base, et qui lui-même est fixé, tantôt *sous*

l'ovaire, tantôt sur la paroi intérieure du calice, par conséquent *autour* de l'ovaire, tantôt, enfin, *sur* le sommet de cet organe. Ce corps, que l'on nomme le *disque*, détermine par sa position, relativement à l'ovaire, ce que l'on appelle l'*insertion* des étamines. Lorsque le disque est placé *au-dessous* de l'ovaire, l'étamine est *hypogyne*; cette insertion est facile à reconnaître en ce que, dans ce cas, on peut enlever le calice sans emporter l'étamine. L'insertion est *périgyne* quand le disque est fixé sur le calice, c'est-à-dire *autour* de l'ovaire. Enfin, elle est *épigyne* quand le disque, et par conséquent l'étamine, sont fixés directement *sur* l'ovaire.

Le réceptacle, qui porte également le nom de *torus*, varie beaucoup dans sa forme, et il est souvent accompagné de corps appendiculaires qu'il ne faut pas confondre avec lui. Le disque en est un exemple.

Fécondation. Avant de parler du fruit, disons quelques mots du phénomène de la *fécondation*, auquel concourt tout ce qui compose l'appareil floral que nous venons de décrire. Comme on l'a vu, les organes sexuels sont dans la fleur les parties essentielles; les autres ne sont qu'accessoires, et leur objet est uniquement d'en préparer ou d'en protéger le développement.

On appelle *anthèse* le phénomène de l'épanouissement de la fleur. L'époque où il se manifeste varie suivant les espèces et suivant les climats. La chaleur, la lumière, et même l'électricité atmosphérique, paraissent contribuer d'une manière puissante à son accomplissement. La durée de l'anthèse est aussi très-variable. Il est des fleurs qui ne s'épanouissent qu'à certaines heures du jour; d'autres seulement le soir ou la nuit. Le plus grand nombre se développe au printemps, mais il en est qui n'apparaissent que pendant l'été ou l'automne, d'autres pendant l'hiver. Quelques-unes durent à peine un jour; d'autres persistent fort long-temps. Enfin, la couleur des fleurs, déjà très-variée dans les espèces, change même parfois dans les individus, depuis leur épanouissement jusqu'au moment où ils se flétrissent.

Dès que les différentes parties de la fleur ont acquis tout leur développement, les anthères des étamines s'entr'ouvrent, le pollen s'en détache et se répand sur le stigmate, d'où il pénètre jusqu'aux ovules, qui s'en trouvent fécondés. Ce phénomène est accompagné de mouvements qui deviennent très-sensibles dans quelques plantes. On remarque que les étamines se redressent et se rapprochent du pistil; le stigmate même se dilate d'abord, et se contracte après avoir reçu l'impression du pollen. Quelquefois la température s'élève à un degré notable. Peu de temps après, la fleur se décolore, la corolle se fane, les pétales tombent, les étamines se dessèchent, le style et le stigmate se flétrissent également; mais l'ovaire persiste, il se tuméfie et se développe, parce que c'est dans son sein que sont renfermés les rudiments de la fructification, dont nous allons maintenant nous occuper.

Le FRUIT, qui n'est autre chose que l'ovaire fécondé et

développé, se compose de deux parties principales : le péricarpe et la *graine*.

1°. Le *péricarpe* est l'enveloppe générale de la graine. C'est une partie tantôt charnue, comme dans les fruits à manger, la poire, la pêche, le melon; tantôt si mince et tellement unie à la graine, qu'il est difficile de la distinguer de celle-ci. Le péricarpe existe constamment, et il est toujours formé de trois parties : 1° l'*épicarpe*, c'est la membrane extérieure, l'épiderme du fruit qu'il entoure dans toute son étendue; 2° l'*endocarpe*, membrane qui tapisse toute la cavité interne et qui est contiguë à la graine; 3° le *sarcocarpe*, partie charnue, parenchymateuse, qui forme proprement la chair du fruit, et qui se trouve placé entre les membranes interne et externe.

La cavité intérieure du péricarpe, destinée à renfermer les graines, peut être simple ou divisée en plusieurs *loges*. Dans le premier cas on l'appelle *uniloculaire*; dans les autres, elle est *biloculaire*, *tri*, *quadri*, *multiloculaire*, suivant le nombre des divisions qu'elle renferme. Ces loges sont séparées par des lames verticales que l'on nomme des *cloisons*, et qui sont formées par la duplicature de l'endocarpe qui se prolonge dans l'intérieur de la cavité séminale.

La graine communique avec le péricarpe, dont elle reçoit sa nourriture, par un point plus ou moins étendu que l'on nomme le *hile* ou l'*ombilic*. Elle est attachée dans l'intérieur du péricarpe, sur un corps de grandeur variable soudé à l'endocarpe, et que l'on nomme *placenta* ou *trophosperme*. C'est au développement de cet organe, qui entoure parfois la graine dans presque toute son étendue, que l'on donne le nom d'*arille*.

Le péricarpe, à l'époque de la maturité des graines, s'ouvre quelquefois spontanément pour leur livrer passage; il est alors *déhiscent*, et se divise en un certain nombre de pièces ou de panneaux, qui répondent à autant de loges, et qu'on appelle des *valves*. D'autres ne s'ouvrent point naturellement, mais ils se flétrissent et se dessèchent; on les nomme *indéhiscents*.

La forme du péricarpe qui détermine celle du fruit, varie, comme on sait, prodigieusement. Son sommet porte presque toujours les vestiges soit du style, soit du stigmate, soit du calice. D'autres fois, il est surmonté d'une aigrette qui provient du limbe du calice, et dont la forme très-variable mérite d'être observée avec soin.

2°. La *graine* est la partie du fruit contenue dans la cavité interne du péricarpe. C'est le végétal en abrégé, destiné à reproduire celui dont il tire son origine. La graine est formée de deux parties principales : l'*épisperme* et l'*amande*.

Nous avons parlé du *hile*, point de la graine par lequel elle est fixée au péricarpe. Le centre du hile représente toujours la *base* de la graine, et le point opposé est regardé comme son *sommet*.

L'*épisperme*, que l'on nomme aussi tégument propre de la graine, est souvent simple, quelquefois double. Dans le dernier cas, il est formé de deux membranes distinctes, dont l'extérieure, plus épaisse, souvent dure et solide, se nomme *testa*.

L'*amande* est le corps renfermé dans l'épisperme. Elle est quelquefois uniquement formée par l'*embryon* ; le plus souvent elle renferme un autre corps accessoire que l'on nomme *endosperme*. L'endosperme enveloppe l'embryon avec lequel il n'a aucune communauté d'organisation, et dont il est par conséquent facile de le distinguer et de le détacher. Il est formé d'un tissu cellulaire au milieu duquel se trouve du mucilage ou de la fécule ; il a pour objet de servir de nourriture à l'embryon ; son absence ou sa présence forment un caractère important pour la classification.

L'*embryon* est la partie essentielle de la graine. C'est un corps organisé qui se développe par la germination et devient un végétal parfaitement semblable à celui qui lui a donné naissance. L'embryon renferme tous les rudiments de la plante qui doit provenir de lui ; il est formé de quatre parties : la *radicule*, le *corps cotylédonaire*, la *gemmule* et la *tigelle*.

La *radicule* est le rudiment de la racine ; c'est la partie qui se dirige vers le centre de la terre. Dans quelques végétaux (les dicotylédones), la radicule s'allonge en dehors et devient racine par le seul effet de la germination ; on nomme ces plantes *exorhizes*. Dans d'autres, elle est enveloppée d'une membrane (*coléorhize*) qui se rompt pendant la germination ; on leur donne le nom d'*endorhizes*. Cette division répond à celle des *monocotylédones*. Enfin, dans certains cas, la radicule est soudée à l'endosperme, et on appelle *synorhizes* les végétaux qui offrent ce caractère.

Le *corps cotylédonaire* est tantôt simple et tantôt double. Le premier cas est celui des plantes *monocotylédones*; dans le second, les cotylédones sont réunis base à base : c'est ce qui arrive à toutes les plantes *dicotylédones*. Le nombre des cotylédones peut s'élever à deux, trois, quatre et plus, dans certains genres; mais les végétaux qui présentent cette exception ne rentrent pas moins dans la classe des dicotylédones. Cet organe est destiné, comme l'endosperme, à fournir à la jeune plante les premiers matériaux de la nutrition.

La *gemmule* ou la *plumule* contient les éléments des rameaux, des feuilles et des autres organes extérieurs. Elle est placée au centre de l'embryon, au milieu du corps cotylédonaire, et paraît formée de plusieurs folioles roulées en différents sens.

La *tigelle*, rudiment de la tige, n'est pas très apparente dans l'embryon; mais elle se développe par la germination. Elle est placée entre le sommet de la radicule et la base de la gemmule.

GERMINATION. L'ensemble des phénomènes qui se rapportent au développement des graines et à leur passage à l'état de plante, se nomme *germination*. Ces phénomènes exigent le concours de certaines circonstances, sans lesquelles ils ne pourraient avoir lieu. D'abord, la graine doit avoir été fécondée, mûrie; elle doit contenir ses prin-

cipaux éléments, surtout l'embryon à l'état complet. La
présence de l'eau, de la chaleur, de l'air atmosphérique,
est également indispensable. L'eau ramollit les enveloppes
et favorise leur rupture ; elle pénètre l'amande, dilate son
tissu, et sert de véhicule aux matériaux que la jeune plante
puise déjà dans le sein de la terre. Une chaleur modérée
ouvre les pores et les vaisseaux de la graine, favorise la
circulation des fluides, tandis que l'air agit en fournissant
son oxigène, dont l'action paraît être aussi nécessaire à la
végétation qu'à la respiration des animaux. Nul doute
que l'électricité atmosphérique n'agisse également dans
les phénomènes de la germination : c'est du moins ce qui
résulte de quelques expériences toutes récentes. Quoi qu'il
en soit, la graine placée au milieu de toutes ces circonstances se gonfle et se ramollit ; ses enveloppes se rompent
avec plus ou moins de promptitude, suivant leur épaisseur
et leur dureté ; l'embryon grossit ; l'épisperme, qui a rempli
d'abord les fonctions de filtre à l'égard des sucs aqueux
qu'absorbe l'amande, se flétrit et disparaît. L'endosperme,
d'abord mucilagineux, puis féculent, se convertit en matière sucrée soluble, qui fournit à l'embryon sa première
nourriture. Les cotylédons continuent des fonctions analogues, et se changent en appendices foliacés qui accompagnent et protégent l'embryon dans son premier développement. Mais déjà la radicule s'est enfoncée dans le
sol, la tigelle s'est dirigée hors de la terre en soulevant la
gemmule, dont les folioles déroulées et déployées prennent
la forme des rameaux et des feuilles, et donnent bientôt

à la jeune plante l'aspect qui doit la caractériser quand elle aura acquis son entier développement.

Forme des fruits. On dit que les fruits sont *simples* quand ils proviennent d'un pistil unique renfermé dans une fleur ; ils sont multiples quand ils résultent de plusieurs pistils contenus dans une même fleur. Les fruits *composés* résultent de plusieurs pistils réunis et soudés, mais qui proviennent de fleurs distinctes très-rapprochées.

On les nomme *secs* quand leur péricarpe est mince ; *charnus* quand il est épais et succulent.

Les fruits sont *déhiscents* quand ils s'ouvrent en plusieurs valves, et *indéhiscents* lorsqu'ils sont d'une seule pièce et clos de toutes parts.

Enfin, ils sont *oligospermes* quand ils ne renferment qu'un petit nombre de semences, et *polyspermes* quand ils en contiennent un nombre considérable.

On a partagé les fruits en trois classes : les fruits *simples*, les fruits *multiples* et les fruits *Composés*.

Nous ne pouvons qu'indiquer nominativement les espèces qui composent chacune de ces classes ; c'est dans les traités et surtout dans les ouvrages enrichis de figures, qu'il faut en étudier la description. L'espace et les moyens nous manqueraient ici pour donner une idée satisfaisante de cette classification, qui est loin d'être bien arrêtée et surtout complète.

CLASSIFICATION DES FRUITS.

1re Classe.	**1re Section.**	Fruits secs et indéhiscents.	La cariopse. — Le gland. L'akène. — Le carcérule. Le polakené. — Le fruit gynobasique. La samare.
		Fruits secs et déhiscents.	Le follicule. — La pixide. La silique. — L'élatérie. La silicule. — La capsule. La gousse.
	2e Section.	Fruits charnus.	La drupe. — La péponide. La noix. — L'hespéride. La nuculaire. — La baie. La balauste.
2a Classe.			Le syncarpe. La mélonide. — À pépins. / À nucules.
3e Classe.			Le cône. — Le sycône. Le sorose.

§ 2. TAXONOMIE. L'objet des classifications botaniques est de disposer les plantes d'après un ordre systématique qui permette d'arriver le plus facilement possible à les reconnaître et à les désigner par leur nom.

Il y a deux moyens de classer les végétaux : le premier consiste à prendre pour base la considération d'un seul organe, pourvu qu'il soit de première importance et qu'il se retrouve dans le plus grand nombre des êtres : c'est ce que l'on nomme un *système*. Ainsi la classification de Tournefort repose sur la considération de la corolle, et le système de Linné sur celle des étamines. Le second moyen, plus rationnel et plus sûr, est ce qu'on appelle une *méthode*. Celui-ci consiste à classer les plantes d'après l'ensemble des caractères tirés de la considération de toutes les parties du végétal ; la méthode de Jussieu remplit ces conditions.

Les classifications les plus généralement employées aujourd'hui sont celles de Linné et de Jussieu. La première porte le nom de *système sexuel*, et la seconde celui de *méthode naturelle*. Néanmoins, la classification de Tournefort, long-temps suivie avec succès, peut donner des idées assez justes sur quelques grandes familles, et comme c'est d'après ce système modifié qu'est encore disposé le jardin botanique de l'École de Pharmacie de Paris, nous commencerons par en exposer les bases principales.

SYSTÈME DE TOURNEFORT. Le système de Tournefort renferme vingt-deux classes. La première distinction qu'il établit entre les végétaux repose sur la grandeur et la consistance de leur tige. Ainsi il place dans une première division les *herbes* et les *sous-arbrisseaux*, et dans la seconde, les *arbrisseaux* et les *arbres*. Les plantes herbacées fournissent les dix-sept premières classes, et les plantes ligneuses les cinq autres. Parmi les classes de la première division, il y en a quatorze qui sont pourvues de corolle (ou de calice coloré) : il les appelle *pétalées;* les trois autres en sont dépourvues et se nomment *apétalées.* Au nombre des plantes herbacées munies de corolle, on compte onze classes dans lesquelles les fleurs sont simples, et trois où elles sont composées, c'est-à-dire réunies sur un réceptacle commun. Parmi les plantes dont la fleur est simple, il en est dont la corolle est *monopétale*; d'autres dont la fleur est *polypétale.* Les monopétales peuvent être *régulières* ou *irrégulières*, et chacun de ces caractères sert encore à les subdiviser.

Les plantes ligneuses qui composent les cinq dernières classes sont fondées sur des considérations semblables; par conséquent elles sont divisées en pétalées et apétalées, en monopétales et polypétales, en régulières et irrégulières.

Les *classes* sont subdivisées en *sections* et en *ordres.* Les caractères de ces subdivisions sont tirés des modifications de la corolle, ainsi que de la forme, de la consistance, de la composition et de la disposition des fruits et des feuilles.

Le système de Tournefort donna dans le temps une grande impulsion à l'étude de la botanique. Son apparition date de la fin du XVIIe siècle, et déjà, à l'aide de sa classification,

l'auteur avait pu décrire près de sept cents genres et plus
de dix mille espèces végétales.

Les inconvénients du système de Tournefort sont, d'a-
bord, sa division générale en plantes herbacées et en plantes
ligneuses. Cette distinction, d'ailleurs peu tranchée, sépare
des plantes dont les caractères sont trop semblables pour
qu'elles se trouvent placées dans des classes différentes. Du
reste, la même plante, selon la culture et le sol dans lequel elle croît, peut être tantôt ligneuse et tantôt herbacée.
La forme de certaines corolles n'est pas non plus tellement
arrêtée que l'on ne puisse les confondre entre elles : c'est
ce qui arrive surtout à plusieurs monopétales régulières.
Le tableau suivant présente les vingt-deux classes dont se
compose le système de Tournefort, avec les principaux
caractères qui les distinguent.

SYSTÈME DE TOURNEFORT.

CLASSES.
—

				CLASSES.
Herbes à fleurs	Pétalées.	Simples.	Monopétales. { Régulières.	1. Campanulacées.
				2. Infundibuliformes.
			Irrégulières.	3. Personnées.
				4. Labiées.
		Polypétales.	Régulières.	5. Cruciformes.
				6. Rosacées.
				7. Ombellifères.
				8. Caryophyllées.
				9. Liliacées.
			Irrégulières.	10. Papilionacées.
				11. Anomales.
		Composées.		12. Flosculeuses.
				13. Semi-flosculeuses
				14. Radiées.
	Apétalées.			15. A étamines.
				16. Sans fleurs.
				17. Sans fleurs ni fruits.
Arbres à fleurs	Apétalées.			18. Apétales propremt dits
				19. Amentacées.
	Pétalées.	Monopétales.		20. Monopétales.
		Polypétales.	Régulières.	21. Rosacées.
			Irrégulières.	22. Papilionacées.

Système de Linné. Linné fonde sur la considération des étamines le caractère spécial des *classes* de son système sexuel. Ces classes sont au nombre de vingt-quatre. Les vingt-trois premières appartiennent aux plantes dont les organes sexuels sont appparents ; on les appelle *phanéro-games*. La dernière renferme tous les végétaux dont les organes reproducteurs sont cachés, ce sont les *crypto-games*.

Les vingt premières classes renferment les fleurs her-maphrodites, et les trois suivantes les fleurs unisexuées.

Les treize premières classes sont fondées uniquement sur le *nombre* des étamines. Ce sont : (i) la *Monandrie* (une seule étamine), (ii) la *Diandrie* (deux étamines), (iii) la *Triandrie* (trois étam.), (iv) la *Tétrandrie* (quatre étam.), (v) la *Pentandrie* (cinq étam.), (vi) l'*Hexandrie* (six étam.), (vii) l'*Heptandrie* (sept étam.), (viii) l'*Oc-tandrie* (huit étam.), (ix) l'*Énnéandrie* (neuf étam.), (x) la *Décandrie* (dix étam.), (xi) la *Dodécandrie* (de onze à dix-neuf étam.), (xii) l'*Icosandrie* (vingt étam. ou plus, adhérentes au calice), (xiii) la *Polyandrie* (vingt étam. ou plus, adhérentes au réceptacle).

Dans la quatorzième et la quinzième classe on consi-dère le *nombre* et la *proportion* relative des étamines. Ainsi (xiv) dans la *Didynamie* on remarque quatre étamines dont deux sont plus longues, et (xv) dans la *Tétradynamie*, qui renferme six étamines, quatre d'entre elles sont plus longues que les deux autres.

Dans les trois classes suivantes, les étamines sont réunies

par les *filets*. Ce sont : (xvi) la *Monadelphie* (étam. réunies-
en un seul faisceau), (xvii) la *Diadelphie* (étam. réunies
en deux faisceaux), (xviii) la *Polyadelphie* (étam. réunies en plusieurs faisceaux). Dans la xixe classe, les étamines sont soudées par les *anthères* : c'est la *Syngénésie.*
Dans la xxe les étamines sont posées *sur le pistil :* c'est la
Gynandrie.

Nous avons dit que, dans les trois dernières classes des
phanérogames, les fleurs étaient unisexuées ; mais elles
peuvent être réunies sur le même individu, (xxi) *Monoecie*
(une seule habitation) ; sur deux individus , (xxii) *Dioecie*
(deux habitations) ; ou bien être tantôt mâles , tantôt
femelles , tantôt hermaphrodites , sur un , deux , ou trois
individus , (xxiii) *Polygamie* (plusieurs noces).

Enfin la xxive classe renferme toutes les plantes dont les
organes sexuels sont invisibles à l'œil nu, c'est la *Cryptogamie.*

On peut voir d'un seul coup d'œil, dans le tableau suivant, les principaux caractères qui se rapportent à chacune des classes dont se compose le système de Linné.

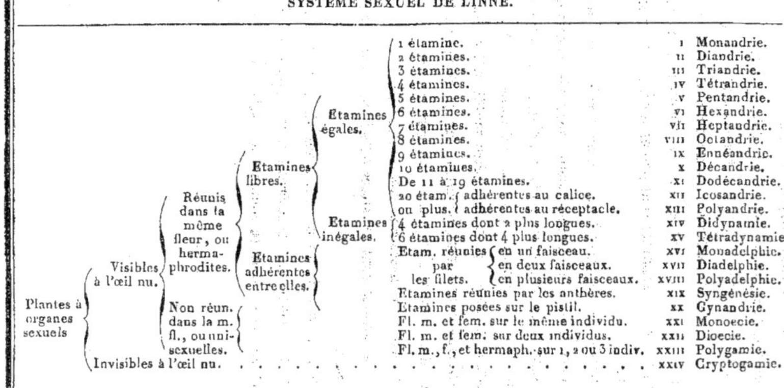

SYSTÈME SEXUEL DE LINNÉ.

Plantes à organes sexuels
Visibles à l'œil nu.
Réunis dans la même fleur, ou hermaphrodites.
Etamines libres.
Etamines égales.
1 étamine. — ı Monandrie.
2 étamines. — ıı Diandrie.
3 étamines. — ııı Triandrie.
4 étamines. — ıv Tétrandrie.
5 étamines. — v Pentandrie.
6 étamines. — vı Hexandrie.
7 étamines. — vıı Heptandrie.
8 étamines. — vııı Octandrie.
9 étamines. — ıx Ennéandrie.
10 étamines. — x Décandrie.
De 11 à 19 étamines. — xı Dodécandrie.
20 étam. adhérentes au calice. — xıı Icosandrie.
ou plus. adhérentes au réceptacle. — xııı Polyandrie.
Etamines inégales.
4 étamines dont 2 plus longues. — xıv Didynamie.
6 étamines dont 4 plus longues. — xv Tétradynamie
Etamines adhérentes entre elles.
Etam. réunies par les filets. en un faisceau. — xvı Monadelphie.
en deux faisceaux. — xvıı Diadelphie.
en plusieurs faisceaux. — xvııı Polyadelphie.
Etamines réunies par les anthères. — xıx Syngénésie.
Non réun. dans la m. fl., ou unisexuelles.
Etamines posées sur le pistil. — xx Gynandrie.
Fl. m. et fem. sur le même individu. — xxı Monoecie.
Fl. m. et fem. sur deux individus. — xxıı Dioecie.
Fl. m., f., et hermaph. sur 1, 2 ou 3 indiv. — xxııı Polygamie.
Invisibles à l'œil nu. — xxıv Cryptogamie.

La première subdivision à laquelle les classes sont soumises forme les *ordres.* Dans les treize premières classes, fondées sur le nombre des étamines, les ordres sont établis sur le nombre des styles. On les désigne de la manière suivante :

1er ordre, *Monogynie* (un seul style ou stigmate apparent).

2e *Diginie* (deux styles).

3e *Trigynie* (trois styles).

4e *Tétragynie* (quatre styles).

5e *Pentagynie* (cinq styles).

6e *Hexagynie* (six styles).

7° *Heptagynie* (sept styles).

8e *Octogynie* (huit styles).

9e *Ennéagynie* (neuf styles).

10e *Décagynie* (dix styles).

11° *Dodécagynie* (onze à dix-neuf styles).

12e *Polygynie* (vingt styles et plus).

Dans la XIVe classe, la didynamie, les deux ordres sont établis sur la structure de l'ovaire. Dans l'un, l'ovaire est fendu en quatre parties, et on le nomme *gymnospermie,* parce qu'il représente quatre graines nues en apparence. Dans le second, les graines sont renfermées dans une capsule : on le nomme *angiospermie.*

La tétradynamie se divise aussi en deux ordres ; elle est *siliqueuse* quand le fruit (silique) est au moins quatre fois plus long que large ; elle est *siliculeuse* quand le fruit est une silicule.

Dans les trois classes suivantes, la monadelphie, la diadelphie, la polyadelphie, ainsi que dans la gynandrie, la monoecie et la dioecie, les ordres sont déduits du nombre des étamines réunies ou adhérentes. Ainsi, on dit : monadelphie *diandrie*, *triandrie* ; polyadelphie *dodécandrie*, etc.

La syngénésie est l'une des classes les plus nombreuses ; elle comprend toutes les fleurs composées, c'est-à-dire réunies sur un réceptacle commun. Elle est divisée en six ordres. Dans les cinq premiers ordres, les fleurs sont réunies plusieurs ensemble dans un calice commun : ce que Linné appelle *polygamie*. Dans le sixième ordre, les fleurs ont un calice propre: ce qu'il nomme *monogamie*. Le premier ordre comprend les fleurs syngénésiquesqui sont toutes hermaphrodites et fécondes : c'est la polygamie *égale*. Dans le deuxième, les fleurs du centre sont hermaphrodites, et celles de la circonférence sont femelles : on nomme cet ordre polygamie *superflue*. Le troisième comprend la polygamie *frustranée*, dans laquelle les fleurs centrales sont hermaphrodites, et les marginales stériles. Dans le quatrième, la polygamie *nécessaire*, les fleurs de la circonférence sont seules fécondes. Dans le cinquième ordre, la polygamie *séparée*, toutes les fleurs sont hermaphrodites ; mais, outre le calice commun, elles sont toutes pourvues d'un involucre propre.

La classe vingt-troisième se divise en trois ordres, suivant la disposition des trois sortes de fleurs, sur une seule ou sur plusieurs plantes, en sorte que l'on a la polygamie *monoecie*, la polygamie *dioecie* et la polygamie *trioecie*.

Enfin, la cryptogamie, qui forme la vingt-quatrième et dernière classe, est divisée en quatre ordres déduits du port et des caractères apparents de la plante; ce sont : les *fougères*, les *mousses*, les *algues* et les *champignons*.

C'est à Linné que l'on doit la nomenclature botanique généralement adoptée et suivie de nos jours. Avant lui, on désignait encore les plantes à l'aide d'une *phrase* assez longue, par conséquent difficile à retenir, et qui ne renfermait pas toujours les caractères essentiels de chaque espèce. Linné limita à deux mots seulement la dénomination de chaque végétal; le premier de ces mots est le nom du *genre*, et le second celui de l'*espèce*. Nous avons donné précédemment une idée de cette nomenclature, livre I, chap. I, p. 21,

On peut avec raison reprocher au système de Linné de rompre certaines affinités très-naturelles et très-reconnues entre quelques plantes : les graminées et les labiées, par exemple, dans lesquelles quelques étamines manquent ou avortent généralement, ce qui oblige de les distribuer dans plusieurs classes, malgré leur analogie bien réelle. Mais il faut songer que le système sexuel a spécialement pour objet de faciliter la recherche du nom des plantes, et non leur connaissance approfondie ou leurs rapports généraux. Ce dernier but ne peut être atteint qu'en considérant l'ensemble des caractères qui les distinguent, et c'est ce que l'on réalise à l'aide de la méthode naturelle dont nous allons maintenant nous occuper.

Méthode naturelle de Jussieu. Lorsqu'on recueille, au hasard, un certain nombre de plantes et qu'on les examine attentivement, on ne tarde pas à s'apercevoir que plusieurs d'entre elles se ressemblent par le port, l'aspect général, en un mot, par l'ensemble de leurs caractères apparents. Cette analogie évidente est la première base de la classification naturelle : c'est cet air de *famille* que l'on remarque au premier aspect dans certaines plantes, qui a inspiré l'idée de les réunir dans un ordre qui semblait être indiqué par la nature. En poussant l'observation plus loin, on a remarqué que cette analogie dans les caractères les plus extérieurs se retrouvait aussi dans l'organisation intime des plantes, en sorte que la présence de certains organes pouvait faire pronostiquer l'existence de quelques autres, et réciproquement. Pour faciliter la connaissance du règne végétal, on a donc cherché le moyen le plus rationnel d'étudier les plantes, en les divisant par groupes plus ou moins étendus, distingués entre eux, comme dans la nature, par des caractères communs à tous les individus qui composent ces groupes : c'est en cela que consiste la *méthode naturelle.*

Comme on le voit, il ne s'agit plus ici de parvenir le plus promptement possible à nommer une plante à l'aide d'un système artificiel, c'est-à-dire, par la considération de l'un de ses organes; mais de la classer d'après l'ensemble de ses caractères. Aussi, pour trouver sa véritable place d'après les principes de la méthode naturelle, faut-il avoir étudié tous les détails de son organisation; en sorte que la nommer, c'est déjà la connaître d'une manière complète sous ses rapports les plus essentiels.

Le premier point est donc de classer les organes eux-mêmes suivant l'ordre de leur importance dans le végétal, c'est-à-dire, en plaçant en première ligne ceux qui se retrouvent dans un plus grand nombre d'individus, ou auxquels l'existence du végétal est plus spécialement attachée. C'est évidemment dans les organes de la fructification et de la reproduction qu'il faut chercher ce premier caractère. Or, l'embryon étant l'organe dont toutes les plantes tirent leur origine, et celui dans lequel se résument tous les phénomènes de la fructification, c'est sur lui qu'il faudra d'abord jeter les yeux. Cependant, l'embryon n'existe pas d'une manière apparente dans tous les végétaux. On formera donc deux premières divisions qui renfermeront les plantes pourvues ou non pourvues d'embryon (*embryonées et inembryonées*). Parmi les premières, on formera deux classes, l'une composée des embryons dont le cotylédon est simple (*monocotylédonées*), et l'autre des plantes dont le corps cotylédonaire est divisé (*dicotylédonées*).

Les caractères tirés des organes sexuels peuvent aussi figurer au premier rang ; mais l'absence ou la présence de l'embryon entraînant toujours l'absence ou la présence de ces organes, il faudra chercher autre part les caractères qu'ils peuvent fournir : par exemple, dans leur position relative, c'est-à-dire, dans l'insertion des étamines. Or, on sait que l'insertion peut varier de trois manières, qu'elle

peut être *épigyne*, *périgyne* ou *hypogyne*, et sur cette considération l'on pourra fonder autant de classes parmi les
plantes pourvues de cotylédons.

Si, de ces grandes coupes tracées dans l'ensemble du
règne végétal, on veut descendre à des divisions d'un ordre
inférieur, il faudra s'adresser à des caractères de moins
en moins importants. Par exemple, pour les *ordres*, que
dans la méthode naturelle on nomme des *familles*, on
réunira toutes les plantes qui ont la même organisation
dans les graines, dans le fruit, dans les diverses parties de
la fleur, et la même disposition dans les organes de la nutrition. Quand l'un de ces caractères manquera à plusieurs
plantes, d'ailleurs analogues sous d'autres rapports essentiels, on réunira celles-ci pour en former des *genres*. Un caractère d'un ordre inférieur venant à changer dans quelques
individus du même genre, on en fera des *espèces* ; et si parmi
celles-ci il en est qui *varient* dans quelque circonstance
accessoire, ou quelque organe indifférent, on les regardera
comme des *variétés*.

Tels sont les principes généraux sur lesquels est fondée
la méthode naturelle. Etablissons maintenant d'une manière plus précise la série régulière de ses divisions, le sens
rigoureux des termes qui servent à les désigner, et les limites des groupes dans lesquels les plantes sont distribuées.

L'*espèce* est la collection de tous les individus qui se
ressemblent plus entre eux qu'ils ne ressemblent à d'autres, et qui peuvent se reproduire par la génération, avec
toutes les propriétés et les qualités essentielles qui les

caractérisent. Quoi que cette définition de l'espèce ait de généralement vrai, elle comporte de nombreuses exceptions. Ainsi, les individus qui naissent des mêmes graines, diffèrent souvent de couleur, de grandeur, et dans la forme de quelque organe accessoire. Ces légères modifications, qui ne changent rien aux caractères essentiels de l'espèce, constituent les *variétés*. D'ailleurs, elles ne sortent jamais de certaines limites : ce sont des oscillations autour d'un point fixe auquel on peut les rapporter sans peine, car la physionomie générale de la plante ainsi modifiée n'est jamais profondément altérée.

La réunion des espèces qui ont une ressemblance évidente dans l'ensemble de leur organisation constitue le *genre*. Les genres doivent être établis sur des caractères d'un ordre supérieur à ceux qui ont servi à former les espèces : c'est principalement dans les organes de la fructification qu'ils sont puisés, et ils doivent porter sur les considérations de nombre, de grandeur, de forme et d'adhérence. Ce n'est pas non plus sur un seul caractère, comme l'a dit Linné, qu'un genre doit être fondé ; mais sur un concours de caractères analogues et d'égale valeur.

Une *famille* végétale se forme de la réunion de tous les genres dans lesquels se retrouvent les mêmes caractères tirés de toutes les parties de l'organisation. Ainsi, les familles se composent de l'association des genres voisins, comme les genres, de la collection des espèces analogues. Lorsque les familles sont très-nombreuses, il est commode, pour l'étude, de les diviser en quelques groupes qui reçoivent le nom de *tribus*, de la même manière que, dans les genres trop nombreux, on établit parfois des *sections*.

Enfin, les caractères les plus importants, ceux qui se tirent, comme nous l'avons dit, de l'absence ou de la présence de l'embryon, de la structure des cotylédons et de l'insertion des étamines, servent de base à la division des *classes* entre lesquelles sont distribuées toutes les familles dont se compose l'ensemble du règne végétal.

En partant de ces données, Jussieu a établi, d'abord, trois grandes divisions. La première renferme les végétaux dépourvus d'embryon apparent : il les appelle *acotylédonés*. La seconde comprend ceux dont le cotylédon est simple : ce sont les *monocotylédonés*. La troisième contient ceux dont le corps cotylédonaire est divisé : il les nomme *dicotylédonés*.

Ces trois divisions ont été partagées en quinze *classes*, dont le caractère principal est tiré de l'insertion des étamines. Les végétaux *acotylédonés*, dans lesquels on n'aperçoit point les organes de la fructification, forment la première classe. Les trois suivantes appartiennent aux plantes *monocotylédonées*, qui sont tantôt *hypogynes*, tantôt *périgynes*, tantôt *épigynes*. Les onze autres classes sont réservées aux plantes *dicotylédonées*; mais celles-ci peuvent être *apétales* (à perianthe simple), *monopétales* ou *polypétales*, et dans chacune de ces circonstances les étamines peuvent être *hypogynes*, *périgynes* ou *épigynes*. Seulement, dans la *monopétalie épigynie*, on peut former deux classes :

l'une, des plantes à étamines réunies par les anthères ; et l'autre, de celles à étamines distinctes. La quinzième classe comprend les plantes dicotylédonées à fleurs unisexuelles ou diclines. Cette classification est représentée d'une manière sommaire dans le tableau suivant :

MÉTHODE NATURELLE DE JUSSIEU.

				CLASSES.
Acotylédonées.			1	Acotylédonie.
Monocotylédonées. . . . . {	Étamines hypogynes.		2	Monohypogynie.
	——— périgynes..		3	Monopérigynie.
	——— épigynes.		4	Monoépigynie.
Dicotylédonées. {	Apétales. {	Étamines épigynes.		5	Epistaminie.
		——— périgynes.		6	Péristaminie.
		——— hypogynes.		7	Hypostaminie.
	Monopétales. {	Corolle hypogyne.		8	Hypocorollie.
		——— périgyne.		9	Péricorollie.
		——— Épigyne. Épicorollie. . { Anthères réunies. .	10	Synanthérie.
			——— distinctes.	11	Corysanthérie.
	Polypétales. {	Étamines épigynes.		12	Epipétalie.
		——— hypogynes.		13	Hypopétalie.
		——— périgynes.		14	Péripétalie.
	Diclines régulières.			15	Diclinie.

On peut évaluer à 60,000 le nombre des plantes aujourd'hui connues et décrites; celui des familles naturelles
s'élève au-delà de 200. Néanmoins, le nombre des végétaux employés en médecine ne dépasse guère 7 à 800, et
parmi ceux-ci, il en est plus d'un quart qui croissent hors
de l'Europe. Mais que l'on ne pense pas qu'il suffise au
pharmacien de connaître par leur nom et leurs principaux
caractères ce petit nombre de plantes si précieuses à l'art
médical, car il s'exposerait à commettre de graves erreurs.
Un très-grand nombre de familles offrent, dans les genres
qui les composent, une telle conformité apparente, qu'il
est très-facile de les confondre. Il en est de même, fort
souvent, des espèces qui composent un même genre. D'une
autre part, il est parfois utile, pour l'usage médical, de pouvoir remplacer certaines plantes difficiles à se procurer,
par d'autres plantes analogues qu'on appelle des *succé-
danées*, et qui, le plus souvent, appartiennent à la même
famille ou à des genres voisins. Enfin, le catalogue des
plantes médicinales n'est point tellement arrêté, que celles
qui n'en font point partie aujourd'hui ne soient destinées
à y figurer quelque jour. Un fait imprévu peut mettre en
lumière l'efficacité jusqu'alors ignorée d'une plante;
comme tant d'autres, long-temps préconisées, sont maintenant rentrées dans l'oubli. On ne saurait donc trop encourager les jeunes gens à étudier la botanique d'une
manière suivie. Il ne faut pas s'y tromper, le dédain que
l'on montre pour cette science vient souvent du peu de
zèle et de persévérance que l'on a mis à surmonter les

premières difficultés de son étude; difficultés réelles, mais qui disparaîtraient bien vite si l'on suivait, à cet égard, la marche simple et rationnelle que nous allons essayer de tracer en peu de mots.

Il faut d'abord herboriser beaucoup, et disséquer attentivement toutes les plantes qui tombent sous la main (*voyez* note D). Lorsqu'en cela on peut être dirigé par un professeur, les progrès sont faciles et rapides. Dans le cas contraire, après l'examen approfondi des organes essentiels de chaque plante, il faut recourir aux méthodes artificielles de classification. La plus commode est sans doute celle de Linné, puisqu'il suffit le plus ordinairement de considérer les étamines pour trouver la classe, d'observer les styles pour connaître les ordres. Parmi les ordres, il n'est pas difficile de découvrir le genre, et, par suite, de déterminer l'espèce. Mais il est un moyen encore plus simple et plus facile : c'est la *méthode analytique* de Lamarck. Cette méthode, développée et appliquée aux plantes de notre climat, dans la dernière édition de la Flore Française, consiste à diviser d'abord le règne végétal en deux grandes classes, au moyen d'un caractère bien tranché; à séparer ces deux classes en deux parties de la même manière; puis chacune de ces parties en deux autres, et ainsi de suite, jusqu'à ce qu'on arrive à n'avoir à comparer que deux plantes, encore distinguées l'une de l'autre par un caractère très-prononcé. On s'applique, dans cette suite de bifurcations, à mettre toujours en regard des caractères très-opposés, de telle manière que l'un soit exclusif de l'autre, et que l'on ne puisse jamais hésiter dans le choix. Empruntons au savant collaborateur de Lamarck, de M. Candolle, un exemple qui puisse donner une idée exacte de cette méthode.

« Supposons qu'un élève connaissant les termes, et n'ayant jamais su le nom d'aucune plante, ait à la main un myrte dont il veut apprendre le nom botanique ; il y sera conduit par les questions suivantes : La plante a-t-elle des fleurs distinctes ou indistinctes ? Prenant le premier parti, il sera conduit par un numéro à une seconde question , savoir : A-t-elle les fleurs conjointes, c'est-à-dire , réunies dans une enveloppe commune, ou bien les a-t-elle disjointes ? Ce dernier cas étant évident, un numéro le conduira de même aux questions suivantes : A-t-elle les deux sexes dans la même fleur, ou les a-t-elle séparés ? A-t-elle des pétales ou n'en a-t-elle point ? A-t-elle l'ovaire libre ou dans la corolle, ou bien l'a-t-elle adhérent ou sous la corolle ? Cette corolle est-elle monopétale ou polypétale ? A-t-elle cinq pétales , plus ou moins de cinq pétales ? A-t-elle plus ou moins de cinq étamines ? Sa tige est-elle herbacée ou ligneuse ? A-t-elle un ou plusieurs styles ? Ses feuilles sont-elles entières ou découpées ? Sa fleur est-elle blanche ou rouge ? Ces diverses questions conduisent nécessairement l'élève au nom de la plante, et l'y conduisent avec une grande certitude, en lui faisant parcourir tous les caractères de la plante qu'il a sous les yeux. »

Cette méthode a surtout l'avantage de se prêter à toutes es variations connues des plantes , et de n'exiger dans la recherche des noms , que des connaissances très-élémentaires. La Flore Française de MM. de Lamarck et de Candolle, la Flore de Belgique de Lestiboudois, et celle d'Orléans par l'abbé Dubois, sont disposées d'après la méthode analytique, et sont évidemment les ouvrages les plus commodes pour servir de guide dans les herborisations.

Lorsqu'on a recueilli et déterminé ainsi un certain nombre de plantes, il faut les dessécher et les conserver comme objets d'étude, et c'est à quoi l'on parvient en composant un *herbier*. Un soin important, lorsqu'on herborise, c'est de ne choisir que des plantes bien développées, pourvues d'organes bien entiers, complètes autant que possible, c'est-à-dire munies de tous les organes essentiels : racine, feuilles, fleurs et fruits. On peut aussi recueillir plusieurs échantillons de la même plante, à diverses époques de sa végétation ; et lorsqu'ils sont d'une trop grande dimension, on peut les diviser. On étale avec soin chaque plante sur quelques feuilles de papier sans colle, que l'on recouvre par d'autres feuilles semblables. Sur celles-ci on place une seconde plante, puis du papier, puis une autre plante, jusqu'à ce que l'on soit parvenu à former un cahier d'une certaine épaisseur, que l'on comprime avec une presse ou avec des poids. Chaque jour on enlève le papier devenu humide, et on le remplace par du papier sec. Il faut que la dessiccation des plantes soit assez rapide pour qu'elles n'aient pas le temps de s'altérer ou de moisir. Au bout de quelques jours, on achève de les dessécher en les plaçant dans une étuve, ou sur la voûte d'un four mo-

dérément chaud. Enfin, avant de les renfermer dans leur
enveloppe définitive, il faut les mettre à l'abri de l'attaque
des insectes, en les plongeant dans une solution alcoolique saturée de deuto-chlorure de mercure, qu'on laisse
évaporer à l'air libre.

La formation d'un herbier est un puissant moyen de
progrès dans la connaissance des plantes. Les soins qu'on
doit en prendre chaque jour familiarisent peu à peu les
yeux avec leur port, et la mémoire avec leurs noms. Il est
évident qu'on ne peut pas toujours recourir à l'anatomie
d'une plante pour la déterminer; il faut donc, pour devenir
botaniste, qu'on s'accoutume à la reconnaître avec promptitude, que son aspect frappe à la fois l'œil et le souvenir,
et que son nom devienne en quelque sorte inhérent à sa
forme extérieure. Tout cela ne peut être le résultat que
du temps, d'une sagacité particulière, et surtout d'une
longue habitude.

Les plantes étant bien desséchées, on place chacune
d'elles dans des feuilles de papier d'une grandeur uniforme,
avec une étiquette qui indique son nom, le lieu où on l'a
recueillie, l'époque de sa fleuraison, etc. C'est alors qu'on
s'occupe de les classer. L'ordre alphabétique est peut-être
le plus commode pour les recherches; mais il a quelque
chose de puéril et n'apprend rien à l'esprit. La meilleure
disposition est, sans contredit, celle qui se rapporte à la
méthode naturelle, parce qu'en réunissant les plantes par
familles, on s'accoutume à rapprocher leurs caractères, à
les considérer sous un point de vue d'ensemble, à envi-

sager, enfin, le règne végétal dans ce qu'il a de plus philosophique et de plus fécond en applications.

Nous n'avons pas le dessein de conduire l'élève plus avant parmi les diverses branches dont se compose la science des végétaux. Ainsi, la *physiologie végétale* et la *phytographie*, ou l'art de décrire les plantes de la manière la plus utile aux progrès de la science, pourront devenir plus tard l'objet de ses études; mais il ne doit pas s'attendre à trouver ici des notions suffisantes sur les parties transcendantes de la botanique, que la lecture des traités spéciaux lui permettra seule d'approfondir.

CHAPITRE IV.

Notions élémentaires de Zoologie.

> .... L'animal est l'ouvrage le plus complet
> de la nature, et l'homme en est le chef-d'œuvre.
>
> (BUFFON.)

Si l'on voulait, en passant de l'étude des plantes à celle
des animaux, procéder de la manière la plus régulière, la
plus méthodique, il faudrait, à côté des végétaux les plus
simples qui terminent la série des êtres de cette classe,
placer immédiatement les animaux dans lesquels les caractères de l'animalité sont encore si peu développés qu'il
est facile de les confondre avec les végétaux élémentaires.
Ainsi, des algues, dernière famille des plantes cryptogames,
dernier type de l'organisation végétale, on passerait aux
zoophytes, premier degré de l'organisation animale, pour
s'élever graduellement jusqu'aux êtres où elle se montre
la plus compliquée, la plus parfaite. En d'autres termes,
l'immense catégorie des êtres qui composent le règne
organique étant disposée d'après une série linéaire, ceux
qui réunissent en plus grand nombre, et de la manière la
plus prononcée, l'ensemble des caractères qui distinguent
les végétaux et les animaux, occuperaient les deux extrémités de cette série, qui, en partant des végétaux les plus
complets, descendrait aux plantes les plus simples, et

remonterait ensuite des animaux les plus élémentaires aux familles les plus parfaites de la même classe. Néanmoins, il a paru convenable aux naturalistes, et il est peut-être plus commode pour l'étude, de commencer par les êtres les plus complets et de descendre successivement aux espèces les plus simples. Cet ordre étant celui qu'a adopté le célèbre Cuvier, dans son système du règne animal, nous ne saurions choisir un meilleur guide, et nous nous y conformerons dans l'exposition de ces données élémentaires.

Comme on a pu le voir déjà dans les considérations générales sur le règne organique, la vie, chez les animaux, comprend l'exercice de trois fonctions principales : la *nutrition*, la *reproduction*, qui leur sont communes avec les végétaux, et la *sensibilité*, qui leur est spéciale. Ces trois fonctions s'exécutent à l'aide d'appareils composés eux-mêmes de différentes pièces ou *organes* dont la description devrait précéder l'exposition des caractères qui distinguent les familles. Mais ces détails, qui composent une science tout entière, l'anatomie, ne sauraient trouver place dans ces éléments. Nous devrons donc nous borner à présenter quelques généralités sur les principaux appareils de l'organisme animal, et nous signalerons successivement les modifications auxquelles ils sont soumis dans les êtres qui composent les différents groupes, modifications qui servent à les caractériser, et sur lesquelles se fonde leur distribution méthodique.

La *Nutrition* est la fonction qui se développe la première. Elle dure autant que la vie, sans interruption, et

s'accomplit au moyen d'une série d'organes très-compli-
qués. Les uns sont disposés de manière à saisir les substances alimentaires, et à les porter dans cette cavité centrale que l'on nomme l'*estomac*. Celui-ci fait subir aux
aliments une élaboration propre à en extraire les principes nutritifs. Ces principes sont ensuite transmis à d'autres organes qui les transportent dans les autres parties
de l'individu, où ils servent à son développement et à
la réparation des pertes qu'entraîne l'exercice des autres
fonctions.

La *Reproduction* s'exécute à l'aide des organes qui composent l'*appareil générateur*. Ces organes sont de deux
sortes, et constituent, soit le mâle, soit la femelle, comme
dans les végétaux. Mais dans les animaux ils sont toujours placés sur deux individus, excepté chez un petit
nombre de mollusques qui sont hermaphrodites. La génération s'accomplit aussi comme dans les végétaux, par
le rapprochement des deux sexes. Son produit, qui se
présente sous la forme d'un fœtus ou d'un œuf, est un
corps organisé qui adhère quelque temps à l'individu sur
lequel il a pris naissance, s'en détache, se développe, et
finit par reproduire complétement l'être dont il tire son
origine. Cette fonction n'est pas continue; elle ne s'exécute qu'à certaines époques de la vie, et souvent une seule
fois pendant sa durée.

La *Sensibilité* a son siége principal dans le *cerveau*, qui,
avec plusieurs organes des sens, occupe la plus grande
partie de *la tête*. Les *nerfs* sont les organes au moyen des-

quels cette fonction se répand et s'exerce sur toutes les parties de l'individu ; soit qu'ayant perçu l'impression des objets extérieurs par l'intermédiaire *des sens*, ils la rapportent au cerveau, ou foyer sensitif; soit que celui-ci, qui est aussi le siége de la *volonté*, se serve de leur entremise pour la transmettre aux *muscles*, qui en sont les agents définitifs. Cette fonction ne s'exerce pas non plus d'une manière continue. Elle a, pendant le *sommeil*, sa période de repos ; son action reste alors suspendue, son excitation temporaire se calme, tandis que la nutrition, continuant à s'exercer, répare la fatigue des sens et leur rend de nouvelles forces.

Des sens, des nerfs, des muscles, un estomac, telle est donc la série d'organes que l'on retrouve, en général, dans les animaux, et dont les végétaux ne présentent aucune trace. Il peut arriver que tous ces caractères n'existent pas simultanément sur le même individu ; mais il suffit que l'un d'eux seulement s'y manifeste, pour lui imprimer le type de l'animalité, et pour empêcher qu'on ne puisse le confondre avec un végétal. En parcourant les classes et les familles animales, nous aurons occasion de remarquer les modifications qu'éprouvent les êtres de ce règne, soit dans les fonctions essentielles qui leur sont propres, soit dans les appareils et les organes qui servent à l'accomplissement de ces fonctions.

CLASSIFICATION DU RÈGNE ANIMAL,
d'après le système de G. CUVIER.

L'ensemble des êtres qui composent le règne animal a été partagé par Cuvier en quatre groupes principaux, savoir : 1° les ANIMAUX VERTÉBRÉS ; 2° les MOLLUSQUES ; 3° les ANIMAUX ARTICULÉS ; 4° les ANIMAUX RAYONNÉS ou ZOOPHYTES. Chacun de ces groupes a été divisé en un certain nombre de classes, et ces classes en ordres, comme on peut le voir dans le tableau suivant.

A. ANIMAUX VERTÉBRÉS.

1. Mammifères.

Doigts Onguiculés
1. Bimanes.
2. Quadrumanes.
3. Carnassiers. — Cheiroptères. Insectivores. Carnivores.
4. Marsupiaux.
5. Rongeurs.
6. Edentés.

Doigts Onguiculés
7. Pachydermes.
8. Ruminants.

Nageoires. 9. Cétacés.

2. Oiseaux.
1. Oiseaux de proie.
2. Passereaux.
3. Grimpeurs.
4. Gallinacées.
5. Echassiers.
6. Palmipèdes.

3. Reptiles.
1. Chéloniens.
2. Sauriens.
3. Ophidiens.
4. Batraciens.

4. Poissons.

1. Osseux ou fibreux.
Acanthoptérygiens.
Abdominaux.
Subbranchiens.
Apodes.
Plectognates.
Lophobranches.

2. Cartilagineux ou Chondroptérygiens.
Sturioniens.
Séalciens.
Cyclostomes.

B. ANIMAUX MOLLUSQUES
1. Céphalopodes.
2. Ptéropodes
3. Gastéropodes.
4. Acéphales.
5. Brachipodes.
6. Cirrhipodes.

C. Animaux articulés.

- 1. Annélides.
  - Tubicoles.
  - Dorsibranches.
  - Abranches.
- 2. Crustacés.
  - Malacostracés.
    - Décapodes.
    - Stomapodes.
    - Amphipodes.
    - Lœmodipodes.
    - Isopodes.
  - Entomostracés.
    - Branchiopodes.
    - Pœcilopodes.
- 3. Arachnides.
  - Pulmonaires.
  - Trachéennes.
- 4. Insectes.
  - 1. Myriapodes.
  - 2. Thysanoures.
  - 3. Parasites.
  - 4. Suceurs.
  - 5. Coléoptères.
  - 6. Orthoptères.
  - 7. Hémiptères.
  - 8. Névroptères.
  - 9. Hyménoptères.
  - 10. Lépidoptères.
  - 11. Rhipiptères.
  - 12. Diptères.

D. Animaux rayonnés ou zoophytes.

- Echinodermes.
  - Pédicellés.
  - Apodes.
- Intestinaux ou Entozoaires.
- Acalèphes.
- Polypes.
  - Nus.
  - A polypiers.
- Infusoires.

A. Animaux vertébrés. Cette classe, à laquelle l'homme appartient, renferme les animaux dont l'organisation est la plus compliquée et la plus parfaite. Ils présentent, pour caractère primordial, un squelette osseux, composé de plusieurs pièces annulaires nommées *vertèbres*, superposées les unes sur les autres, et formant une sorte de colonne creuse qu'on nomme colonne *vertébrale*, dont la cavité intérieure renferme le cerveau et ses dépendances. Des différents points de cette colonne partent des appendices qui forment les cavités de la *poitrine* et de l'*abdomen*, ou bien les *membres*, qui ne sont jamais qu'au nombre de quatre. Ce squelette est la charpente de l'animal; il sert d'attache aux muscles et aux ligaments qui en réunissent les parties et les recouvrent. La *tête* forme l'une des extrémités de la colonne vertébrale, et contient les yeux, les oreilles, la langue et le nez, organes de la vision, de l'audition, de la gustation et de l'olfaction. Le centre de la colonne est creusé en un canal qui renferme la moelle épinière, prolongement du cerveau, d'où partent les nerfs qui se rendent aux organes des sens ou à ceux du mouvement. L'appareil de la digestion se compose d'un canal plus ou moins allongé, que l'on nomme le *tube digestif*, lequel se termine supérieurement par la *bouche*, et inférieurement par l'*anus*. Ce tube présente plusieurs renflements, dont l'un est l'estomac; il reçoit différents fluides propres à faciliter la digestion, et qui sont sécrétés par des glandes plus ou moins volumineuses, comme les glandes salivaires, le foie, le pancréas, etc.

Les mâchoires sont au nombre de deux, l'une supé rieure, l'autre inférieure, et sont armées de dents. Les oiseaux et quelques tortues ont un bec. Le sang est rouge. La respiration s'exécute à l'aide d'un organe celluleux que l'on nomme *poumons*, et dans les poissons au moyen des *branchies*. Les membres sont disposés par paires, deux supérieurs ou antérieurs, et deux inférieurs ou posté rieurs. Dans les animaux qui vivent à terre, les membres sont disposés pour la station ou la marche; dans les oiseaux ils prennent la forme d'*ailes*, et dans les poissons ils sont élargis en *nageoires*.

1re CLASSE. Les MAMMIFÈRES composent la première classe des animaux vertébrés. Ils comprennent des êtres si différents par leurs formes et leurs dimensions, qu'il a fallu les diviser en plusieurs ordres. Cependant ils se rap prochent par des caractères de première importance. Tels sont la présence des mamelles, organe glanduleux qui contient du lait destiné à la première nourriture des jeunes individus; un cœur à deux ventricules et à circu lation double; le sang, qui est rouge et chaud; les cinq sens complets; un cerveau volumineux; enfin un diaphragme ou cloison, qui sépare la poitrine de l'abdomen.

Les mamelles sont plus ou moins nombreuses, et leur nombre est en rapport avec celui des petits qui naissent à chaque portée. Les petits naissent vivants (vivipares), tandis que dans les oiseaux, les reptiles et les poissons, ils viennent au monde enveloppés dans un œuf (ovipares). Parmi les

mammifères, le plus grand nombre vivent sur la terre;
quelques-uns, comme les chauves-souris, ont des ailes
et peuvent voler; d'autres, comme les phoques, sont
amphibies, tandis que les baleines, les dauphins et autres
cétacés vivent exclusivement dans l'eau.

Les mâchoires sont garnies de *dents* dont la forme varie
beaucoup et sert de caractère important pour la classification. Les dents *incisives* sont placées à la partie antérieure et sont taillées en forme de coin; elles servent à
couper les aliments. Chez l'homme, on en voit quatre à
la partie moyenne de chaque mâchoire. A côté d'elles,
à droite et à gauche, en haut et en bas, on voit une dent
d'une autre forme, conique, pointue, et propre à déchirer
la chair : on nomme cette sorte de dents *canines*. Enfin,
les dents *molaires* ont la couronne presque plane, mais
garnie de petites aspérités ou tubercules; elles servent à
broyer les aliments. Ces trois sortes de dents se rencontrent dans l'homme, mais n'existent pas toutes constamment chez les autres mammifères. Leur système dentaire
est en rapport avec les aliments dont ils se nourrissent, et
sert par conséquent à éclairer plusieurs autres points de
leur organisation.

La conformation de l'extrémité des membres ou des
doigts est encore un des caractères sur lesquels se fonde
la distinction des mammifères. Chez l'homme, par exemple, les doigts sont bien séparés; le pouce est disposé de
manière à pouvoir, en se rapprochant des autres doigts,
saisir les objets; c'est à cette conformation que l'on donne

le nom de *main*. Chez d'autres, le cinquième doigt ou le
pouce ne peut plus former opposition avec les autres
doigts. Il en est chez lesquels les doigts sont soudés ensemble, ou enfermés dans un étui corné que l'on nomme
sabot. Ceux dont les doigts sont mobiles et pourvus d'ongles forment six ordres, et on les nomme *onguiculés*. Les
deux ordres suivants comprennent les mammifères *ongu-
lés*, ou ceux dont les doigts sont enveloppés dans un sabot.
Le dernier ordre renferme ceux dont les doigts sont
réunis en *nageoire*. Exposons brièvement les autres caractères généraux qui s'appliquent à chacun des ordres
de cette grande classe.

1ᵉʳ Ordre. *Bimanes*. Quatre extrémités, dont les postérieures ou inférieures sont propres à la marche, et les
antérieures terminées par des mains; trois sortes de dents,
incisives, canines et molaires; corps organisé pour la
station verticale; deux mamelles pectorales. Ex. : l'homme.

2ᵉ Ordre. *Quadrumanes*. Quatre extrémités terminées
par des mains; trois sortes de dents; deux mamelles pectorales. Ex. : les singes.

3ᵉ Ordre. *Carnassiers*. Quatre extrémités, jamais terminées par des mains; trois sortes de dents; mamelles en
nombre variable. Ex. : le chien, le lion.

4ᵉ Ordre. *Marsupiaux*. Quatre extrémités, jamais terminées par des mains; système dentaire très-variable;
poche placée sous l'abdomen, et servant à contenir les
petits après leur naissance. Ex. : les sarigues, les kan-
gurous.

5ᵉ Ordre. *Rongeurs*. Extrémités analogues à celles des deux ordres précédents ; seulement deux sortes de dents : les incisives et les molaires. Ex. : les lapins, les marmottes.

6ᵉ Ordre. *Édentés*. Extrémités terminées par des doigts munis d'ongles très-longs et recourbés ; jamais d'incisives, rarement des canines, souvent point de dents. Ex. : les fourmiliers, les paresseux.

7ᵉ Ordre. *Pachydermes*. Nombre des doigts variable ; peau épaisse ; estomac simple. Ex. : l'éléphant, le cheval.

8ᵉ Ordre. *Ruminants*. Deux doigts, ou pieds fourchus ; plusieurs estomacs disposés pour ruminer. Ex. : les bœufs, les moutons.

9ᵉ Ordre. *Cétacés*. Dents en nombre variable, souvent remplacées par des lames de corne ; corps organisé pour vivre dans l'eau ; deux mamelles souvent pectorales. Ex. : la baleine, les dauphins.

2° CLASSE. Les OISEAUX, qui forment la seconde classe des animaux vertébrés, sont ovipares, à sang chaud, bipèdes, destinés à vivre dans l'air. Leurs membres antérieurs sont développés en ailes. Ils ont quatre doigts distincts, terminés par un ongle épais et recourbé. Trois de ces doigts sont placés en avant, et le quatrième en arrière, de manière à pouvoir saisir les corps arrondis ; quelquefois il y a deux doigts en avant, et deux en arrière. Chez les oiseaux qui vivent sur le bord ou à la surface des eaux, les doigts sont réunis par une membrane qui leur donne la forme d'une rame. Le squelette est formé de pièces osseuses fortement soudées, et donne un appui solide aux ailes. Les poumons adhèrent à la colonne vertébrale, et permettent à l'air d'arriver dans le col, dans l'abdomen, dans les os, et même dans les plumes, ce qui diminue le poids spécifique de l'animal. Leur corps est très-chaud, soit à cause de l'étendue des fonctions respiratoires, soit en raison de l'épaisseur de leur vêtement emplumé. La poitrine n'est pas séparée de l'abdomen par un diaphragme. Le larynx, organe de la voix, est très-développé; les organes des sens le sont peu, à l'exception de la vue, qui est très-perçante. Le bec est formé de deux pièces cornées qui se meuvent comme des mâchoires, et en tiennent lieu.

L'œuf est composé de trois parties distinctes : la coque, le blanc ou albumine, et le jaune. La coque n'est qu'une membrane destinée à protéger le germe. L'albumine a pour objet de lui fournir son premier aliment. En dehors du jaune on remarque les *chalazes*, sous la forme de brides transversales qui se réunissent en un tubercule gélatineux, qui est le germe ou l'embryon. Les œufs ont besoin d'une chaleur de 38 degrés pour éclore. Le jaune disparaît aussi au moment où le jeune oiseau se développe et brise sa coquille pour paraître au jour.

La classification des oiseaux repose principalement sur la considération du bec et des pattes. On les divise en six ordres, savoir :

1ᵉʳ Ordre. Les *Oiseaux de proie*. Bec crochu, à pointe recourbée et très-aiguë; doigts munis d'ongles crochus et acérés que l'on nomme *serres*. Ils sont carnassiers et attaquent les autres oiseaux, même les mammifères. On les divise en deux familles : les oiseaux de proie *diurnes*, ex. : les aigles, les vautours; et les oiseaux de proie *nocturnes*, ex. : les hiboux, les chouettes, les ducs.

2e Ordre. Les *Passereaux*. Ils sont très-nombreux et de formes très-variées. Ils se nourrissent d'insectes, de fruits, mais surtout de grains. Les doigts extérieurs sont unis en partie par une membrane. Ex. : les merles, les fauvettes, les moineaux, les alouettes.

3e Ordre. Les *Grimpeurs*. Deux doigts en avant et deux en arrière, ce qui leur donne beaucoup de facilité pour saisir les branches des arbres. Ils se nourrissent de grains et de fruits. Ex. : les perroquets, les pies.

4e Ordre. Les *Gallinacés*. Oiseaux lourds et peu disposés au vol. Bec convexe, narines recouvertes par une écaille cartilagineuse. Ils pondent à terre, sur un peu d'herbe. Cet ordre comprend plusieurs familles connues sous le nom d'oiseaux de basse-cour, comme les faisans, les perdrix, les pigeons, les dindons, les coqs de bruyère.

5e Ordre. Les *Échassiers*, ou oiseaux de rivage. Membres inférieurs très-allongés, pattes palmées, doigts réunis par une membrane, cou et bec très-allongés, ce qui les rend propres à saisir les poissons dont ces oiseaux se nourrissent. Ex. : les cigognes, les grues, les hérons, les bécasses.

6e Ordre. Les *Palmipèdes*. Destinés à vivre sur l'eau, ils marchent lourdement et difficilement sur la terre. Pattes entièrement palmées et propres à la nage, cou très-allongé. Ex. : les cygnes, les canards, les pélicans.

3ᵉ Classe. Reptiles. Les reptiles, animaux ovipares et à sang froid, respirent au moyen de poumons celluleux très-développés. Ils ont quatre membres ou seulement deux; l'ordre des ophidiens en manque totalement. Leur peau est nue ou recouverte d'écailles; leur système nerveux est peu irritable et peu développé. Les œufs sont enveloppés d'une membrane fort mince, en sorte que les petits éclosent au moment de la ponte. Les reptiles changent complètement de forme et d'organisation à certaines périodes de leur vie. Ils respirent d'abord au moyen de branchies, comme les poissons, et leurs membres ont la forme de nageoires. Plus tard, ils respirent avec des poumons, et leurs membres deviennent propres à la natation comme à la marche. Les reptiles se divisent en quatre ordres, dont les caractères sont bien tranchés, savoir :

1ᵉʳ Ordre. Les *Chéloniens* ou *Tortues*, pourvus d'une double cuirasse, l'une inférieure et l'autre supérieure, formées par la colonne vertébrale, le sternum et les côtes intimement soudés. Cette boîte solide, dans laquelle l'animal peut renfermer sa tête et ses membres, est recouverte d'écailles. Les mâchoires sont conformées comme le bec des oiseaux. Les tortues se nourrissent de matières végétales. Les unes vivent sur la terre, les autres dans les eaux douces ou salées; elles sont ovipares.

2ᵉ Ordre. Les *Sauriens* ou *Lézards*, reptiles à quatre pieds, quelquefois deux, recouverts d'une peau écailleuse;

mâchoires armées de dents, corps allongé, terminé par
une longue queue. Animaux terrestres à poumons vésiculeux très développés; doigts armés d'ongles ou de griffes.
Ex. : les crocodiles, les lézards, les caméléons.

3ᵉ Ordre. Les *Ophidiens* ou *Serpents*. Leur corps est cylindrique, très-allongé, terminé par une queue pointue. Ils
sont privés de membres; les mâchoires sont garnies de
dents, quelquefois de crochets mobiles, marqués d'une
rainure à la base de laquelle est une vésicule remplie de
venin. C'est cette liqueur qui, versée dans la plaie qu'a
faite la dent, produit des accidents funestes. Dans quelques espèces les œufs éclosent au moment de quitter la
mère, ce qui les rend vivipares; ex. : la vipère, le trigo-
nocéphale.

4ᵉ Ordre. Les *Batraciens*. Reptiles à quatre pieds;
doigts dépourvus d'ongles; peau nue et sans écailles;
respirant d'abord par des branchies, et ensuite par des
poumons très-développés; cœur à ventricule simple;
mâchoires pourvues de dents très-fines. Les salamandres
ont une queue; les grenouilles et les crapauds n'en ont
pas. Au moment où les œufs éclosent, les petits ne présentent point de membres apparents; ils ont une queue
comprimée et une sorte de bec corné. Ils se nomment alors
têtards. Dans la deuxième époque de leur vie, les membres
apparaissent et les poumons se développent.

4ᵉ CLASSE. Les Poissons forment une très-grande classe
parfaitement caractérisée. Toutes leurs parties sont diposées
relativement à l'élément aqueux dans lequel ils vivent. La

conformation générale de leur corps, les nageoires, la queue dont ils sont armés, sont remarquablement propres à la natation. Les poissons respirent à l'aide de *branchies*, organe feuilleté à travers lequel l'eau passe, et avec elle l'air dont elle est chargée. Les lames des branchies sont recouvertes par une membrane qui communique avec le cœur par de nombreux vaisseaux. Le cœur est simple, c'est-à-dire à un seul ventricule et une seule oreillette, comme dans les reptiles. La peau est recouverte d'écailles imbriquées. Les mâchoires sont armées de dents. Les testicules, dans les mâles, sont placés dans l'abdomen : ce sont deux glandes connues sous le nom de *laitances*. Chez les femelles, les ovaires occupent le même espace dans l'abdomen; elles pondent une grande quantité d'œufs, que le mâle féconde après la ponte, en passant au-dessus. Les nageoires qui répondent aux membres antérieurs des mammifères se nomment *pectorales*; celles qui répondent aux membres postérieurs sont appelées *abdominales*. Celle du dos se nomme *dorsale*; une autre, placée près de l'anus, est la nageoire *anale*; enfin, la queue elle-même n'est autre chose qu'une nageoire que l'on nomme *caudale*. C'est sur ce caractère qu'est fondée en partie la classification des poissons. On appelle *vessie natatoire* un organe creux rempli d'air, placé dans la partie supérieure de l'abdomen. Cet organe sert à diminuer leur poids spécifique, et en le dilatant ou en le contractant, les poissons acquièrent la faculté de descendre, de monter dans l'eau, ou de se maintenir en équilibre à sa surface. Leur squelette est tantôt *osseux*, tantôt *cartilagineux* : ce qui les a fait d'abord séparer en deux grandes divisons, lesquelles sont ensuite subdivisées en neuf ordres. Les poissons *osseux* composent la première division, qui comprend six ordres, savoir :

1er Ordre. *Acanthoptérygiens*. Nageoire dorsale divisée en deux; la première portion est soutenue par des rayons épineux dont on trouve quelques-uns à l'anale et aux abdominales.

Le 2e, le 3e et le 4e ordre renferment les poissons osseux nommés *malacoptérygiens*, dont les rayons de la dorsale sont mous. Dans les *abdominaux* (2e ordre), les nageoires ventrales sont situées en arrière de l'abdomen. Dans les *subbranchiens* (3e ordre), elles sont suspendues à l'appareil de l'épaule. Enfin, dans les *apodes* (4e ordre), ces nageoires manquent tout-à-fait.

5e Ordre. *Plectognates*. Os maxillaire et arcade palatine engrenés au crâne; divisés en deux familles : les *gymnodontes* et les *sclérodermes*.

6e Ordre. *Lophobranches*. Mâchoires complètes; branchies ayant la forme d'une série de petites houppes.

La 2e division renferme les poissons *cartilagineux* ou *chondroptérygiens*; elle comprend les trois ordres suivants :

7e Ordre. *Cyclostomes*. Mâchoires soudées en un anneau immobile; branchies ouvertes par des trous nombreux.

8e Ordre. *Sélaciens*. Branchies semblables à celles des précédents, mais non les mâchoires.

9e Ordre. *Sturioniens*. Branchies ouvertes, comme à l'ordinaire, par une seule fente garnie d'un opercule.

Chacune des branches de l'histoire des vertébrés peut former l'objet d'une étude très-étendue, et presque d'une science complète qui porte un nom particulier. Ainsi, l'histoire des mammifères se nomme la *mammologie* ; celle des oiseaux s'appelle l'*ornithologie* ; celle des reptiles est l'*erpétologie*, et l'histoire des *poissons* prend le nom d'*ichthyologie*.

B. ANIMAUX MOLLUSQUES. Les mollusques, qui forment la deuxième branche du règne animal, et qui comprennent les coquillages, les vers et les tuyaux de mer, sont dépourvus de squelette. Les muscles qui servent au mouvement de l'animal sont attachés à la peau qui le recouvre entièrement, et qui est molle, contractile en tous sens, quelquefois nue, souvent recouverte d'inscrutations calcaires, de plaques pierreuses que l'on nomme *coquilles*, et qui varient de nombre, de formes et de couleurs. Tantôt les coquilles sont d'une seule pièce, comme dans les limaçons ; on les nomme *univalves* ; tantôt elles sont doubles, comme dans les huîtres, et elles portent le nom de *bivalves* ; quand elles sont formées de plusieurs pièces, comme chez les anatifes, on les appelle *multivalves*.

Leur système nerveux se compose de plusieurs masses éparses, plus ou moins volumineuses, réunies par des filets nerveux, et dont la principale constitue le cerveau. La circulation est double, et s'opère à l'aide d'un système veineux et d'un système artériel. Les mollusques respirent, comme les poissons, au moyen de branchies. Les organes de la digestion se composent d'une ouverture qui forme

une bouche sans mâchoires, et qui communique directement avec l'estomac, avec ou sans œsophage. Les membres n'existant pas, la progression s'exécute par la seule
contractilité de la peau. Les mollusques sont souvent hermaphrodites. La fécondation s'opère tantôt par un seul
individu, tantôt par un double accouplement, comme dans
les hélices et quelques annélides. Les organes des sens
n'existent pas tous ; ceux du goût et de la vue sont faibles.
Les yeux sont tantôt sessiles, tantôt portés sur un pédicule
plus ou moins long. Le toucher ne s'exerce que par la
peau. On les divise en deux grandes classes ; les *acéphales*
et les *céphalés*. Chacune de ces classes est elle-même subdivisée en trois ordres que nous allons successivement
décrire.

1er Ordre. *Céphalopodes*. Le corps a la forme d'un sac
ouvert par-devant ; il en sort une tête bien développée,
autour de laquelle sont placés de forts appendices, au
moyen desquels ils marchent et agissent ; ils habitent les
mers. Ex. : les sèches, les poulpes, les argonautes.

2e Ordre. *Ptéropodes*. La tête se distingue du reste du
corps, mais elle n'a que de courts appendices en forme d'aile sou de nageoires membraneuses. Ex. : les clios, les hyales.

3e Ordre. *Gastéropodes*. Tête distincte ; on trouve sous
le ventre un disque charnu, sur lequel s'appuie le corps
pour ramper. Ex. : les hélices. Cet ordre se divise en huit
familles : les pulmonés, les nudibranches, les inférobran-
ches, les tectibranches, les hétéropodes, les pectinibran-
ches, les scutibranches et les cyclobranches.

4ᵉ Ordre. *Acéphales.* La tête n'est pas distincte ; la bouche est cachée dans le manteau, ainsi que les branchies et les viscères. Coquille bivalve ; animaux hermaphrodites, aquatiques. Ex. : les moules, les huîtres.

5ᵉ Ordre. Les *Brachiopodes*, sans tête, comme les précédents ; la bouche est entourée de tentacules mobiles et charnus dont ils se servent pour saisir les objets. Coquilles bivalves. Ex. : les orbicules.

6ᵉ Ordre. *Cirrhipodes.* Également acéphales, ils diffèrent des précédents par des tentacules nombreux, cornés, articulés. Coquille fixée, dépourvue de locomotion. Ex. : les lepas.

La plupart des mollusques peuvent servir d'aliment.

C. ANIMAUX ARTICULÉS. La troisième branche du règne animal comprend les animaux dont l'organisation a pour caractère principal d'être formée d'articulations ou de pièces mobiles articulées, comme les vers, les insectes, les écrevisses, etc. La peau, rarement molle, souvent cornée ou pierreuse, se divise en segments ou *articles.* Six membres au moins, excepté lorsqu'ils manquent tout-à-fait. Le système nerveux consiste en de longs cordons placés sous le ventre, renflés d'espace en espace par des nœuds ou ganglions d'où partent de nombreux filets. Les mâchoires, quand ils en sont pourvus, sont latérales et se nomment *mandibules.* Les articulés respirent au moyen de branchies lorsqu'ils sont aquatiques, et par des trachées lorsqu'ils vivent dans l'air. La circulation varie beaucoup ; elle a lieu tantôt à l'aide d'un cœur, tantôt au moyen des

trachées, qui paraissent servir également de vaisseaux san-
guins. La vue est le seul sens bien développé. Une seule
famille montre de l'ouïe. Le toucher s'exerce au moyen
des *antennes*, organe particulier placé à la partie antérieure
de la tête, aussi composé de pièces articulées, et qui servent de caractère pour la distribution des genres. On divise les animaux articulés en quatre classes : les annélides,
les crustacés, les arachnides et les insectes.

1ʳᵉ CLASSE. Les ANNÉLIDES. Ce sont des vers à sang rouge,
dépourvus de pieds. Leur corps est mou, formé d'anneaux
ou de segments dont le premier, qui est la tête, diffère à
peine des autres, quoiqu'il renferme la bouche et les organes des sens. Leur circulation est double, c'est-à-dire
artérielle et veineuse. Ils portent à la face inférieure du
corps, au lieu de membres, des soies raides sur lesquelles
ils s'appuient pour ramper ; ils respirent au moyen de
branchies et sont presque tous aquatiques. Les annélides
sont divisés en trois ordres.

1ᵉʳ Ordre. *Tubicoles.* Munis de branchies disposées en
panaches et placées à la tête ; coquille tuberculeuse. Ex. :
les serpules, les amphitrites.

2ᵉ Ordre. *Dorsibranches.* Branchies en forme d'arbres
ou de lames, placées à la partie moyenne et latérale du
corps. Souvent pourvus de tuyaux calcaires qui leur servent de fourreaux. Ex. : les néréides, les aranicoles.

3ᵉ Ordre. *Abranches.* Dépourvus entièrement des organes de la respiration. C'est parmi eux que l'on trouve les
sangsues et les lombrics ou vers de terre.

2ᵉ CLASSE. Les CRUSTACÉS. Les crabes, les écrevisses, les homards, font partie de cette classe d'animaux, remarquables par l'enveloppe plus ou moins dure, crustacée ou calcaire, qui recouvre les différentes parties de leur corps. Leur sang est blanc, leur circulation est double; ils respirent au moyen de branchies diversement situées, soit sur les bords du test qui les enveloppe, soit extérieurement, sur les parties latérales du corps. Le système nerveux se compose tantôt de nombreux renflements disposés par paires, tantôt de deux ganglions noueux, dont l'un est situé à la tête et l'autre au thorax. Ils ont ordinairement quatre antennes, six mâchoires latérales, et cinq paires de pieds au moins. Leurs yeux sont quelquefois à facettes et portés sur un appendice articulé; d'autres fois simples et sessiles. On divise les crustacés, d'abord en deux grandes sections : 1° les *Malacostracés*, qui ont les téguments plus ou moins durs et calcaires, et de dix à quatorze pieds terminés par des pinces; ils comprennent cinq ordres; 2° les *Entomostracés*, insectes à coquilles ou téguments minces, cornés; un test d'une ou de deux pièces, en forme de bouclier ou de coquille bivalve, recouvre tout le corps. Cette division forme deux ordres, en sorte que les crustacés renferment les sept ordres suivants :

1ᵉʳ Ordre. *Décapodes.* Dix pattes en cinq paires; tête réunie au thorax et recouverte par le test; branchies placées sous la carapace; les deux pieds antérieurs en forme de pinces. Deux familles : les *brachyoures,* qui ont la queue plus courte que le tronc, ex. : les crabes; et les *macroures,* dont la queue est plus longue que le tronc, ex. : les écre-visses, les homards, les langoustes.

2ᵉ Ordre. *Stomapodes*. Nombre de pieds variable ; les deux antérieurs rapprochés de la bouche. Branchies dé-couvertes et adhérentes aux pattes. Deux familles : les *unicuirassés*, dont le test est simple, ex. : les squilles ; et les *bicuirassés*, dont la carapace est divisée en deux parties, ex. : les phyllosomes.

3ᵉ Ordre. *Amphipodes*. Yeux sessiles et immobiles ; bran-chies vésiculaires à la base des pattes ; tête séparée du tronc, corps arqué et comprimé latéralement. Ex. : les crevettes.

4ᵉ Ordre. *Læmodipodes*. Les deux pieds antérieurs font partie de la tête ; la queue existe à peine. Corps filiforme. Ex. : les cyames.

5ᵉ Ordre. *Isopodes*. Quatorze pieds à peu près égaux ; corps large et aplati, formé de segments égaux, à la suite les uns des autres. Ex. : les cloportes.

6ᵉ Ordre. *Branchiopodes*. Bouche composée de six à huit pièces, avec les branchies antérieures. Crustacés microscopiques. Ex. : les monocles.

7ᵉ Ordre. *Pœcilopodes*. Ni mâchoires ni mandibules ; corps recouvert d'un test en bouclier ; pattes de formes variées. Ex. : les limules.

3ᵉ CLASSE. Les ARACHNIDES. Les arachnides ont ordinai-rement huit pieds articulés ; la tête et le thorax sont réunis en une seule pièce ; ils n'ont ni ailes ni antennes, comme les insectes; leur peau est molle; ils respirent par des poumons ou des trachées, ouvertes par des stigmates placés sous l'abdomen. Les yeux, en nombre variable, sont simples et lisses; la bouche est armée de mâchoires. La circulation est double. Ils se nourrissent ordinairement d'insectes. Un très-petit nombre d'arachnides vivent dans l'eau. Cette classe se divise en deux ordres :

1er Ordre. *Pulmonaires.* Ils respirent au moyen de sacs celluleux qui tiennent lieu de poumons. Deux familles : les *fileuses*, dont les palpes sont sans pinces et terminés par de petits crochets, ex. : les araignées; et les *pédipalpes*, dont les palpes, très-longs, sont terminés par une sorte de griffe, ex. : les tarentules, les scorpions.

2e Ordre. *Trachéennes.* Munies de trachées rameuses au moyen desquelles elles respirent. Trois familles : les *faux scorpions*, les *pycnogonides* et les *holètres*, parmi lesquels on trouve les mites et les acarus.

4e CLASSE. LES INSECTES. Cette classe est la plus nombreuse du règne animal et celle dans laquelle on remarque les formes les plus variées. Leur corps se divise en trois parties et en un grand nombre d'articles. Ces trois parties sont : 1° la tête, qui porte les antennes, la bouche et les yeux; 2° le thorax ou corselet, qui supporte les pieds et les ailes; 3° l'abdomen, qui renferme les viscères principaux. Tous les insectes ne sont pas pourvus d'ailes; ceux qui en sont pourvus ne les apportent point en naissant. Avant le moment où elles se développent, ils passent par deux formes : celle de *chenille* et celle de *chrysa-*

lide. La respiration s'exécute au moyen de trachées qui reçoivent l'air par des stigmates ouverts sur les côtés. Un long canal qui s'étend le long du dos, et que l'on nomme *vaisseau dorsal*, paraît remplir les fonctions de cœur. Les insectes ont, le plus souvent, six pieds attachés au thorax. Le nombre des ailes varie de deux à quatre. Chez quelques-uns, elles sont recouvertes par deux lames cornées, opaques, mobiles, qu'on nomme des *élytres*, sorte d'étui qui cache les ailes; les insectes qui en sont pourvus se nomment *coléoptères*.

Latreille a partagé les insectes en douze ordres. Les trois premiers ordres sont composés de ceux qui sont privés d'ailes, ne changent point sensiblement de formes et d'habitudes, et sont sujets seulement, soit à de simples mues, soit à une ébauche de métamorphose.

1er Ordre. *Myriapodes.* Ils ont plus de six pieds (vingt-quatre et au-delà), disposés dans toute la longueur du corps sur une suite d'anneaux qui en portent chacun une ou deux paires, et dont la première, et même dans plusieurs, la seconde, semblent faire partie de la bouche. Ex. : les iules, les scolopendres.

2e Ordre. *Thysanoures.* Six pieds; abdomen garni sur les côtés de pièces mobiles en forme de fausses pattes, ou terminé par des appendices propres pour le saut. Ils sont *aptères* (sans ailes). Ex. : les lépismes et les podures.

3e Ordre. *Parasites.* Six pieds, point d'ailes. Ils n'offrent pour organes de la vue que des yeux lisses. Leur bouche est, en grande partie, inférieure, et ne consiste que dans un museau renfermant un suçoir rétractile, ou dans une fente située entre deux lèvres, avec deux mandibules en crochet. Ex. : les poux et les ricins.

4ᵉ Ordre. *Suçeurs.* Six pieds, pas d'ailes ; leur bouche est composée d'un suçoir renfermé dans une gaîne cylindrique de deux pièces articulées. Ex. : la puce.

5ᵉ Ordre. *Coléoptères.* Six pieds ; quatre ailes dont les supérieures sont en forme d'étui ; des mandibules et des mâchoires pour la mastication ; des ailes inférieures pliées seulement en travers, à étuis crustacés. Ils subissent une métamorphose complète. Ex. : les hannetons, les scarabés, les cantharides.

6ᵉ Ordre. *Orthoptères.* Six pieds ; quatre ailes, dont les supérieures en forme d'étui ; des mandibules et des mâchoires ; les ailes inférieures pliées en deux sens, ou simplement dans leur longueur ; étuis ordinairement coriaces ; ils ne subissent que des demi-métamorphoses. Ex. : les blattes, les sauterelles.

7ᵉ Ordre. *Hémiptères.* Six pieds ; quatre ailes ; les deux supérieures en forme d'étui crustacé, avec l'extrémité membraneuse ; ou semblables aux inférieures, mais plus grandes et plus fortes. Mandibules et mâchoires remplacées par des soies formant une sorte de suçoir renfermé dans une gaîne articulée, cylindrique ou conique ; en forme de bec. Ex. : les punaises, les cigales.

8ᵉ Ordre. *Névroptères.* Six pieds ; quatre ailes membraneuses et nues ; des mandibules et des mâchoires. Ailes finement réticulées ; les inférieures ordinairement de la grandeur des supérieures, ou plus étendues dans leur diamètre. Ex. : les libellules ou demoiselles.

9ᵉ Ordre. *Hyménoptères.* Six pieds ; quatre ailes membraneuses et nues ; mandibules et mâchoires ; les ailes inférieures plus petites que les supérieures. L'abdomen des femelles presque toujours terminé par une tarière ou un aiguillon. Ex. : les cynips, les fourmis.

10ᵉ Ordre. *Lépidoptères.* Six pieds ; quatre ailes membraneuses couvertes de petites écailles colorées, semblables à une poussière. Une pièce cornée en forme d'épaulette rejetée en arrière, insérée au-devant de chaque aile supérieure ; les mâchoires remplacées par deux filets tubulaires réunis, et composant une espèce de langue roulée en spirale sur elle-même. Ex. : les papillons.

11ᵉ Ordre. *Rhipiptères.* Six pieds ; deux ailes membraneuses plissées en éventail ; deux corps crustacés, mobiles, en forme de petites élytres, situés à l'extrémité antérieure du thorax. Pour organes de la manducation, de simples mâchoires en forme de scies, avec deux palpes. Ex. : les lénos.

12ᵉ Ordre. *Diptères.* Six pieds ; deux ailes membraneuses étendues, accompagnées, dans presque tous, de deux corps mobiles, en forme de balanciers, situés en arrière, et pour organe de la manducation, un suçoir composé d'un nombre variable de soies, renfermées dans une gaîne inarticulée, le plus souvent sous la forme d'une trompe, terminée par deux lèvres. Ex. les mouches, les abeilles.

L'histoire des insectes forme une partie importante et vaste de la zoologie, qui porte le nom d'*entomologie*.

D. ZOOPHYTES, ou ANIMAUX RAYONNÉS. Les animaux qui composent cette quatrième branche du règne animal sont fort éloignés de l'organisation qui caractérise les êtres précédemment étudiés. Jusqu'ici nous avons vu les organes des sens et du mouvement disposés d'une manière symétrique aux deux côtés d'un axe ou d'une ligne médiane ; la face antérieure et la face postérieure étaient dissemblables. Dans les zoophites, au contraire, ils sont disposés, en rayonnant, autour d'un centre ou point commun : c'est ce qu'on remarque dans les oursins et les astéries ou étoiles de mer. D'autres s'éloignent de cette disposition, car c'est, du reste, la branche du règne animal dans laquelle les individus diffèrent le plus entre eux. Il en est dans lesquels on aperçoit encore les traces du système nerveux, comme dans les vers intestinaux ; les autres en sont tout-à-fait dépourvus. Les organes des sens paraissent manquer complétement, ainsi que ceux de la respiration ; la circulation n'est que rudimentaire. Quant aux organes digestifs, ils varient beaucoup. Tantôt on remarque un canal alimentaire terminé par une bouche et par un anus, avec quelques renflements intermédiaires : tantôt il n'existe qu'une poche munie d'une seule ouverture. Dans les derniers ordres, on ne voit aucune trace des organes digestifs. Les organes de la génération sont visibles et distincts dans les vers intestinaux ; ailleurs, ils sont réunis sur le même individu, ou bien ne paraissent pas exister. Dans ce cas, la multiplication s'opère par germes ou bourgeons qui se développent sur les différentes parties de l'animal, et s'en détachent ensuite pour reproduire d'autres individus. On observe un mode de génération semblable chez les végétaux.

Les individus, dans les zoophytes, sont quelquefois réunis en grand nombre, soudés ou greffés, et forment ainsi des individus composés, comme on l'observe dans les éponges, les coraux, les polypes à polypiers qui sont réunis sur un axe calcaire, corné ou spongieux, présentant un tronc commun, avec des branches et des rameaux. Comme on le voit, l'analogie des formes et de l'organisation justifie jusqu'à certain point le nom qu'on leur a donné, et qui indique qu'ils participent à la fois de l'animal et de la plante.

Les zoophytes se divisent en cinq classes : les *échinodermes*, les *intestinaux*, les *acalèphes*, les *polypes*, et les *infusoires*.

1re CLASSE. LES ÉCHINODERMES. Cette classe renferme des animaux dont la peau, plus ou moins dure et calcaire, est munie de tubercules ou d'épines mobiles, comme on le voit chez les oursins. Ils ont une forme globuleuse ou étoilée; leur bouche est garnie de dents calcaires; ils ont un intestin distinct, et quelques organes servant à la génération, à la respiration et à la circulation. Ils se divisent en deux ordres.

1er Ordre. *Echinodermes pédicellés*. Munis de pieds en forme de tentacules. Ex. les oursins, les astéries.

2e Ordre. *Echinodermes apodes*. Dépourvus de pieds. Ex. : les siponcles et les miniades.

2e CLASSE. LES INTESTINAUX OU ENTOZOAIRES. Animaux de forme très variée, qui, pour la plupart, vivent dans les organes digestifs des autres animaux. Ils ont la peau nue, musculaire et contractile; un canal digestif complet, et des organes générateurs séparés; ils ont un système nerveux et un système vasculaire; ils sont ovipares; ils forment deux ordres.

1er Ordre. *Intestinaux cavitaires*. Pourvus d'un canal alimentaire flottant dans une cavité abdominale, terminé par une bouche et un anus. Ex. : les ascarides.

2e Ordre. *Intestinaux parenchymateux*. Le corps renferme dans son parenchyme des viscères qui ressemblent à des ramifications vasculaires. Ex. : les ténias.

3e CLASSE. LES ACALÈPHES, ou orties de mer. Cette classe renferme des animaux dans lesquels les organes digestifs consistent dans une poche ou un sac n'ayant qu'une seule ouverture, qui sert à la fois de bouche et d'anus, et qui est entourée de tentacules propres à la fois au tact et à la locomotion. On n'y remarque aucune trace de système circulatoire, de nerfs ou d'organes de la génération. Ils se divisent en deux ordres.

1er Ordre. *Acalèphes fixes*. Ils s'attachent aux rochers par leur extrémité inférieure. Ex. : les actinies.

2ᵉ Ordre. *Acalèphes flottants*. Ils sont libres et flottent sur l'eau. Ex. : les méduses.

4ᵉ Classe. Les Polypes. Le corps des animaux de cette classe est cylindrique ou conique ; il est armé de bras ou de tentacules plus ou moins longs et nombreux. On ne trouve à l'intérieur qu'un parenchyme gélatineux au milieu duquel est l'estomac, ainsi que les traces d'organes de la génération. Ils se reproduisent par bourgeons, et peuvent se souder ensemble pour former des animaux agrégés. Ils adhèrent parfois à une tige ramifiée, pierreuse, que l'on nomme polypier. Cette classe forme deux ordres.

1ᵉʳ Ordre. *Polypes nus*. Aucune enveloppe particulière ; ils n'adhèrent point à un axe commun, ligneux ou corné. Ex. : les hydres, les vorticelles.

2ᵉ Ordre. *Polypes à polypiers*. Ils sont réunis sur une tige solide, rameuse, ayant quelquefois la forme de réseau. Ex. : les coraux, les madrépores, les éponges, la coralline.

5ᵉ Classe. Les infusoires. Lorsqu'on examine au microscope de l'eau dans laquelle on a fait infuser une substance végétale ou animale, on y découvre une multitude de corps très-variés dans leur forme, mais qui se meuvent d'eux-mêmes, ce qui ne permet pas de douter que ce ne soient des animaux : c'est à eux que l'on donne le nom d'*animaux infusoires*. Ils semblent n'être, pour la plupart, que des molécules gélatineuses, plus ou moins allongées, dépourvues de sens, quoique leur peau soit contractile. Leur petitesse ne nous permet pas d'apercevoir les autres organes ; dans quelques-uns, néanmoins, on peut découvrir les traces de l'appareil nutritif, qui paraît avoir son siége dans la peau. Cette classe a été divisée en un grand nombre d'ordres, de familles et de genres. Ces animaux, qu'on appelle aussi *microscopiques*, ont été l'objet de l'étude spéciale de plusieurs savants naturalistes.

Nous n'avons pu que tracer ici d'une manière large et rapide l'esquisse des principales divisions du règne animal. Quoique cette étude se rattache par un petit nombre de points à l'art pharmaceutique, elle n'en est pas moins digne d'une application sérieuse, en ce que la zoologie forme l'une des trois grandes branches de l'histoire naturelle, celle dont l'homme lui-même fait partie, ainsi que les animaux qui l'entourent et auxquels son existence est si intimement attachée.

CHAPITRE V.

Histoire naturelle des Drogues.—Manipulations chimiques.—
Examens, Thèse.

> Je suis persuadé qu'il n'y a aucun médecin,
> ni apothicaire, qui ne puisse, dans le cours
> de sa vie, découvrir la vertu particulière de
> quelque drogue, s'il veut s'y attacher.
>
> (LÉMERY, *Dictionn. des Drogues*, *Préf.*, XIII.)

> Si le jeune pharmacien doit faire sa pre-
> mière étude des manipulations dont l'usage
> seul peut donner l'habitude, il doit y revenir
> encore lorsqu'il a acquis des connaissances
> scientifiques plus exactes.
>
> (SOUBEIRAN, *Manuel de Pharm.*, VIII.)

C'est aux diverses branches de l'histoire naturelle que
la connaissance des drogues emprunte ses premiers éléments ; mais il en est beaucoup d'autres qui la complètent
et qui en forment une étude assez vaste, à laquelle on donne
le nom d'*Histoire naturelle Pharmaceutique*. En effet,
connaître la nomenclature, la classification et les principaux caractères d'un être naturel, n'est pas encore le connaître comme substance médicinale. D'ailleurs, l'art de
guérir n'emploie souvent qu'une partie de ce corps, d'autres fois l'un de ses produits immédiats naturels, ou bien l'un
des principes qui résultent des modifications que la chimie
lui a fait subir. Le pharmacien doit aussi connaître la sy-

nonymie des drogues, c'est-à-dire les différents noms
qu'une même substance a portés à différentes époques,
dans diverses langues, ou dans divers pays. Lorsque ces
substances sont originaires de contrées lointaines et sont
fournies par le commerce, il doit pouvoir les reconnaître à
des caractères certains, apprécier leur pureté, leur conservation, leur bonne qualité réelle et apparente; découvrir
les altérations ou les falsifications qu'elles auraient éprou-
vées. Enfin, il doit connaître leur analyse, leurs usages
économiques et industriels, ainsi que tous les détails qui
se rapportent à leur origine, à leur histoire et aux préparations qu'elles subissent avant d'être livrées au commerce
ou à la consommation. On conçoit que cette étude serait immense si elle s'appliquait à tous les êtres de la nature ; mais
elle se borne nécessairement aux substances employées
en médecine, ou, du moins, à celles dont les propriétés
bien tranchées peuvent faire supposer qu'elles auraient
quelque efficacité dans certaines maladies.

L'ordre dans lequel les drogues proprement dites doivent être étudiées est assez difficile à établir. Il est évident
qu'ici la classification naturelle ne saurait suffire : 1° parce
que le trop grand nombre de lacunes que laisseraient les
substances inertes ou inusitées romprait tous les liens qui
unissent les diverses divisions de la science ; 2° parce que
les parties détachées de chaque corps naturel ne présen-
teraient pas une analogie suffisante pour pouvoir les grouper régulièrement ; 3° enfin, parce que certains produits
immédiats n'auraient aucune place dans les classifications

méthodiques qui s'appliquent aux différentes branches de
l'histoire naturelle. Il a donc fallu créer, pour cette
étude, un ordre tout artificiel et plus ou moins arbitraire,
uniquement applicable à l'étude des substances médicinales, et dont nous allons donner une idée.

La connaissance des drogues s'acquiert surtout par
l'habitude de les voir, de les toucher, de les examiner
sous différents aspects et de les comparer entre elles. Il est
certain que l'un des meilleurs moyens d'acquérir cette connaissance, c'est de composer un *Droguier*. Or, comme
dans toute collection il faut établir un ordre quelconque,
celui qui paraît ici le plus convenable est de réunir, par
séries, les substances ou les parties de substances qui ont
entre elles une analogie évidente de nature, d'origine ou de
formes extérieures. Ainsi, parmi les végétaux, les racines,
les tiges, les bois, les écorces, les fleurs, les feuilles, les
bulbes, les semences, les fruits formeront autant de divisions principales. On réunira de la même manière les produits immédiats, tels que les gommes, les fécules, les sucs
épaissis, les huiles, les résines, les produits sucrés, les
huiles volatiles, ainsi que les sels et les autres principes
que la chimie a su découvrir ou développer dans les végétaux. Dans le règne animal, on réunira par groupes les
animaux qui s'emploient dans leur intégrité, leurs parties
détachées, mais solides, les humeurs, les sécrétions, les
huiles animales et les principes immédiats. Enfin, pour les
minéraux, on rapprochera de la même manière les corps
simples et les corps composés de ce règne ; mais ici, l'ordre

naturel n'étant point contrarié par l'organisation, rien n'empêchera que l'on ne suive rigoureusement les classifications méthodiques qui s'appliquent au règne minéral.

Un droguier bien composé doit non-seulement contenir des échantillons rares et choisis avec soin, mais aussi des échantillons de toutes les *sortes* répandues dans le commerce. Il faut surtout les avoir dans le meilleur état d'intégrité et de conservation. On les renferme dans des bocaux de verre, bouchés ou luttés soigneusement, sur lesquels on place une étiquette ou seulement un numéro d'ordre. Ce dernier moyen oblige la mémoire à faire quelque effort pour reconnaître et désigner les objets à la première inspection. Chaque numéro se rapporte à un catalogue qui présente, pour chaque substance, sa nomenclature, sa synonymie complète, et son historique très-abrégé. Une collection de drogues, ainsi qu'un herbier, doit être visitée fréquemment, soit pour soustraire les échantillons à l'action des insectes, soit pour renouveler ceux qu'une cause quelconque aurait altérés.

L'étude de l'histoire naturelle médicale et la formation d'un droguier inspireront infailliblement à l'élève le goût des recherches qui se rapportent à cette partie si importante de l'art pharmaceutique. Dans les progrès futurs de la médecine, c'est évidemment aux pharmaciens qu'est réservé l'honneur de découvrir les substances dans lesquelles la thérapeutique doit trouver de nouvelles ressources, de les décrire, de les analyser, d'en extraire les principes actifs, et de les présenter sous une forme com-

mode et durable. Ce point de vue est celui auquel les
pharmaciens jaloux de contribuer à l'avancement de l'art
de guérir doivent le plus s'attacher. La spécialité et l'é-
tendue de leurs connaissances sur ce point les mettent à
même de rendre à la médecine des services qu'elle cher-
cherait vainement ailleurs; et, sous ce rapport, les fastes
de la science rendent déjà aux pharmaciens une justice
éclatante et complète.

Nous avons vu plus haut qu'à la même époque l'élève
aurait à suivre un cours d'analyse chimique et un cours
de toxicologie. Je ne pense pas qu'il soit difficile de faire
comprendre aux jeunes gens l'utilité et l'importance de
ces deux cours, et la nécessité pour eux de se livrer à
cette partie de leurs études avec une application toute
particulière. Les pharmaciens sont souvent appelés à
donner leur avis à l'occasion de circonstances graves qui
intéressent parfois la société tout entière : l'analyse des
substances alimentaires ou des boissons que l'on suppose
falsifiées; les questions juridiques dans lesquelles le ma-
gistrat a besoin d'être éclairé par le naturaliste, le chimiste ou le physicien; les recherches relatives aux em-
poisonnements; l'assainissement des habitations, des
ateliers, des prisons et des hospices. Tous les travaux de
cette nature qui se rapportent à la médecine légale et à
la salubrité publique, ne sauraient se passer du concours
de leurs lumières, et c'est dans les cours de chimie générale, d'analyse et de toxicologie, qu'ils puiseront la plupart des connaissances indispensables pour cet objet.

A ces derniers cours se lie aussi l'étude des manipula
tions chimiques les plus délicates. L'analyse chimique et
la toxicologie ne sauraient s'apprendre uniquement à l'aide
de leçons orales ; ce n'est pas même dans une officine que
l'on peut acquérir l'habileté spéciale propre aux recherches de cette nature. Ce n'est que dans une école, dans
un laboratoire pourvu de toutes les ressources, de tous les
ustensiles nécessaires, et sous les yeux même d'un professeur, que l'on peut s'exercer avec fruit à la pratique
des opérations minutieuses et compliquées qui se rapportent à ces deux parties de la science, et à résoudre les
problèmes importants que présentent d'ordinaire les
questions de médecine légale. Cette étude sera surtout
utile aux pharmaciens destinés à habiter des provinces
éloignées des écoles ou des grandes villes. L'analyse des
eaux minérales naturelles, des minerais métalliques, la
recherche des poisons, des falsifications relatives aux
drogues et aux aliments, les questions relatives à l'altération des écritures par des moyens chimiques, et une foule
d'autres investigations analogues rentrent naturellement
dans les attributions du pharmacien, véritable représentant, dans certaines localités, des sciences physiques,
naturelles, mais surtout de la chimie, qui s'applique aujourd'hui à tous les arts comme à toutes les branches de
l'industrie.

Après avoir conduit le jeune élève à travers la longue
série de ses études et les diverses périodes de son éducation
pharmaceutique, il nous reste à dire quelques mots sur les

épreuves par lesquelles il doit se montrer digne du titre
qu'il ambitionne, et à la hauteur des fonctions qui y sont
attachées. Nous avons montré dans un autre écrit[1] la
nécessité de donner à ces épreuves un haut caractère de
certitude et d'authenticité qui ne puisse laisser aucun
doute sur le mérite des candidats qui les ont subies. Nous
avons appuyé sur de nombreux motifs l'utilité de les rendre plus sévères et plus probantes. Nous avons demandé
qu'à l'avenir il n'y eût qu'un seul ordre de pharmaciens
admis à des conditions égales ; que le nombre des écoles
fût doublé, et que l'ensemble des cours fût complété dans
chaque école ; enfin, que les réceptions reçussent un
nouvel éclat de l'intervention des pharmaciens exerçants,
dans les actes probatoires. La plupart de ces mesures ont
déjà reçu de l'opinion publique une sorte de sanction, et
nous ne doutons pas que le gouvernement ne témoigne,
en les adoptant, sa ferme volonté de hâter les perfection-
nements de notre profession. Une mesure à laquelle nous
attacherions aussi une importance réelle, serait d'exiger
des récipiendaires qu'ils eussent à présenter et à soutenir
une thèse écrite, sur l'un des points capitaux de l'art pharmaceutique ou sur une proposition relative à l'une des
sciences accessoires. Il est évident que la thèse imposée
encore aujourd'hui par les réglements, n'est qu'une forma-
lité presque illusoire, tandis qu'une dissertation inaugu-

---

[1] RAPPORT *sur la Réorganisation de la Pharmacie en France*, fait à la
Société de Pharmacie de Paris, et à la Société de prévoyance des Pharmaciens de la Seine, au nom d'une commission, etc. Paris, 1854, in-8°.

rale, préparée à loisir et écrite avec soin, qui viendrait couronner tout l'ensemble des épreuves, serait un bien meilleur témoignage de la capacité et de l'instruction du candidat. Déjà quelques hommes, jaloux de multiplier les preuves de leur aptitude, ont donné cet heureux exemple, et nous ne saurions trop encourager les jeunes gens à le suivre, en attendant que cette mesure devienne, dans une nouvelle loi, une condition expresse pour les réceptions à venir.

CHAPITRE VI.

Moralité de la profession. — Moralité de celui qui l'exerce. —
Conclusion.

> L'homme attache son bonheur à sa gloire,
> et sa gloire à ce qui le tourmente. Il dédaigne
> ceux qui soulagent ses maux, et respecte ceux
> qui les multiplient!
>
> (BACON, *Essais*, t. II.)

De longues années consacrées à l'étude pratique et
théorique de l'art, le diplôme émané d'une école spéciale,
et qui constate les connaissances et l'aptitude du candidat, la possession même d'une officine ouverte au public :
toutes ces conditions ne constituent point encore, à nos
yeux, le pharmacien vraiment digne de ce titre. S'il a satisfait jusqu'ici à ses obligations envers la science, d'autres
devoirs lui vont être imposés par la société à laquelle il se
dévoue. Au moment où il va faire l'application des principes dont il s'est pénétré durant le cours de son éducation
pharmaceutique, il nous semble donc utile de lui offrir
les conseils qui peuvent lui servir de guide, de lui faire
connaître la nature et l'étendue de ses devoirs, l'importance et la dignité de son titre; enfin, de lui faire pres-
sentir quels avantages, quelle somme de bonheur il peut
attendre de sa profession, si, aux talents et aux lumières

qu'elle suppose, il sait unir les qualités et les vertus qu'elle exige tout aussi impérieusement.

La pensée dominante qui doit préoccuper le pharmacien nouvellement placé à la tête d'une officine, est, sans contredit, sa responsabilité, qui, de secondaire et indirecte qu'elle était dans les périodes précédentes, est immédiate aujourd'hui, et l'engage personnellement vis-à-vis du public. Si l'exactitude et la prudence sont au nombre des premiers devoirs d'un élève, le pharmacien titulaire, dès lors qu'il n'a de compte à rendre qu'à lui-même, doit être d'autant plus circonspect, loyal et consciencieux. Sa probité rigoureuse se signalera, avant tout, dans l'exécution des formules. Le moindre changement, la moindre substitution, sur quelque prétexte qu'elle soit fondée, non-seulement est indigne d'un honnête homme, mais peut compromettre à la fois la responsabilité du médecin, la santé et la vie même du malade. Ce n'est d'ailleurs qu'au moyen d'une fidélité scrupuleuse que l'on conserve à un médicament son caractère le plus précieux, l'identité dans la composition comme dans les qualités apparentes. Toute négligence, à cet égard, éloignerait infailliblement la confiance publique, qu'il a tant d'intérêt à mériter et à obtenir. Il se souviendra qu'il doit à tout ce qui l'entoure l'exemple de cette exactitude, comme celui de l'activité et de la vigilance; car si un chef ne peut tout faire, il peut du moins tout voir par lui-même. Quelque habiles que soient les élèves qui le secondent, rien ne saurait le dispense r d'une surveillance soutenue, et quelque nom-

breux que soient les détails de la maison qu'il dirige, il
n'en est aucun qui doive échapper à son œil attentif et
investigateur [1].

A côté de ces premiers soins, viennent se placer tous
ceux qui ont rapport à l'administration, à la bonne tenue
d'un établissement, et sur lesquels reposent à la fois
l'honneur et le succès de toute entreprise industrielle. De
même qu'un profond savoir ne suffit point pour être un
praticien habile, une probité parfaite ne suffit pas non
plus pour bien administrer. Car il ne s'agit point ici d'une
de ces connaissances susceptibles d'être enseignées, et
pour lesquelles on peut recourir aux livres. Le goût de
l'ordre et de l'économie, l'exemple puisé dans une maison
honorable, en sont sans doute les meilleurs éléments;
mais il faut encore y joindre des qualités spéciales et
naturelles, que l'expérience elle-même n'amène pas toujours à sa suite : ce tact des convenances qui sait établir
entre toutes les parties une sorte d'harmonie et d'équilibre, aussi éloigné de la parcimonie que de la profusion,
du luxe que de la mesquinerie; une libéralité judicieuse
qui sache se soumettre à un sacrifice quand il a son utilité;
une fermeté sévère qui, d'un mot, puisse réprimer un
abus ; une sagacité prévoyante qui pourvoie à tous les
besoins et prévienne les pertes qu'entraînerait l'incurie

---

[1] J'ai développé tout ce qui est relatif à la *responsabilité* du pharmacien, dans mon RAPPORT *sur la Réorganisation de la Pharmacie en
France*, etc. , pag. 63-70.

ou la négligence; enfin, ce sentiment de justice et de bon ordre qui s'applique à l'ensemble comme aux détails, qui fait régner partout le travail sans confusion, la propreté sans recherche, l'abondance sans prodigalité, en un mot, cet air d'aisance, d'activité, de bien-être, vrai caractère d'une maison bien administrée, première base de la confiance et de l'estime que mérite celui qui en est le chef.

Voilà pour l'ordre intérieur. Quant à ce qui regarde le service public et les rapports de chaque instant avec la clientelle, il est plus difficile d'établir à cet égard des préceptes susceptibles d'une application générale. Le pharmacien, pénétré de l'importance et de la dignité de son art, doit se respecter lui-même, s'il ambitionne le respect des autres; mais que ce sentiment ne l'entraîne jamais à apporter dans ses rapports avec le public une fierté inutile, ou une aigreur vaine et déplacée. Je sais que le sentiment naturel de ce qu'on vaut, rend parfois susceptible, et que le public est peu disposé à témoigner de la déférence à ceux dont il réclame les services, l'argent à la main. Je sais qu'il faut un tact assez rare, et une grande souplesse de caractère, pour conserver vis-à-vis de tout le monde cette urbanité, ces formes polies sans être obséquieuses, qui attirent et retiennent une clientelle souvent capricieuse ou exigeante; pour répondre toujours avec bienveillance et douceur à des questions tantôt hautaines, tantôt puériles, ou à des observations ridicules et choquantes de la part de malades prévenus, défiants ou dégoûtés. Mais on se façonne peu à peu à ces difficultés, qui

se retrouvent, à quelques nuances près, dans toutes les
professions. Il suffit, pour les surmonter heureusement,
de savoir se défendre d'une timidité puérile qui autorise
la familiarité ou le dédain, comme d'une morgue pédan-
tesque qui repousse ou qui offense. Il faut enfin que, tout
en s'occupant de soins minutieux et de détails mercantiles,
le pharmacien conserve l'attitude de l'homme qu'une
éducation libérale et scientifique élève à la hauteur des
meilleures conditions de la société.

Il est une autre sorte de rapports plus délicats peut-être
que ceux dont je viens de parler : ce sont ceux du pharmacien avec les médecins. Il ne s'agit point ici d'une
vaine question de prééminence entre les différentes parties de l'art de guérir, entre des professions qui tendent
au même but, et ne diffèrent que par les moyens; dont
les limites ne sont relatives qu'à l'exercice, et non point
au savoir ou aux talents de ceux qui les professent. Les
pharmaciens, d'ailleurs, se sont toujours empressés de
témoigner aux médecins une honorable déférence, toutes
les fois que ceux-ci ne l'ont point regardée comme un
droit qui leur était acquis. Mais il y a loin de ce sentiment
plein de modestie et de convenance, à ce respect servile,
à ce patronnage avilissant qui, trop long-temps, a fait
languir notre profession dans une dépendance honteuse
dont, heureusement, les traces ont à jamais disparu. Le
temps n'est plus où la verve spirituelle de Molière et les
orgueilleux sarcasmes de Guy-Patin signalaient les apo-
thicaires de leur siècle comme des manipulateurs igno-

rants, humbles exécuteurs de ce que les Purgon et les Diafoirus d'alors appelaient leurs *ordonnances.* De pareils préjugés ne séparent plus aujourd'hui les diverses branches d'un art unique dans ses principes comme dans son objet, et les médecins de nos jours, convaincus de l'utilité de ces communications, dans lesquelles les plus savants ont toujours quelque chose à apprendre, et les malades tout à gagner, s'y prêtent d'eux-mêmes avec empressement et bienveillance. Mais que le pharmacien se garde d'en abuser en contrôlant d'une manière indiscrète les prescriptions qui lui sont confiées, et surtout en leur faisant subir des modifications toujours condamnables, quel qu'en soit le motif. Que si pourtant une de ces erreurs manifestes, que l'attention la plus sévère ne réussit pas toujours à éviter, rendait une formule inexécutable, ou dangereuse dans l'application, le devoir du pharmacien serait alors d'en référer au médecin ; mais avec ces précautions délicates qui savent ménager l'amour-propre, et surtout à l'insu du malade, dont une pareille démarche pourrait altérer la confiance ou troubler la sécurité.

Ces premières règles de conduite forment, pour ainsi dire, la moralité de la profession. Mais il est des qualités spéciales qui composent la moralité propre de l'homme qui l'exerce. J'ai toujours pensé que, pour réussir dans une carrière, il fallait qu'il existât de nombreux rapports entre le caractère de l'individu et la nature des fonctions auxquelles il se consacre. Je crois aussi que s'il existe, pour chaque profession, une série déterminée de conditions, de qualités indispensables, il n'est pas moins essentiel qu'il ne s'y joigne pas trop de qualités étrangères, de goûts ou de talents accessoires qui, tôt ou tard, risquent de l'emporter sur les devoirs obligés, ou, tout au moins, de les environner de dégoûts. Le mieux est encore ici l'ennemi du bien. L'une des causes qui, selon moi, s'opposent le plus aux succès dans l'état que l'on exerce, quel qu'il soit, c'est de ne point savoir y conformer sa vie, c'est de n'y attacher qu'un intérêt secondaire, de n'y voir, le plus souvent, qu'un moyen d'arriver à la fortune, et non une position dont on doit suivre la destinée, et à laquelle l'existence est liée par tous les points. Étudiez les hommes qui se distinguent dans les fonctions qu'ils remplissent, vous remarquerez toujours en eux cet heureux accord du caractère et des goûts avec les habitudes de la profession. Tandis qu'incapables de se plier aux exigences de leur situation, d'autres s'en prennent à leur profession même du peu d'avantages qu'elle leur procure; ils la dédaignent ou la négligent, et languissent obscurs et mécontents dans une funeste médiocrité.

Que le pharmacien ne perde jamais de vue l'objet spécial de son art, et il comprendra tout ce qu'il exige de gravité, de discrétion, de sagesse. Qu'il pense que la vie des hommes est entre ses mains, et il aura le sentiment des devoirs intimes que la confiance publique lui impose. Qu'il songe, enfin, à la responsabilité qui pèse sur lui, et il sera convaincu que l'assiduité et la vigilance sont les seuls moyens d'en atténuer la gravité et d'en prévenir les fâcheuses conséquences. Ce n'est point assez pour lui d'être instruit et probe, il faut encore qu'il soit compatissant. C'est vers lui que se tourne la première pensée de l'homme qui souffre, et il doit y répondre par un dévouement sans bornes, par un zèle de tous les instants. Il faut, enfin, qu'il soit charitable, et qu'une généreuse délicatesse vienne parfois donner au service rendu le caractère du bienfait. Il sera désintéressé toutes les fois que le prix de ses soins imposerait au malheureux un sacrifice au-dessus de ses forces : car il y aurait moins de cruauté, peut-être, à refuser des secours à un indigent, qu'à les mettre à trop haut prix. C'est ainsi qu'il repoussera le reproche d'avidité et d'égoïsme, trop souvent adressé aux professions mercantiles, et qu'il relèvera aux yeux de tous la dignité d'un art qui confond avec ses devoirs de pareils sentiments.

« Souvenez-vous, disait Hippocrate à ses disciples, que vous n'aimerez véritablement votre art qu'autant que vous serez des amis sincères de l'humanité. » Comment concevoir, en effet, que, sans aimer les hommes, on se livre à une étude qui a pour but de les secourir dans leurs souffrances ? Quel autre attrait si puissant pourrait donc déterminer le choix d'une telle carrière ? La fortune ? mais il n'est aucune voie qui y conduise moins rapidement ; l'éclat de la profession ? de toutes celles qui reposent sur les sciences, c'est, à coup sûr, la plus modeste, la moins brillante. Rechercherait-on l'indépendance ? mais quelles fonctions exigent plus d'assiduité, permettent moins d'heures de repos, réclament un assujettissement plus complet, une abnégation plus entière de soi-même? Serait-ce enfin l'attrait des belles sciences sur lesquelles elle s'appuie? ah! n'imaginez pas qu'après les soins d'une administration minutieuse et les détails multipliés qu'entraîne le service public, il nous reste beaucoup de temps à donner au noble goût des recherches savantes. De telles occupations sont peu compatibles avec les travaux spéculatifs, et les rares exemples d'un double succès dans l'une et l'autre carrière ne confirment que trop cette triste vérité.

Néanmoins, les recherches scientifiques sont l'un des plus dignes sujets d'émulation que le pharmacien puisse rencontrer dans l'exercice de son art. L'étude des êtres naturels et des phénomènes qui résultent de leur action réciproque, les nombreuses applications que l'on peut en faire à la médecine, aux arts, à l'industrie, offrent un champ immense à ses investigations, et ses travaux habituels tournent naturellement vers ces belles connaissances, ses spéculations et ses goûts. Que si la multiplicité de ses devoirs ne lui permet point de se livrer à des travaux étendus et suivis, il peut trouver dans des recherches de détail un aliment toujours nouveau à son désir d'apprendre et d'accroître le nombre des vérités connues. La science a beaucoup à gagner dans cette observation exacte et consciencieuse des moindres faits. Leur isolement, leur défaut d'application immédiate, ne doivent pas le décourager. Plus tard tous ces détails classés et réunis peuvent

donner naissance à des vérités d'ensemble, à des considérations de l'ordre le plus relevé; ces travaux modestes
peuvent devenir le fondement de quelque haute théorie,
et, plus heureux que certaines vues systématiques, ils ne
courront pas le risque de se voir détruits par d'autres et
de retomber quelque jour dans l'oubli.

Etendre la science, servir l'humanité, honorer son art :
tel est donc le triple objet que doit incessamment poursuivre le pharmacien qui comprend tous ses devoirs. Sa
profession, qui repose à la fois sur les sciences et sur l'industrie, lui donne droit, au sein de la société, à une place
distinguée dont il doit s'efforcer de se rendre digne. Chef
de famille, il donnera autour de lui l'exemple de la probité
et des bonnes mœurs. Savant, homme industriel, il rap-
portera à la société les bienfaits de son éducation, le tribut
de ses talents, de ses lumières, de son expérience. Citoyen,
il se montrera fidèle à ses serments, soumis aux lois, dé-
voué à sa patrie, et si quelque jour l'estime générale l'appelait à des fonctions publiques, il y apporterait cette
justesse de vues, cette pureté de principes, cette loyauté
de sentiments, qui caractérisent une âme honnête, un
esprit élevé, et serait ainsi digne, à tous égards, du choix
honorable dont il aurait été l'objet.

En remplissant avec scrupule, dévouement et persévérance, des devoirs aussi sévères et aussi multipliés, le
pharmacien a droit, sans doute, de trouver dans sa profession une juste récompense de ses travaux, des sacrifices
qu'il s'impose et des services réels qu'il rend à la société.

Jusqu'à quel point peut-il espérer d'atteindre à ce qui fait
l'objet de l'ambition de tous les hommes : pour les uns,
gloire, célébrité, richesses, dans une sphère étendue et
brillante ; pour d'autres, aisance honorable, paix et bonheur, estime et considération, dans un cercle plus res-
treint ? C'est à ce dernier lot qu'il doit s'attacher, s'il
comprend bien sa position, s'il sait mettre des bornes à
ses prétentions comme à ses vœux, et surtout s'il sait
discerner et choisir parmi les faux et les vrais biens que
le sort répand autour de nous. Mais, hâtons-nous de le
dire, il n'est peut-être aucune condition sociale qui réunisse en aussi grand nombre les éléments d'une prospérité
modeste, et qui réponde d'une manière plus constante aux
efforts de celui qui s'applique à s'y rendre habile. L'aisance
est ici le résultat presque infaillible de l'ordre, de l'assiduité et de l'économie. Elle amène à sa suite un bien-être
qui se réfléchit sur tous les détails de l'intérieur et de la
famille. Peut-être quelques établissements de première
importance, placés au sein des grandes villes, présentent-
ils quelques chances plus heureuses de fortune : ces exemples sont rares ; mais, en revanche, ceux d'un revers complet ne le sont peut-être pas moins. Des travaux variés
et d'un intérêt toujours réel pour un esprit observateur ;
une occupation soutenue, exempte de graves sujets d'in-
quiétude ; une profession indépendante, qui tient au commerce sans préoccuper l'esprit par de continuelles ap-
préhensions, à la médecine sans offrir à chaque pas le
spectacle des infirmités et de la douleur ; qui n'oblige ni

à trop de contention d'esprit, ni à des efforts trop pénibles ;
qui permet assez de loisir pour se livrer à ses intérêts
privés, à la culture des sciences, et même, avec réserve,
au goût des arts ou des lettres : tels sont les premiers avantages que le pharmacien peut trouver dans son art. Mais il
en est d'autres qui ne manquent jamais, non plus, à celui
qui s'efforce de les mériter : la confiance, l'estime et la
considération publique.

L'estime, ce premier degré que l'on acquiert dans la
bonne opinion des hommes, n'exige pas toujours de hauts
talents ou des qualités brillantes. Celui-là est estimable qui,
dans ses relations habituelles, ne soulève contre lui aucun
mécontentement, et accomplit avec exactitude les devoirs
attachés à ses fonctions. La considération exige d'autres
vertus, un mérite plus éminent, des services rendus à un
plus grand nombre. Elle sert de récompense à ceux qui,
doués de talents remarquables, animés de mouvements généreux, franchissent la limite naturelle de leurs obligations,
pour éclairer leurs semblables, adoucir leurs maux, ou
accroître leur bonheur. La considération, cette gloire
sociale, élève l'homme dans sa propre estime ; elle l'inspire, l'encourage dans son dévouement à l'intérêt public,
et lorsque d'autres succès lui échappent, elle le venge,
l'indemnise ou le console des injustices du sort. C'est elle
qui place les hommes à leur véritable rang social ; non ce
rang que l'on doit aux avantages fortuits de la naissance
ou de la fortune, mais celui auquel chacun a droit de
prétendre selon l'étendue de ses talents et son propre

mérite. Sous ce point de vue, la place du pharmacien est déterminée d'elle-même par les rapports de sa profession avec les sciences, la médecine, l'industrie, le commerce et les arts.

Appuyé sur les sciences les plus relevées et les plus abstraites, l'enseignement de la pharmacie est professé, comme toutes les hautes études, dans des écoles spéciales et gratuites. De ces écoles sortent chaque jour des hommes qui les rendent célèbres, en agrandissant le cercle des connaissances qu'ils y ont puisées, et en élevant ces connaissances à la hauteur de toutes les autres branches de l'arbre encyclopédique. Des savants du premier ordre ont toujours figuré et figurent encore parmi les professeurs de ces écoles. La plupart d'entre eux font partie des plus illustres académies, quelques-uns tiennent le sceptre des sciences qu'ils professent, et en font rejaillir la gloire sur un art qu'ils honorent et dont ils se trouvent honorés. Liée à l'art de guérir, qui ne saurait se passer de son secours et de ses lumières, fondée sur les mêmes principes et dirigée vers le même objet, la pharmacie s'est toujours montrée digne de cette honorable confraternité. Elle y a répondu par un zèle constant et quelquefois par d'éclatants succès. Parmi les progrès récents dont l'art médical a droit de s'enorgueillir, les pharmaciens peuvent hautement revendiquer leur part de gloire ; aussi les voit-on figurer avec honneur dans toutes les sociétés savantes, dans les conseils de salubrité, dans les académies, et dans ce corps illustre qui réunit les diverses branches de la médecine et toutes les célébrités de cette vaste science. Sous le rapport de l'économie politique, la pharmacie est représentée par six mille établissements répandus sur le sol de la France, et auxquels se rattachent le commerce de la droguerie exotique et indigène, les raffineries de sucre, les distilleries, les fabriques de produits chimiques, d'eaux minérales, et une multitude d'industries secondaires qu'elle soutient et alimente. On connaît les nombreux et importants services que lui doivent les arts. Il est évident qu'une profession qui repose sur l'étude de tous les corps de la nature, qui s'applique à les traiter isolément ou combinés sous tous les points de vue possibles, et qui fonde ses recherches sur les données qu'elle emprunte à toutes les sciences, devait répandre d'immenses lumières sur l'industrie. Aussi la pharmacie a-t-elle donné naissance à tous les arts chimiques, fourni des matériaux, des procédés, des ressources à tous les autres, au point qu'il n'en est peut-être pas un seul qu'elle n'ait éclairé par ses principes, perfectionné par ses applications, ou enrichi par ses découvertes.

Voilà quels sont les droits de la pharmacie à la considération publique, et la place éminente qu'elle mérite parmi les professions scientifiques et libérales. Mais c'est au pharmacien lui-même à s'en rendre digne par ses qualités personnelles, autant que par ses lumières et ses talents. Aussi cette noble récompense n'a-t-elle jamais manqué à celui qui, à une habileté reconnue dans son

art, a su réunir un mérite propre fondé sur une éducation soignée, les goûts et les manières qui distinguent
les classes élevées de la société. Et que l'on ne pense pas
que ces avantages soient le privilége exclusif de ceux qui
sont placés dans une position exceptionnelle, au sein
des grandes villes. Ceux que le sort tient éloignés de ces
grands foyers de la civilisation, de la science et de la
fortune, n'en possèdent pas moins, quoique dans une
sphère plus restreinte et dans des proportions moindres,
les mêmes éléments de prospérité et de bonheur; seulement, les peines, les travaux et les inquiétudes se trouvent aussi réduits dans la même proportion. Les jouis-
sances de l'amour-propre sont peut-être les seules qui
grandissent avec l'étendue du cercle dans lequel on les
éprouve; mais sont-elles donc les plus douces, les plus
pures et les plus durables? Félicitons-nous, au contraire,
de ce que notre profession, par le peu d'éclat qu'elle répand autour d'elle, nous soustrait naturellement à cette
vaine recherche, et nous permet de tourner notre ambition vers un but plus utile et plus noble. Rendons cette
justice aux pharmaciens, qu'ils n'ont jamais répudié cet
heureux privilége des professions savantes; que partout
ils se montrent avec ce caractère de réserve et de modestie,
apanage honorable de ceux qu'animent le goût de l'étude
et l'amour de la vérité. Voyez le rôle que remplit le pharmacien dans les plus petites populations, comme dans les
plus grandes cités : partout, sa place est marquée dans
les académies, les conseils, les dispensaires, les bureaux

de bienfaisance, l'administration des hospices ; partout c'est l'homme utile, éclairé, remarquable par son zèle désintéressé et par son dévouement. Le voyageur, le savant, ou le naturaliste qui visite pour la première fois des contrées éloignées, s'approche d'une petite ville ; où trouvera-t-il des renseignements sur les objets qui l'intéressent, au milieu du pays qu'il parcourt ? L'administrateur est d'un abord difficile et froid ; des soins divers retiennent ou préoccupent le médecin, l'homme de loi, le pasteur du lieu ; le pharmacien est toujours disponible. Reconnaissant de l'estime qu'on lui témoigne en s'adressant à lui, il indique avec empressement les objets remarquables, les ressources que présentent les localités. Il vous aidera dans vos recherches, il vous accompagnera dans vos excursions, et, flatté de se trouver en contact avec le mérite, la science ou la célébrité, il vous laissera convaincu que le goût d'apprendre, le désir d'être utile, est entre vous et lui comme un lien de confraternité, un sentiment qu'il est heureux et fier de partager avec vous.

Assez d'aisance pour n'avoir jamais à redouter le besoin, assez de travail pour tenir l'esprit et le corps dans une certaine activité, assez de loisir pour cultiver l'étude et se livrer à ses goûts ; paix autour de soi, estime et considération parmi les hommes, est-ce donc là une condition à dédaigner, un bonheur vulgaire digne des mépris d'une âme supérieure ? Non, sans doute ; mais, toutefois, dans l'âge où le besoin de la gloire parle impérieusement à un cœur généreux, si, pressé par le sentiment de vos forces et l'espoir de vous rendre encore plus utile, vous n'hésitez pas à sacrifier votre repos à une noble émulation, rien ne s'oppose à ce que vous suiviez une carrière plus vaste et plus séduisante. Celle des sciences qui se rapportent à la Pharmaceutique s'ouvre naturellement devant vous. Loin de chercher à vous en détourner, vos maîtres, vos émules, suivront de l'œil vos progrès, ils vous exciteront de la voix et du geste ; et s'il était besoin d'animer votre zèle par l'exemple de ceux qui vous ont précédé, les noms fameux ne manqueraient point pour servir à votre encouragement, comme à l'honneur de notre profession. Ils vous rappelleraient ces savants illustres qui, sortis d'une modeste officine, et après avoir puisé dans l'art de préparer les médicaments le goût des hautes connaissances sur lesquelles il se fonde, ont étendu chacune des branches des sciences physiques et naturelles, communiqué à de nombreux élèves, ou consigné dans d'importants ouvrages, le fruit de leurs veilles et de leur expérience ; qui ont créé, pour ainsi dire, la botanique, la matière médicale, la chimie ; la chimie qui, suivant l'expression prophétique d'un grand homme, doit opérer un jour dans l'industrie une révolution égale à celle qu'a produite la poudre à canon dans l'art de la guerre. Ils vous diraient que si la reconnaissance des peuples s'attachait à ce qui contribue d'une manière plus efficace à leur bien-être et à leur gloire, la pharmacie aurait droit à l'une des places les plus éminentes dans leur respect et leur estime. Ils montreraient le résultat des efforts de ceux qui l'ont exercée, pour les progrès de l'esprit humain et l'avancement des sciences; comment ils ont contribué au développement de l'industrie et au perfectionnement des arts. Ils citeraient avec orgueil les noms de ses naturalistes voyageurs, de ses philanthropes, de ses agronomes, de ses industriels, et prouveraient que, dans leur zèle pour la science, elle eut aussi ses héros et ses victimes. Voilà ce que vous apprendrait la notoriété publique, et ce que rediront les fastes de cette profession respectable. Votre ardeur généreuse, excitée par l'exemple de pareils talents unis à tant de vertus, s'efforcerait d'atteindre à de si beaux modèles, et comme eux, quelque jour, vous répondriez dignement à ce qu'attendent de vous la science, votre art et l'humanité.

FIN DES PRINCIPES ÉLÉMENTAIRES.

NOTES.

(*Note* A , p. 7.)

On pourrait, je crois, appuyer sur de nouveaux motifs la priorité que, dans certaines professions, on doit donner aux travaux pratiques sur les études théoriques ou spéculatives. On se rappelle la controverse qui s'éleva à ce sujet, il y a quelques années, entre un jeune chimiste qui n'était pas alors à la tête d'une officine, et l'un des praticiens les plus distingués de l'époque, discussion dans laquelle l'avantage resta à ce dernier. Mais pour confirmer à mon tour cette opinion, j'éprouve le besoin d'émettre ici quelques idées personnelles sur les méthodes générales d'enseignement. Je demande grâce pour cette digression, en faveur de l'importance de la matière et des inductions fécondes qui, selon moi, peuvent en résulter.

Le procédé d'enseignement généralement suivi depuis des siècles consiste à présenter les objets d'étude dans un ordre linéaire et progressif, en procédant du simple au composé, et du connu à l'inconnu; à parcourir ainsi régulièrement la série des faits et des observations, et à en déduire, au fur et à mesure, les corollaires et les conséquences naturelles. Un instituteur célèbre s'est efforcé tout récemment de renverser ce système de fond en comble.

Il assure avoir obtenu les plus étonnants succès en procédant en sens inverse, c'est-à-dire, du composé au simple et de l'inconnu au connu, en exerçant ses élèves à attaquer dès l'abord les points les plus difficiles de chaque étude, à exécuter avant d'apprendre, à généraliser sans connaître les détails, à n'étudier enfin les éléments d'une science que lorsque déjà ils se sont montrés savants. La méthode que je crois la plus naturelle et la plus efficace, parce qu'elle m'a toujours réussi à moi-même comme à ceux que j'ai dirigés d'après elle, s'éloigne également du système Jacotot et de la marche ordinaire. Je ne choisis mon point de départ ni dans l'un ni dans l'autre de ces extrêmes. Je commence par diriger l'étude sur le point de la science que je crois le plus capable d'exciter l'attention de l'élève, d'agir sur toutes ses facultés, sur ses sens comme sur son imagination, de faire impression sur son esprit, et de lui inspirer le désir de poursuivre plus avant. Ce premier point complétement exploré, j'en cherche un autre de la même nature, au hasard, presque sans choix, sans aucun rapport avec le précédent, et de ceux-ci je passe à d'autres, ne m'arrêtant, pour toute règle, qu'à ceux qui présentent un intérêt puissant. Mais déjà l'élève cherche de lui-même s'il existe des relations entre les sujets étudiés, il les rapproche, les compare et les classe à sa manière. Pour moi, je ne m'en inquiète point ; je continue à offrir de nouveaux aliments à sa mémoire et à son imagination. Cependant, il a pris à l'étude un goût vif et réel, il cherche à établir, par des recherches qui lui sont propres, les liens qui unis-

sent les points examinés ; il veut remplir les lacunes qui
les séparent, passer des faits les plus frappants à ceux qui
le sont moins, uniquement poussé dans cette recherche
par le penchant naturel de l'homme à recueillir et à compléter. Laissons-le poursuivre ses travaux de lui-même,
réservons les professeurs et les livres pour l'époque où il
sentira le besoin de coordonner tous ces matériaux épars,
et d'embrasser d'un seul coup d'œil toute la science, depuis ses éléments jusqu'à sa philosophie. Dès lors ne
craignons plus que cet ordre qu'il aura établi lui-même
soit jamais interverti dans sa mémoire. D'autres faits viendront par la suite s'ajouter aux premiers, mais sans leur
nuire et sans en effacer la vive et durable impression.

Cette marche n'est-elle donc pas la véritable méthode
naturelle ? Un étranger arrive dans une grande ville qu'il
veut connaître. Il n'ira pas, de rue en rue, passer devant le
front de chaque édifice, s'acheminant en ligne droite des
remparts à la cité, et de la cité aux faubourgs. Mais, s'a-
dressant d'abord aux monuments principaux, il les observera dans leur aspect général, il se rendra compte de leur
position relative, puis il en viendra aux monuments secondaires, aux édifices particuliers ; enfin, il remontera des
détails à l'ensemble, et prendra ainsi une idée générale et
complète des lieux qu'il venait observer.

Je ne connais pas d'histoire plus longue et plus difficile
à bien apprendre que l'histoire de France. Eh bien ! je
suis parvenu à la connaître et à l'enseigner à d'autres, par
un procédé facile et qui en grave les faits et les dates

d'une manière irrévocable dans la mémoire. Voici ma méthode. L'un des personnages les plus saillants de cette histoire, celui qui est le plus fait pour éveiller les sympathies d'une jeune âme, est sans contredit Henri IV. L'enfant le plus inappliqué écoute le récit de sa vie avec attendrissement, avec enthousiasme : c'est donc par lui que je commence l'histoire de France. François Ier vient en seconde ligne; sa bravoure, sa galanterie, son goût pour les arts et les lettres, ses malheurs surtout excitent au plus haut point l'intérêt et l'admiration du jeune élève. Voilà deux grands points établis. Je passe ensuite à Louis XIV, à Philippe-Auguste, à saint Louis, à Charlemagne. L'histoire de chacun de ces monarques sert de pivot aux grands événements de leurs siècles respectifs, et caractérise des époques bien tranchées dont les dates ne s'oublient plus. Après avoir étudié les hauts faits et le caractère de chaque héros, on veut connaître ce qui les a précédés ou suivis; les rapprochements s'établissent, les lacunes se comblent, chaque événement secondaire vient occuper sa place. Bientôt on prend goût aux détails, on approfondit les points difficiles, on remonte aux chroniques, aux écrits contemporains, on veut tout savoir. Certains romans et drames modernes ont plus fait dans ces derniers temps pour le goût de l'histoire, que les travaux de Langlet Dufrénoy, ou les recherches laborieuses de Hainaut et de Mézeray.

C'est de la même manière qu'il faut procéder, selon moi, dans les sciences expérimentales et même dans les sciences spéculatives. Que si les sujets de vos études peuvent tomber sous les sens, s'il s'agit de phénomènes palpables, d'objets matériels qui doivent servir de base aux observations et aux théories, livrez-vous d'abord à l'étude de ces matériaux, de ces faits, de ces expériences. En un mot, que l'éducation par les sens précède, en général, l'éducation par l'esprit.

(Note B., p. 232.)

L'administration intérieure d'une maison un peu importante a besoin d'être réglée par des dispositions arrêtées à l'avance, auxquelles les employés se conforment d'autant plus facilement qu'ils les trouvent tout établies et déjà en vigueur. Ces mesures ont encore l'avantage de régler les attributions et la responsabilité de chacun, d'épargner les observations des supérieurs, les réclamations des subordonnés, et de donner au service plus d'unité, d'ensemble et de régularité. Le réglement ci-joint, que je donne pour exemple, peut être modifié de plusieurs manières, suivant le nombre des employés, selon les localités, les habitudes et les exigences particulières du service. On peut faire des réglements analogues pour le laboratoire, pour l'ordre des magasins, des caves, etc. Il importe néanmoins que ces dispositions ne soient pas trop multipliées, ni trop rigoureuses, car alors elles tombent bientôt en désuétude, ou il devient d'autant plus difficile de les faire exécuter.

RÉGLEMENT

Art. 1er. Le premier élève surveille toutes les parties du service. Chaque matin il remet au chef la liste des substances destinées à l'approvisionnement, et celle des préparations officinales à exécuter au laboratoire.

Il vérifie les marchandises achetées, il s'assure qu'elles sont conformes aux échantillons choisis, reconnaît leur poids et les fait mettre en place.

Il reçoit toutes les formules magistrales, les classe, les copie, les numérote, les timbre, et exécute lui-même toutes celles qui sont délicates. Lorsqu'il en confie de moins importantes aux autres élèves, il leur indique tout ce qui est nécessaire, et avant de délivrer les préparations, il s'assure qu'elles ont été bien exécutées.

L'activité, l'application, la propreté, la politesse, sont des qualités qui lui sont indispensables, et dont il doit fournir l'exemple aux autres élèves.

Art. 2. L'élève du laboratoire exécute les préparations officinales d'après les formules qui lui sont remises par le chef.

Il inscrit chaque jour sur une ardoise les préparations officinales qui tirent à leur fin, et qu'il doit exécuter dans un court délai.

Il tient un journal sur lequel il inscrit jour par jour les opérations qu'il exécute, leurs formules, les doses employées, la quantité des produits obtenus, ainsi que les observations auxquelles elles auraient donné lieu.

Il ne met en place aucune préparation officinale sans l'avoir fait examiner par le chef.

Il a la surveillance des caves, des magasins et du lavoir; le bon état de tout ce qui y est contenu est sous sa responsabilité.

Il exécute tout ce qui est de son ressort dans les prescriptions magistrales, sur la note écrite qui lui est fournie par le premier élève, et le remet à la pharmacie, dans le vase convenable, avec une étiquette provisoire.

Art. 3. Le second élève de la pharmacie supplée le premier élève dans toutes les parties du service.

Il est spécialement chargé de tenir au complet les vases, bocaux, boîtes et tiroirs de la pharmacie.

Il est chargé des eaux minérales (approvisionnement et distribution). La bonne tenue de la cave qui les renferme est sous sa responsabilité.

Art. 4. Le troisième élève de la pharmacie est chargé particulièrement du soin des ustensiles à l'usage de la pharmacie, et de tenir toujours au complet les armoires aux fioles, les tiroirs du comptoir de service, et l'armoire aux sirops en rouleaux. Le soin journalier des sangsues le regarde spécialement.

Art. 5. La propreté et la bonne tenue de l'officine sont sous la responsabilité du premier élève. Le magasin au sucre, l'armoire aux poisons, les livres pharmaceutiques et les cahiers de formules lui sont particulièrement confiés.

La propreté du laboratoire, des magasins, du lavoir et des caves, est sous la responsabilité de l'élève du laboratoire. Il a un catalogue des ustensiles et des autres objets qui y sont contenus, et il doit en répondre.

Le quatrième élève (troisième de la pharmacie) a un catalogue des ustensiles de l'officine, et il doit en répondre.

Art. 6. Tous les matins, avant huit heures, les vases de la devanture, les montres vitrées, les comptoirs et autres meubles qui garnissent l'officine, ainsi que les trois premiers rangs de bocaux de chaque casier, doivent être nettoyés à fond, et toutes les balances passées au blanc.

Le deuxième et le troisième élève de la pharmacie se partagent ce travail par égale partie.

Art. 7. Chaque jour, deux casiers et les armoires du soubassement qui en dépendent, l'un à droite et l'autre à gauche, doivent être nettoyés de haut en bas, les vases, bocaux et tiroirs examinés et garnis, de telle manière que l'officine entière soit passée en revue chaque semaine.

Le deuxième et le troisième élève, que regarde ce service, changent de côté de mois en mois.

Art. 8. Tous les soirs, les sirops et autres objets tirés de la cave pour le service du jour doivent y être redescendus et placés.

Tous les soirs, le premier élève s'assure que les vases

et ustensiles d'argent qui appartiennent à l'officine sont nettoyés et remis à leur place.

Tous les soirs, l'élève du laboratoire doit s'assurer que les foyers des fourneaux et de l'étuve sont éteints, et qu'aucune préparation commencée n'est en souffrance.

Art. 9. Le samedi soir ou le dimanche matin, avant huit heures, les comptoirs, les balances, le porphyre, les montres et les vases de la devanture doivent être nettoyés extraordinairement.

Aucun élève ne doit sortir avant que les préparations dont il a été chargé ou que la partie du service qui le concerne ne soient terminées.

Art. 10. Les élèves sont subordonnés les uns aux autres, suivant le rang que leur donnent leurs fonctions; mais ils se doivent tous réciproquement les égards et la condescendance qui caractérisent des personnes bien élevées et de bons condisciples. Ainsi, quoique les attributions de chaque élève soient en quelque sorte fixées, il est évident que toutes les parties du service sont du ressort de chacun d'eux, et que personne ne doit se refuser à un travail quelconque, lorsqu'il est commandé par la circonstance. Les dispositions précédentes ont donc plutôt pour objet d'établir l'ordre et la responsabilité dans les différentes parties du service, que de déterminer le cercle des devoirs qui sont imposés à chaque élève, et dans lequel il aurait le plus grand tort de vouloir se renfermer, en s'appuyant sur le texte du présent règlement.

Ce réglement s'applique à une maison dans laquelle quatre élèves sont habituellement employés; mais il est facile de l'étendre à une officine qui en occuperait un plus grand nombre, ou de le réduire pour celles qui n'en emploieraient que trois. Quant aux maisons dans lesquelles il n'existe que deux élèves, et ce sont les plus nombreuses, il est encore plus facile de répartir entre eux les attributions diverses de l'officine et du laboratoire; mais le chef ne peut se dispenser de remplir lui-même, dans toute leur étendue, celles que, dans une maison plus importante, on peut confier à un sous-chef ou à un premier élève.

(Note C, p. 235.)

La vivacité de l'imagination, la souplesse de l'esprit, la facilité et l'abondance de l'élocution, sont, sans contredit, des avantages naturels presque indispensables à celui qui se destine au professorat; mais il est d'autres qualités non moins importantes qui peuvent être pour lui le fruit d'une étude spéciale, et qui sont indépendantes, en quelque sorte, des connaissances qui font l'objet de l'enseignement. Elles consistent dans l'art de mettre en usage les moyens les plus propres à faire pénétrer dans l'esprit de l'auditeur les notions qu'on lui présente, à les y établir avec ordre, précision, lucidité, et à les y fixer d'une manière durable. Il est évident que, pour atteindre à ce but, beaucoup de savoir ne suffit pas, et qu'être savant n'est pas encore être professeur. Or, ces moyens diffèrent avec le degré d'in-

struction préalable des élèves. En général, le professeur
est d'autant plus habile qu'il se fait comprendre des moindres intelligences. C'est un grand art que de savoir pro-
portionner ses démonstrations à la capacité de ceux qui
les écoutent. Il faut que le professeur, oubliant la position
où le placent ses propres connaissances, sache descendre
d'abord au niveau de ses auditeurs; qu'il n'aborde que
des idées que ceux-ci puissent concevoir à l'aide des notions précédemment acquises; qu'il parle quelque temps
leur langue pour mieux leur enseigner la sienne; qu'il
s'avance, pour ainsi dire, au-devant d'eux jusqu'au
parvis de la science, pour les ramener ensuite dans son
sanctuaire [1].

Mais tel n'est point, à mon avis, l'unique objet de l'enseignement oral. Le professeur ne doit pas se borner à
inculquer d'une manière plus facile et plus durable ce que
les élèves pourraient, à la rigueur, apprendre dans les livres.
Son principal objet doit être d'exercer leur jugement, de
fournir des sujets à leurs méditations, de favoriser dans ces
jeunes cerveaux l'essor de la pensée et du génie. A mesure
que leur intelligence se développe, il doit élever les sujets
d'étude, provoquer des objections, proposer des difficultés
et exercer les élèves à les résoudre. C'est ainsi, par exemple, que dans un cours de physique expérimentale, au lieu

---

[1] « Le professeur, a dit Locke, ne doit pas oublier qu'il procède de la
pensée à la parole, tandis que ses auditeurs procèdent en sens inverse,
c'est-à-dire, de la parole à la pensée. »

d'exposer d'abord dans chaque leçon des généralités et des principes, et de les confirmer par des expériences, c'est par les expériences, au contraire, que je voudrais commencer, afin d'exciter les élèves à trouver eux-mêmes l'explication des phénomènes dont ils viendraient d'être témoins, ou leur faire désirer plus vivement la théorie que je finirais par leur en donner. « Vouloir rendre les jeunes » gens attentifs, dit Rousseau, en leur montrant au bout » un objet très-intéressant, est un contre-sens très-ordi- » naire aux instituteurs »; et malgré cette observation pleine de justesse, ce contre-sens se commet encore tous les jours.

Ces premières conditions remplies, il est encore certains moyens accessoires que le professeur doit s'efforcer d'y réunir, s'il désire s'élever à toute la hauteur des nobles fonctions de l'enseignement. La lucidité, l'esprit de méthode, l'élégance du langage, la pureté de la diction, la chaleur du débit relevée par la dignité du maintien, animée par le jeu de la physionomie et par l'usage convenable du geste, toutes ces choses ajoutent puissamment à l'intérêt d'une démonstration, soutiennent l'attention de l'auditeur, agissent sur son esprit, et impriment plus fortement dans sa mémoire les idées qu'on lui présente entourées de ce brillant cortége. C'est à la réunion de tant de beaux avantages dans la personne de leurs professeurs, que les écoles de Paris doivent leurs succès et la renommée dont elles jouissent chez toutes les nations. Les sciences pharmaceutiques ont eu dans tous les temps leur part de cette célébrité, qu'un faisceau d'hommes éminents soutient aujourd'hui d'une manière si honorable, et si rassurante pour l'avenir de notre profession.

(*Note* D, p. 339.)

Je tiens de l'un des botanistes les plus éminents de notre époque, que lors de notre première révolution, errant dans les montagnes de la Suisse avec un parent proscrit, l'idée lui vint d'apprendre la botanique. Privé de guide et même de livres, il se mit à recueillir des plantes, à les disséquer, à les observer dans tous les détails de leur structure et de leur organisation, et se livra pendant plusieurs années à ce travail, sans savoir le nom d'aucune plante, pas même celui de ces organes que d'ailleurs il connaissait si bien. Arrivé à Paris, dans le but de poursuivre cette étude qui, heureusement pour la science, avait pris chez lui l'empire d'une passion, il se présenta chez les premiers professeurs, et, tout en les interrogeant sur les éléments de l'anatomie et de la physiologie végétales, il faisait des remarques, il signalait des particularités, il présentait des vues nouvelles, résultats de ses observations propres, qui jetaient les savants dans l'étonnement et l'admiration. Enfin, celui qui venait apprendre la botanique qu'il croyait ignorer, et qui, en effet, n'aurait pu nommer une seule plante, passait déjà aux yeux des maîtres pour un profond botaniste; pronostic qu'il ne devait pas tarder à réaliser, car ce jeune adepte était M. Decandolle.

FIN DES NOTES.

BIBLIOTHÈQUE PHARMACEUTIQUE,

OU

LISTE des principaux Ouvrages relatifs aux diverses branches de la Pharmaceutique, et dans lesquels on trouvera tous les détails qui se rapportent à ces Principes élémentaires.

> Non refert quàm multos habeas libros,
> sed quàm bonos.
>
> (SENECA.)
>
> Aiunt multùm legendum esse, non multa.
>
> (PLIN. JUN.)

PHARMACIE.

BAUMÉ. Eléments de Pharmacie, 9ᵉ édit., revue par M. Bouillon-Lagrange. Paris, 1818, 2 vol. in-8°.

CARBONELL. Eléments de Pharmacie, 3ᵉ édit. trad. par Hippolyte Cloquet. Paris, 1821, in-12.

BRUGNATELLI. Pharmacopée générale, traduite par M. Planche, Paris, 1811, 2 vol. in-8°.

VIREY. Traité de Pharmacie théor. et pratique, 4ᵉ édit. Paris. 1833, 2 vol. in-8°.

G. BANARÉS. Filosophia pharmaceutica. Madrid, 1824, 2 vol. in-8°.

CHEVALLIER et IDT. Manuel du Pharmacien, 2ᵉ édit. Paris. 1831, 2 vol. in-8°.

HENRY et GUIBOURT. Pharmacopée raisonnée, 2ᵉ édit., Paris. 1834, 2 vol. in-8°.

A. T. THOMSON. The London Dispensatory, 8ᵉ édit. Londres, 1836. in-8°.

CAVENTOU. Traité élémentaire de Pharmacie théorique. Paris, 1819, in-8°.

A. DUNCAN. The Edinburg Dispensatory, 11ᵉ édit. Edinburg, 1826, in-8°. — Supplément, 1829, in-8°.

CODEX medicamentarius. Parisiis, 1818, in-4°.

JOURNAL de la Société des Pharmaciens de Paris. 1797, 98, 99. Paris, un vol. in-4°.

BULLETIN de Pharmacie. Paris, 1809-1814. 6 vol. in-8°.

JOURNAL de Pharmacie et des Sciences accessoires. Paris; commencé en 1815; un vol. chaque année.

JOURNAL de Chimie médicale, de Pharmacie et de Toxicologie. Paris, 1825 à 1837, 13 vol. in-8°.

SOUBEIRAN. Nouveau Traité de Pharmacie, 2 vol. in-8°. Paris, 1836.

PHARMACOPÉE du Collége royal des Médecins de Londres. Londres et Paris, 1837, in-8°.

PHARMACOPÉE universelle, ou Conspectus des Pharmacopées, par A. J. L. Jourdan. Paris, 1828, 2 vol. in-8°.

NOMENCLATURE ET CLASSIFICATION DES MÉDICAMENTS.

CHÉREAU. Nouvelle Nomenclature pharmaceutique. Paris, 1825, in-8°.

BÉRAL. Nomenclature et Classification pharmaceutiques. Paris, 1830, in-4°.

CAP. Mémoire sur la Classification des Médicaments. Lyon, 1821, in-8°.

CAVENTOU. Nouvelle Nomenclature chimique, 2ᵉ édit. Paris, 1825, in-8°.

CHIMIE, TOXICOLOGIE.

Fourcroy. Philosophie chimique, 3e édit. Paris, 1806, in-8°.

— Système des Connaissances Chimiques. Paris, an IX, 11 vol. in-8°.

Thomson. Système de Chimie, trad. sur la 5e édit. Paris, 1818, 5 vol.

Thénard. Traité de Chimie. Paris, 1834-1836, 6e édit. 5 vol. in-8° et Atlas in-4°.

Berzélius. Traité de Chimie. Paris, 1828-1833, 8 vol. in-8°.

— Théorie des proportions chimiques, 2e édit. Paris, 1835, in-8°.

Orfila. Éléments de Chimie médicale, 6e édit. 3 vol. in-8°. Paris, 1836.

— Toxicologie générale, 3e édit. Paris, 1827, 2 vol in-8°.

Dumas. Traité de Chimie appliquée aux arts. Paris, 1828-1836, 5 vol. in-8° et Atlas in-4°.

Annales de Chimie. Paris, 1789-1815, 96 vol. in-8° et 3 vol. de tables.

Despretz. Éléments de Chimie théorique et pratique, 2 vol. in-8°. Paris, 1832.

Lassaigne. Abrégé élémentaire de Chimie, 2e édit. Paris, 1836, 2 vol. in-8° et Atlas.

Chevreul. Considérations générales sur l'analyse organique. Paris, 1824, in-8°.

Anglada. Traité de Toxicologie générale. Paris, 1835, in-8°.

Annales de Physique et de Chimie. Paris, 1816-1836, 63 vol. in-8°.

Dictionnaire technologique. Paris, 1822-1835, 22 vol. in-8° et 42 livraisons de planches in-4°.

FARADAY. Manipulations chimiques, trad. par Bussy. Paris,
1827, 2 vol. in-8°.

H. ROSE. Traité pratique d'Analyse chimique, traduit par
Jourdan. Paris, 1832, 2 vol. in-8°.

BERTHIER. Traité des Essais par la voie sèche, etc. Paris,
1834, 2 vol. in-8°.

MITSCHERLICH. Eléments de Chimie, trad. de l'allemand par
B. Valerius. Bruxelles, 1836, 3 vol. in-8°.

PHYSIQUE.

HAUY. Traité élémentaire de Physique, 3° édit. Paris, 1821,
2 vol. in-8°.

BIOT. Traité de Physique expérimentale. Paris, 1816, 4 vol.
in-8°.

—Précis élémentaire de Physique. Paris, 1821, 2 vol. in-8°.

BEUDANT. Traité élémentaire de Physique, 5° édit. Paris,
1837, in-8°.

DESPRETZ. Traité élémentaire de Physique, 4° édit. Paris,
1836, in-8°.

POUILLET. Eléments de Physique et de Météorologie. Paris,
1832, 4 vol. in-8°.

PELLETAN. Traité élémentaire de Physique générale et médicale, 2° édit. Paris, 1829, 2 vol. in-8°, fig.

PERSON. Cours de Physique. Paris, 1835, in-8°, fig.

PÉCLET. Traité de la Chaleur et de ses applications aux arts, etc.
Paris, 1829, 2 vol. in-8°, et Atlas.

HISTOIRE NATURELLE ET ZOOLOGIE.

LINNÉ. Systema Naturæ, curante Gmelin. Lugduni, 1790,
10 vol. in-8°.

G. Cuvier. Le Règne animal distribué d'après son organisation, 2ᵉ édit. Paris, 1829, 5 vol. in-8°.

Duméril. Eléments des Sciences naturelles, 3ᵉ édit. Paris,
1830, 2 vol. in-8°.

Dictionnaire des Sciences naturelles, par les professeurs du
Jardin du Roi. Strasbourg, 1816-1829, 60 vol. in-8° et
60 cah. de planches.

Dictionnaire classique d'Histoire naturelle, par Bory Saint-
Vincent, etc. 16 vol. in-8° et planches.

Annales du Muséum d'Histoire naturelle. Paris, 1802-1813,
2 vol. in-4°. Tables, 1 vol.

Mémoires du Muséum d'Histoire naturelle. Paris, 1815-1832,
20 vol. in-4°.

Nouvelles Annales du Muséum d'Histoire naturelle. Paris,
1829-1835, 4 vol. in-4°.

Annales des Sciences naturelles, par Audouin, A. Brongniart et Dumas. Paris, 1824-1833, 30 vol. in-8° et Atlas
in-4°. — 2ᵉ série. Paris, 1834-1836, vol. in-8°.

Milne Edwards. Eléments de Zoologie. Paris, 1834-1837,
in-8°, fig.

MINÉRALOGIE.

Haüy. Traité de Minéralogie. Paris, 1823, 2ᵉ édit., 4 vol.
in-8° et Atlas.

Berzélius. Nouveau Système de Minéralogie. Paris, 1819,
in-8°.

Brongniart. (Alex.). Tableau de la distribution méthodique
des Espèces minérales. Paris, 1833, in-8°.

Beudant. Traité élémentaire de Minéralogie, 2ᵉ édit. Paris,
1833, 2 vol. in-8°.

Girardin et Lecoq. Eléments de Minéralogie, 2 vol. in-8°. Paris, 1826.

BOTANIQUE.

Tournefort. Institutiones Rei herbariæ, 3 vol. in-4°, fig. Paris, 1717.

Linné. Genera Plantarum, 9ª edit., curante C. Sprengel. Gœttingue, 1829, 2 vol. in-8°.

— Species Plantarum. Stockholm, 1755.

— Systema vegetabilium, curante Sprengel, 16ª edit. Gœttingue, 1824-1828, 5 vol. in-8°.

Jussieu (A. L.). Genera Plantarum. Paris, 1789, in-8°.

Lamarck et Poiret. Dictionnaire de Botanique de l'Encyclopédie méthodique, 16 vol. in-4°. Paris, 1783-1827, et 4 vol. de planches.

Lamarck et Decandolle. Flore française, 3ᵉ édit. 5 vol. in-8°. Paris, 1805-1815.

Decandolle. Systema naturale vegetabilium. Paris, 1818-1821, 2 vol. in-8°.

— Prodromus Systematis naturalis veget. 5 vol. in-8°. Paris, 1824-1837.

— Essai sur les propriétés médicales des Plantes, etc., 2ᵉ édit. Paris, 1816, in-8°.

— Physiologie végétale. Paris, 1832, 3 vol. in-8°.

A. Richard. Nouveaux Eléments de Botanique, 5ᵉ édit. Paris, 1833. in-8°.

Mirbel. Eléments de Physiologie végétale et de Botanique. Paris, 1815, 3 vol. in-8°.

Raspail. Nouveau Système de Physiologie végétale et de Botanique. Paris, 1837, 2 vol. in-8°. et Atlas.

Lecoq et Juillet. Dictionnaire raisonné des termes de Botanique. Paris, 1831, in-8°.

Mérat. Nouvelle Flore des environs de Paris, 4ᵉ édit. Paris, 1836, 2 vol. in-18°.

Loiseleur Deslongchamps. Flora Gallica. Paris, 1828, 2 vol. in-8°, fig.

HISTOIRE NATURELLE DES DROGUES.

Lémery. Dictionnaire universel des Drogues simples. Paris, 1760, in-4°.

G. A. Murray et J. F. Gmelin. Apparatus Medicaminum. Gœttingue, 1784-96, 8 vol. in-8°.

Guibourt. Histoire abrégée des Drogues simples, 3ᵉ édit. Paris, 1836, 2 vol. in-8°.

Fée. Cours d'Histoire naturelle Pharmaceutique, 2 vol in-8°. Paris, 1828.

A. Richard. Eléments d'Histoire naturelle médicale. Paris, 1831-1835, 3 vol in-8°.

Chevallier, Richard et Guillemin. Dictionnaire des Drogues simples et composées. Paris, 1827-1829, 5 vol. in-8°.

Mérat et De Lens. Dictionnaire universel de Matière médicale. Paris, 1829-35, 6 vol. in-8°.

Bussy et Boutron-Chalard. Traité des moyens de reconnaître les Falsifications des drogues simples et composées. Paris, 1829, in-8°.

TABLE GÉNÉRALE.

A.

B.

C.

S.

T.

FIN DE LA TABLE GÉNÉRALE.

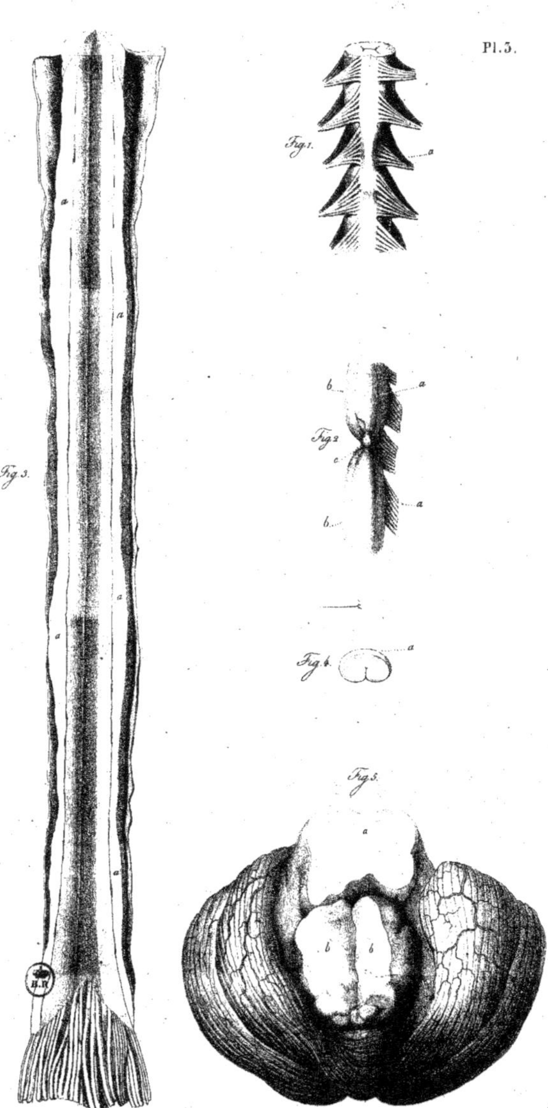

Pl.3.
Fig.1.
a
Fig.2.
b
a
c
a
b
Fig.4.
a
Fig.3.
a
b
b
A. Chazal del.
Lithog. de Hocard

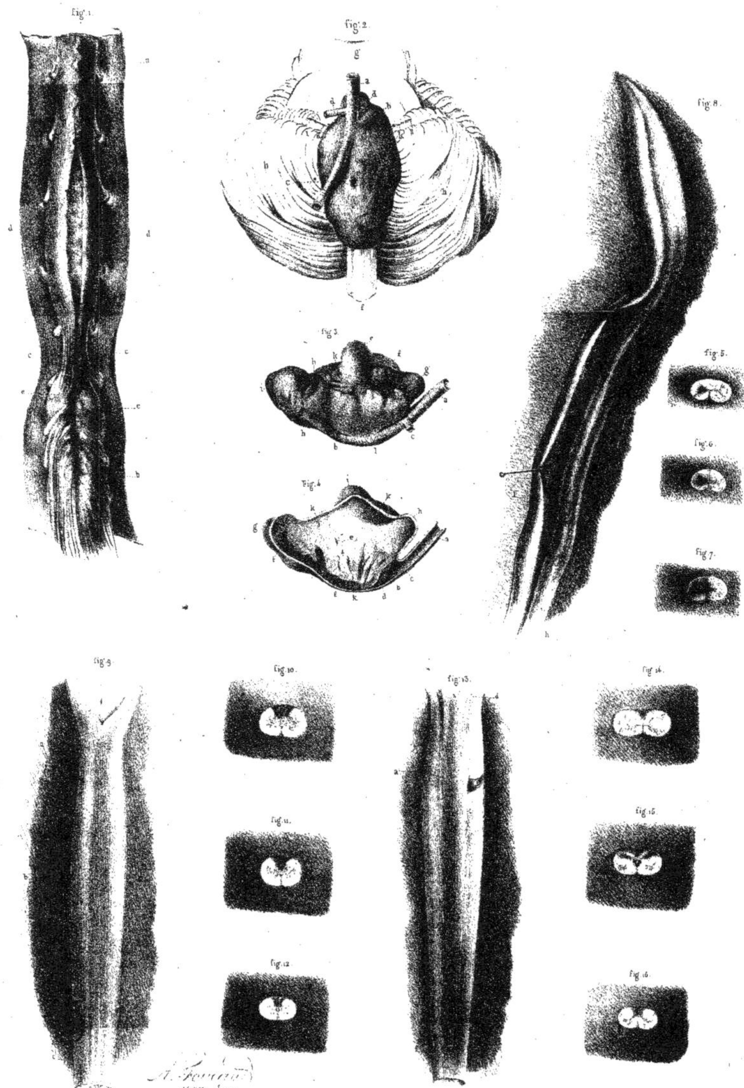

fig. 1.
fig. 2.
fig. 3.
fig. 4.
fig. 5.
fig. 6.
fig. 7.
fig. 8.
fig. 9.
fig. 10.
fig. 11.
fig. 12.
fig. 13.
fig. 14.
fig. 15.
fig. 16.